Peter Sedlmeier

Die Kraft der Meditation

Was die Wissenschaft darüber weiß

Rowohlt Polaris

Originalausgabe
Veröffentlicht im Rowohlt Taschenbuch Verlag,
Reinbek bei Hamburg, November 2016
Copyright © 2016 by Rowohlt Verlag GmbH,
Reinbek bei Hamburg
Redaktion Bernd Jost
Umschlaggestaltung und Motiv
HAUPTMANN & KOMPANIE Werbeagentur, Zürich
Satz Franziska Pro OTF (InDesign) bei
hanseatenSatz-bremen, Bremen
Druck und Bindung CPI books GmbH, Leck, Germany
ISBN 978 3 499 63150 4

Inhaltsverzeichnis

Kapitel 2:
Was bewirkt Meditation? 58

Vorwort:
Was erwartet Sie in diesem Buch?

Sie wollen meditieren lernen? Wenn Sie dieses Buch lesen, werden Sie sehen, dass das aus vielerlei Gründen eine gute Idee ist. Systematische praktische Anweisungen finden Sie hier allerdings nicht, wohl aber Illustrationsbeispiele und Anregungen für die Praxis – eine dieser Anregungen wird sein, das Meditieren besser mit einem Lehrer und in einer Gruppe zu erlernen.

Sie sind einfach nur daran interessiert, was man macht, wenn man meditiert? Auch hierauf werde ich eingehen, und Sie werden sehen, dass es *die* Meditation nicht gibt, sondern eine große Vielfalt.

Sie meditieren bereits und wollen wissen, was Meditation alles bewirken kann? Ob auch unerwünschte Nebenwirkungen und Probleme auftreten können? Möglicherweise wüssten Sie nicht nur gerne, ob Meditation wirkt – sie wirkt, so viel kann ich an dieser Stelle schon verraten –, sondern auch, wie man sich die Wirkung erklären kann? Wenn Sie solche und ähnliche Fragen interessieren, dann halten Sie das richtige Buch in der Hand.

Ich habe hier den aktuellen wissenschaftlichen Stand zum Thema Meditation zusammengefasst. Mit «Wissenschaft» meine ich vorrangig die Psychologie, doch natürlich spielen auch Erkenntnisse aus angrenzenden Gebieten wie der Neurowissenschaft und der Medizin eine Rolle.

Wenn Sie das Wort «Wissenschaft» lesen, denken Sie vielleicht: «Das könnte schwierig werden.» Damit liegen Sie nicht ganz falsch: Manche Dinge sind eben komplexer. Ich habe mir jedoch Mühe gegeben, dieses Buch so verständlich wie möglich zu schreiben.

Allerdings wollte ich das, was man über Meditation weiß, differenziert darstellen. Deswegen besteht das Buch nun gewissermaßen aus zwei «Ebenen»: Die erste richtet sich an den interessierten Laien. Die zweite, «richtig wissenschaftliche» Ebene werden Sie in eigenen Kästen und in den umfangreichen Anmerkungen am Ende des Buches finden – sie bieten darüber hinaus Erläuterungen und Hinweise auf weiterführende Literatur. Die Kästen können Sie beim ersten Lesen ohne weiteres überspringen. Das Wichtigste erfahren Sie auch, ohne sich die Anmerkungen anzusehen. Aber ein Blick zur Vertiefung lohnt sich in jedem Fall.

Im ersten Kapitel stelle ich die Vielfalt der Meditationstechniken dar. Anhand ausführlicher Beispiele zeige ich Ihnen, wie Meditation traditionellerweise in einen größeren Kontext – das heißt, in eine moralisch-ethische, spirituelle und religiöse Tradition – eingebettet ist. Bei der relativ jungen, aber schnell wachsenden säkularen Bewegung der «Achtsamkeitsmeditation» fehlt eine solche Einbettung allerdings bislang.

Im zweiten Kapitel gebe ich einen Überblick über die Wirkungen der Meditation. Mittlerweile liegen mehrere tausend Studien dazu vor, und es wäre unmöglich, sie alle in diesem Buch aufzuarbeiten. Deswegen habe ich mich auf die Ergebnisse zusammenfassender Studien, sogenannter Metaanalysen konzentriert. Um zu verstehen, wie das funktioniert, aber auch um nachvollziehen zu können, wie Studien in der Meditationsforschung generell durchgeführt werden, ist ein Mindestmaß an methodischem Wissen notwendig. Dieses Rüstzeug habe ich überwiegend in die bereits erwähnten Kästen und Anmerkungen eingebaut, die wichtigsten Grundlagen finden Sie jedoch direkt im Text. Das macht dieses Kapitel etwas komplexer und schwieriger zu lesen als die anderen. Lassen Sie sich jedoch nicht davon abschrecken: Wer herausfinden möchte, was die Wissenschaft über die Kraft der Meditation weiß, kann das besser wertschätzen, wenn er zumindest teilweise nachvollzieht, wie die Wissenschaftler denken und vorgehen.

Bisher sind die meisten Studien zu den Wirkungen von Meditation nach dem «Schauen-wir-mal»-Prinzip mit wenig theoretischen Vorannahmen durchgeführt worden. Viele Forscher haben offensichtlich angenommen, dass Meditieren positive Auswirkungen auf nahezu alle Aspekte des Lebens hat. Und tatsächlich ist das eine Vorhersage, die aus zwei zentralen indischen «Theorien» zur Meditation abgeleitet werden kann: der Theorie, die in den Yogasutras enthalten ist, und der Meditationstheorie des Theravada-Buddhismus. Beide beschreibe ich ausführlich im dritten Kapitel, in dem ich auch die wesentlichen westlichen Ansätze, die sich meist auf die Wirkungen der Achtsamkeitsmeditation beziehen, zusammenfasse.

In der letzten Zeit befasst sich die Forschung verstärkt mit Problemen und möglichen negativen Effekten des Meditierens. Das vierte Kapitel trägt hierzu den aktuellen Erkenntnisstand zusammen.

Und schließlich gebe ich im fünften und letzten Kapitel noch einige Anregungen, mit welchen Fragen sich Personen beschäftigen sollten, die mit dem Meditieren beginnen wollen.

Dieses Buch gäbe es nicht, hätten nicht Bernd Jost und Julia Vorrath vom Rowohlt Verlag mich dazu motiviert und auf dem Weg der Fertigstellung immer wieder ermuntert – herzlichen Dank dafür! Ich danke auch meinem Lehrer AMA Samy für alles, was ich von ihm und durch sein Beispiel gelernt habe.

Viele Inhalte dieses Buches sind mir erst dadurch so richtig klar geworden, dass ich sie mit anderen diskutiert habe. Für solche hilfreichen Diskussionen danke ich Britta Biedermann, Matthijs Cornelissen, William van Gordon, Srinivas Kunchapudi, Sonali Marwaha, Veerachart Nimanong, Ulrich Ott, Ramakrishna Rao und vielen anderen Meditationslehrern, Meditierenden und meditationsinteressierten Forschern.

Eine zentrale Rolle in der Wissenschaft spielen Kolleginnen und Kollegen, die einem kritische Rückmeldungen auf die eigenen Manuskripte geben. Glücklicherweise habe ich diese Hilfe in reichem Ausmaß für die erste Fassung des Manuskripts bekommen. Ohne diese Rückmeldungen enthielte das Buch deutlich mehr Ungereimtheiten, schwer verständliche Formulierungen und auch einige Fehler. Ich danke von Herzen allen Leserinnen und Lesern, die viel Zeit damit verbracht haben, große Teile des Buches oder sogar das ganze Buch durchzusehen und es zu kommentieren. Es sind dies: Manfred Hewer, Ulrich Ott, Maika Puta, Katrin Sedlmeier, Isabell Winkler, Wolfgang Sedlmeier, Juliane Eberth und, last but not least, Claire. Besonderen Dank verdienen zudem Maika Puta dafür, dass sie die Beschreibung eines Tages in einem Bhakti-Tempel (Kapitel 1) beigesteuert hat, und Guada Peralta Ramos für ihre Hilfe bei der Herstellung der Abbildungen.

Ein unabdingbares Merkmal wissenschaftlichen Wissens ist, dass alles belegt werden muss. Das hat dazu geführt, dass in den Anmerkungen zahlreiche Verweise auf Originalquellen enthalten sind: Sie können somit alles, was ich behaupte, nachprüfen. Ein großer Teil der Literatur ist auf Englisch. Wenn davon im Text etwas auf Deutsch übersetzt wurde, stammen diese Übersetzungen, soweit nicht anders erwähnt, von mir.

Nun wünsche ich Ihnen viel Spaß beim Erforschen der faszinierenden Welt der Meditation!

Kapitel 1:
Was ist Meditation?

Meditation ist einfach und wirksam. Meditieren heilt. Meditation verändert dein Gehirn auf positive Weise. Meditation macht dich klüger und glücklicher. Das ist nur eine kleine Auswahl von Schlagzeilen, die im Internet, in Illustrierten und in der Tagespresse nun schon seit einigen Jahren zu finden sind.

Im nächsten Kapitel werden Sie erfahren, dass diese Behauptungen nicht völlig aus der Luft gegriffen sind – allerdings muss man bei manchen Aussagen etwas genauer hinschauen.

Aber zunächst: Was ist Meditation überhaupt? Was machen Meditierende? Tun sie überhaupt etwas? Und wenn ja: Tun sie alle das Gleiche?

Tatsächlich ist das Wort «Meditation» ein Begriff, der vielen Techniken, die heute als Meditation bezeichnet werden, gewissermaßen «übergestülpt» wurde. Das Wort *Meditation* kommt aus dem Lateinischen (*meditari*: über etwas nachsinnen) und bezeichnete im Mittelalter das tiefe Nachdenken über spirituelle oder philosophische Probleme. Heutzutage versteht man das nur noch selten unter Meditation. Die meisten der gegenwärtig praktizierten Meditationstechniken stammen aus den spirituellen Traditionen Indiens, von denen ich einige in Kapitel 3 genauer beschreiben werde. Dort erläutere ich auch die zentralen Begriffe für diese Techniken, die ursprünglich meist aus den indischen Sprachen *Sanskrit* und *Pali* stammen und oft nur annähernd übersetzt werden können. Diese begrifflichen Schwierigkeiten könnten der Grund sein, dass es bis jetzt keine allgemein akzeptierte Definition für «Meditation» gibt. Deswegen habe ich mich für eine pragmatische Lösung entschieden: Ich biete Ihnen eine möglichst repräsentative Sammlung von Techniken, die in der Forschungsliteratur als «Meditation» bezeichnet werden. Meditation findet allerdings immer in einem Kontext statt: in einem bestimmten Rahmen, in einer Gruppe oder alleine, mit oder ohne Anleitung usw. Diesen Kontext sehen wir uns nun anhand dreier Beispiele genauer an, die einen Tag in verschiedenen Meditationseinrichtungen beschreiben.[1]

Ein Meditationstag:
Drei Beispiele

Zum Erlernen, aber auch zur intensiven Praxis wird Meditation häufig nicht alleine, sondern in einer Gruppe ausgeübt. Wie das aussehen kann, illustrieren die folgenden Beispiele.[2]

Zen-Sesshin in einem süddeutschen Kloster

Am Montagnachmittag treffen die ersten Teilnehmer ein. «Eine ganze Woche schweigen – wie soll das gehen?», haben sich wohl manche gefragt und befürchten: «So lange meditieren? Das halte ich nie aus.» Manche der Neuangekommenen machen sich Gedanken über die Leute, mit denen sie nun eine Woche von morgens bis abends sehr eng zusammen sein werden. Die meisten haben schon meditiert, aber viele noch nie so lange und intensiv. Zunächst können sich alle einen Platz in der Meditationshalle und auch im Speisesaal suchen. Mit dem Abendessen beginnt das *Sesshin* – das ist der japanische Ausdruck für ein einwöchiges Meditationsretreat im Zen. Beim Abendessen ist Reden noch erlaubt: Einige kennen sich offenbar schon, beziehen jedoch die «Neuen» bereitwillig in die Unterhaltungen mit ein. Nach dem Abendessen findet die Einführungsveranstaltung statt, und die zwei Assistenten des Meditationslehrers erklären, was die Teilnehmer erwartet und wie sie sich in der Meditationshalle und in den anderen Bereichen des Klosters verhalten sollen. Danach beginnt die Zeit des Schweigens und Meditierens.

Morgens um 5.30 Uhr ertönt der Gong. Um 6 Uhr beginnt die erste Meditationssitzung. Die meist etwas älteren Teilnehmer des Sesshin sind schon früher vor der Meditationshalle, die nach dem Vorbild japanischer Zen-Klöster vor etwa 30 Jahren an das Franziskanerkloster angebaut wurde. Sie gehen – manche langsam, manche etwas schneller – auf einem überdachten, mit Sisal ausgelegten Rundgang um die Halle. Das fühlt sich an den Fußsohlen warm und angenehm an. Und tatsächlich ist dieses Gehen – *Kinhin* genannt – selbst ein Teil der Meditation im Zen. Üblicherweise wird Kinhin immer etwa fünf Minuten lang zwischen zwei Meditationssitzungen in der Zen-Halle praktiziert. Dort gehen dann alle in einer Reihe im gleichen, sehr langsamen Tempo. Die Meditierenden versuchen, ganz bei sich zu sein und sich auf die wechselnden Empfindungen an den Fußsohlen zu konzentrieren (und nicht etwa darauf, was die anderen Kursteilnehmer machen). Pünktlich um 6 Uhr beginnt, nach einigen Verbeugungen, die Sitzmeditation, die 25 Minuten dauert und dreimal hintereinander durchgeführt wird. Zwischen den einzelnen Meditationen wird Kinhin praktiziert.

Nach diesem ersten Meditationsblock gibt es ein wohlschmeckendes Frühstück – die Ernährung in dieser Woche ist rein vegetarisch. Während dieser Zeit, und am Nachmittag noch einmal, ist es möglich, mit dem Zen-Meister zu sprechen. Meist handelt es sich dabei um sehr kurze Gespräche zu den sogenannten *Koans*, die schon vor über tausend Jahren in chinesischen und später auch in japanischen Zen-Klöstern benutzt wurden, um die Mönche zu schulen. Diese Koans sind paradoxe Aussagen oder Rätsel, die nicht durch Logik gelöst werden können, zum Beispiel: «Wie klingt das Klatschen mit einer Hand?» oder «Ein Büffel geht am Fenster vorbei. Sein Kopf, seine Hörner und seine vier Beine gehen vorbei, aber warum nicht auch sein Schwanz?» Die intuitive Lösung des Koans führt zu Einsichten, die den Praktizierenden dem zentralen Ziel des Zen-Buddhismus, nämlich der Erleuchtung, näher bringen sollen. Die Meditierenden tragen ihre Koan-Lösung vor, der Zen-Meister reagiert darauf, und dann ist die Unterhaltung meist schon beendet. Es kann durchaus sein, dass sich jemand mit seinem Koan über längere Zeit (in Extremfällen über Jahre) beschäftigen muss, bis die intuitive Lösung aufblitzt.

Danach ist Zeit zur freien Verfügung, bevor die nächsten Meditationssitzungen stattfinden, meist in Zweier- oder Dreier-Blöcken, mit längeren Pausen für Mittag- und Abendessen. Insgesamt sitzen die Teilnehmer 12- bis 18-mal am Tag; nachmittags hält der Zen-Meister einen Lehrvortrag (*Teisho*). Kurz vor 21 Uhr endet der Tag mit einer kurzen Abschlusszeremonie, und die Meditierenden können sich schlafen legen oder selbständig weiter meditieren.

Dieser Tagesablauf wiederholt sich während der gesamten Woche. Außer in den Gesprächen mit dem Zen-Meister und beim gemeinsamen Rezitieren aus buddhistischen Schriften darf nicht gesprochen werden. Das Schweigen soll dabei helfen, sich zu sammeln und zu konzentrieren.

Was tun die Meditierenden während der Meditationssitzungen genau? Einige befassen sich mit ihren Koans und versuchen, durch eine möglichst permanente Konzentration darauf (z. B. indem sie das Koan innerlich wiederholen) die Lösung zu finden. Andere bedienen sich Techniken, die von den meisten Zen-Schulen vorgeschlagen werden. Eine besteht darin, sich die eigenen Körperempfindungen und insbesondere das Ein und Aus des Atems bewusst zu machen und dabei zu bleiben. Eine andere Übung, die oft für Anfänger empfohlen wird, die aber auch fortgeschrittene Meditierende (um solche handelt es sich in der Regel bei Sesshins) praktizieren, ist das Zählen von Atemzügen: Beim ersten Ausatmen denken sie innerlich «eins», beim zweiten «zwei» und so weiter, bis sie bei «zehn» angelangt sind. Dann fangen sie wieder von vorne an (wenn sie es überhaupt bis «zehn», ohne dass die Gedanken abgeschweift sind, geschafft haben). Man kann auch nur das Einatmen zählen oder die Ein- *und* die Ausatmung.

In einer weiteren Übung im Zen-Buddhismus geht es darum, Gedanken und Sinneseindrücke einfach wahrzunehmen, ohne daran festzuhalten, japanisch: *Shikantaza* (übersetzt: «nur Sitzen»). Ziel ist es, in bewusster Aufmerksamkeit ganz im gegenwärtigen Moment zu sein, ohne das, was man wahrnimmt, zu bewerten. Manchmal wird diese Methode auf körperliche Empfindungen beschränkt.

Natürlich kann das Sitzen sehr lang werden: Vor allem am frühen Nachmittag kommt nicht selten Schläfrigkeit auf; und die durch die meist ungewohnte Haltung ausgelösten Schmerzen sind treue Begleiter. Doch man kann ihnen auch etwas Positives abgewinnen: Einige Meditierende berichten, dass die Schmerzen, beispielsweise am Rücken, eine ausgezeichnete Hilfe beim *Shikantaza* sein können, um sich längere Zeit ohne große Anstrengung auf das jeweilige Körperteil zu konzentrieren.

Und wie ist das mit dem Schweigen? Die erstaunliche Erfahrung, die fast alle Meditierenden machen, die das erste Mal an einem solchen Sesshin teilnehmen: Schweigen erleichtert das Zusammenleben ungemein. Beim Frühstück steht die Marmelade vor mir, kaum habe ich daran gedacht. Wenn ich Schwierigkeiten beim Öffnen eines Fensters habe, dreht plötzlich eine helfende Hand am richtigen Hebel. Und obwohl die Meditierenden angehalten sind, nicht ohne Grund Augenkontakt aufzunehmen und auch sonst nicht miteinander zu kommunizieren, «kennen» sie sich nach einer Woche alle – die erhöhte Aufmerksamkeit, die geschärfte Wahrnehmung sorgen dafür. Die spannende Frage am letzten Tag beim Frühstück: Wird sich mein Eindruck von der Person, neben der ich nun eine Woche gesessen bin, verändern, wenn ich mit ihr spreche?

Nach einer Woche berichten die Teilnehmer über ein starkes Gefühl der Leichtigkeit, Gelöstheit und Gelassenheit, und viele haben sich vorgenommen, nächstes Jahr wiederzukommen.

Vipassana-Retreat in Nordthailand

Das kann schwierig werden: Der Mönch, der für die Betreuung der ausländischen Meditierenden zuständig ist, spricht kaum Englisch. Später stellt sich heraus, dass die anderen Mönche noch weniger Englisch können. Glücklicherweise ist jedoch auch ein junger Mönch in dem buddhistischen Kloster (Wat) in Nordthailand, der fließend Englisch und Deutsch spricht – seine Mutter ist Deutsche. Er dolmetscht zwischen den Meditierenden aus der ganzen Welt und dem Lehrer. Das Wat bietet für alle Interessierten, ohne irgendwelche Einschränkungen, Meditationsaufenthalte von entweder zehn oder 26 Tagen an.

Der Aufenthalt beginnt mit einer Zeremonie, bei der die Meditierenden einige Gelübde ablegen, ähnlich wie die Mönche selbst bei ihrem Eintritt ins Kloster. Darunter fallen der Verzicht auf Alkohol, Drogen und Sex, aber auch der auf Dinge wie Musik, Essen nach Mittag oder bequeme Betten. Außerdem erklären sich alle damit einverstanden, den Regeln des Klosterlebens zu folgen. Die sind für die meist noch recht jungen Teilnehmer zum Teil ziemlich hart: Sie dürfen keinen Kontakt mit den anderen Meditierenden aufnehmen, nichts lesen, dürfen das Kloster nur mit Genehmigung des Lehrers verlassen, keine anderen Praktiken üben außer denen, die der Lehrer vorgibt – und sie müssen ihre Handys abgeben. Nach der Zeremonie sind alle Teilnehmer Buddhisten und Mönche oder Nonnen auf Zeit.

Am ersten Tag gibt der Mönch, der für die Betreuung zuständig ist, eine Einführung in das Kloster und das Meditieren. Am nächsten Tag geht es dann früh los: Bereits um 4 Uhr läutet die Glocke auf dem Glockenturm, denn um 4.30 Uhr beginnen die Mönche mit der Rezitation buddhistischer Schriften in der altindischen Pali-Sprache (siehe hierzu auch Kapitel 3).

Die Gäste sind angehalten, möglichst bald nach dem Glockenläuten mit dem Meditieren zu beginnen. Manche wissen schon, was sie erwartet – meist aus Erzählungen von Freunden und Bekannten, andere aber haben noch keine klare Vorstellung davon. Viele der ersten Gruppe haben eigene Meditationsuhren mitgebracht, die anderen können sich welche im Kloster ausleihen. Die Meditationsuhr ist ein wichtiges Instrument, denn es gibt hier keine Gruppenmeditation: Jeder ist für sich selbst zuständig, und das Piepen der Meditationsuhr signalisiert, wann eine Meditationsperiode vorbei ist.

Kurz vor 5 Uhr ist es noch dunkel, aber die Lampen im Wat lassen jeden seinen Weg finden. Es darf überall im Kloster meditiert werden, die meisten Gäste gehen jedoch in die große Bibliothek. Alle suchen sich einen Platz, breiten ihre Meditationsmatten aus und führen eine genau vorgeschriebene Folge von Verbeugungen aus. Daran schließt sich eine Gehmeditation an. Auch hierfür gibt es genaue Instruktionen; jede Bewegung wird innerlich verbalisiert. Vor dem Losgehen sagt man sich beispielsweise «Absicht, loszugehen», am Ende der Halle angekommen zunächst «Stopp» und dann «Absicht, umzudrehen» und schließlich «drehen, drehen, drehen», während man sich um 180 Grad dreht. Der Gehvorgang selbst ist genau eingeteilt, insgesamt in sechs Phasen. Zunächst wird die Ferse gehoben, dann der ganze Fuß, dann wird der Fuß nach vorne bewegt, abgesenkt, nach vorne geneigt, sodass die Zehenspitzen den Boden berühren, und schließlich wird der ganze Fuß aufgesetzt. All diese Phasen werden innerlich benannt.

Die Gehmeditation dauert zu Beginn 15 Minuten und wird sukzessive auf eine Stunde gesteigert. Das Gehen wird durch dieses bewusste Durchführen sehr langsam, und es kann durchaus sein, dass die Meditierenden nach einer Stunde nur etwa 60 Meter zurückgelegt haben.

Welche Meditationsübungen die Meditierenden durchführen sollen, erfahren sie in einem täglichen kurzen Gespräch mit dem Abt des Wats, der zusammen mit der einzigen ordinierten Nonne die Meditierenden anleitet. Wenn die Meditationsuhr gepiept hat und damit das Ende der Gehmeditation anzeigt, folgt die Sitzmeditation, die genauso lange dauert wie die Gehmeditation. Auch hier signalisiert die Meditationsuhr das Ende. Das ist im Grunde der Tagesablauf: Gehmeditation und Sitzmeditation im kontinuierlichen Wechsel.

Um 6.30 Uhr läutet die Glocke zum Frühstück, das die Meditierenden zusammen mit einigen Mönchen und thailändischen Novizinnen und Novizen in einem gemeinsamen Speisesaal einnehmen – es gibt warme Reis- oder Nudelsuppe. Vor dem Essen werden einige Texte auf Pali und Thai rezitiert und ein Mönch hält eine Ansprache auf Thai. Danach folgen einige Verbeugungen, bevor alle ihre Suppe auf dem Boden sitzend essen. Nach dem Frühstück wird das Geschirr gespült, und dann geht es mit dem Meditieren weiter. Gegen 11 Uhr gibt es noch eine letzte Mahlzeit für den Tag. Trinken kann man allerdings beliebig viel.

Um 22 Uhr ist die Bibliothek meist wieder leer: Die Meditierenden sind schlafen gegangen. Anfangs machen sie noch größere Pausen zwischen den Meditationseinheiten, aber der Abt oder die Nonne, die die Meditierenden betreut, wenn der Abt nicht da ist, versuchen die Meditationsgäste in den täglichen Treffen zu motivieren, diese Pausen immer mehr zu verkürzen, sodass sie bald auf 12 bis 14 Stunden Meditationszeit pro Tag kommen. Während des Tages sollte man auf keinen Fall schlafen. Insbesondere die Meditierenden, die ihren Aufenthalt nicht nach zehn Tagen beenden, werden ermuntert, die Schlafenszeit in der Nacht Schritt für Schritt auf vier Stunden zu reduzieren. In den letzten drei der 26 vorgesehenen Tage sollte gar nicht mehr geschlafen werden.

Was passiert während der Sitzmeditation? Das ist bei dieser Form der Vipassana-Meditation sehr klar geregelt. Die Grundübung besteht darin, auf den Atem zu achten oder, genauer gesagt, auf einen Indikator des Atems. Jedes Mal, wenn sich die Bauchdecke hebt, sagt man innerlich «heben», und wenn sie sich wieder senkt, «senken». Es geht also darum, die Atmung zu beobachten, sie aber dabei nicht zu beeinflussen, was manchen Teilnehmern zumindest anfangs sehr schwerfällt.

Diese Basisübung wird sukzessive erweitert, indem man sich bei der Einatmung vorstellt, wie man sitzt, und dann innerlich «sitzen» sagt. Beim Ausatmen konzentriert man sich auf eine Körperstelle und sagt innerlich «berühren». Als Hilfestellung wird empfohlen, sich vorzustellen, wie eine 10-Baht-Münze (etwa drei Zentimeter Durchmesser) diese Körperstelle berührt. Die erweiterte Grundübung erstreckt sich also über zwei vollständige Atemzüge hinweg.

In der Endversion, nach etwa zwei Wochen, führen die Meditierenden diese Grundübung so durch, dass sie nach und nach 28 Punkte auf ihrem Körper in einer vorgeschriebenen Reihenfolge gedanklich berühren. Wenn sie mit diesem Zyklus fertig sind, geht er wieder von vorne los, bis die Meditationsuhr das Ende signalisiert.

Wenn die Meditierenden das Kloster verlassen, findet eine

Abschlusszeremonie statt. Dabei werden die Mönche und Nonnen auf Zeit von den besonderen Gelübden und den Regeln des Klosters wieder entbunden. Nicht alle schaffen die zehn Tage, und nur wenige halten die 26-Tage-Periode durch. Bei einigen von denen, die durchgehalten haben, sieht man das stille Lächeln im Gesicht sofort. Vor allem bei den jüngeren Teilnehmern führt der Meditationsaufenthalt häufig dazu, dass sie ihr Leben nachhaltig verändern.

Ein Tag in Goloka Dhama, einem Bhakti-Yoga-Tempel in Westdeutschland

Um 4.30 Uhr finden sich die Gäste und Tempelbewohner im großen Tempelraum im Erdgeschoss ein – einige sind schon eher da und haben bereits mit ihrer individuellen Mantra-Meditation begonnen. Manchen Gesichtern der Meditierenden, die den Tempel das erste Mal zu einem längeren Retreat besuchen, sieht man an, dass es noch mitten in der Nacht ist. Trotzdem leuchten ihre Augen mit einer enthusiastischen Entschlossenheit. Sie freuen sich, diese stillen, zur Kontemplation anregenden Morgenstunden für ihre persönliche Entwicklung nutzen zu können. Von 4.30 bis 5.15 Uhr findet die erste Meditation statt, die hauptsächlich aus gemeinsam gesungenen Liedern besteht. Das Programm beginnt mit dem Öffnen des Altars – Figuren der indischen Gottheiten Radha und Krishna werden in ihrer Nachtbekleidung begrüßt. Auf dem Altar wurden Öllampen angezündet, die warmes Licht verbreiten, alle andere Beleuchtung ist ausgeschaltet. Eine Priesterin führt verschiedene Rituale auf dem Altar durch, und der angenehme Duft von Weihrauch, den die Priesterin Radha und Krishna darbringt, durchströmt den Raum. Ein älterer Tempelbewohner (manchmal auch ein Gast) leitet das erste Lied an und spielt leise Zimbeln dazu – die anderen wiederholen die Strophen, einer begleitet den

Gesang auf einer zweiseitigen Tontrommel. Manche wippen mit der Melodie leicht hin und her. Neue Besucher halten ein kleines Büchlein mit dem Text in der Hand und murmeln ihn leise mit.

Im ersten Lied drücken die Singenden ihre Wertschätzung für die spirituellen Lehrer aus, welche sie im Prinzip überall und in jedem finden können, meist jedoch in einer / einem langjährig Praktizierenden. Danach wird im Sitzen ein Lied zu einer Löwenmenschform Krishnas gesungen, welche die Bhakti-Yogis vor äußeren und inneren Gefahren beschützen soll. Dann schließt sich der Altar, und einige der Lampen im Tempelraum werden eingeschaltet. Ein Tempelbewohner trägt zwei Tulasipflanzen (indisches Basilikum) hinein und stellt sie in größerem Abstand in die Mitte der zwei Raumhälften. Tulasi gilt als heilige Pflanze, die die Praktizierenden mit Bhakti, Liebe zu Krishna, segnet; ihre Blätter werden für die Rituale auf dem Altar verwendet. Je eine Frau und ein Mann gehen für ein kurzes Altarritual (*arati*) zu einer der Tulasipflanzen. Tulasi wird mit Repräsentationen der Elemente verehrt – Feuer (eine Öllampe), Wasser, Luft (ein Luftwedel), Erde (eine Blume und Räucherstäbchen) und Äther (der Klang eines Muschelhorns). Die restlichen Anwesenden singen erneut ein Lied.

Von 5.15 bis 7.15 Uhr meditiert jeder für sich im Schneidersitz mit einer Perlenkette in der Hand, die aus 108 Perlen aus Tulasiholz besteht. Dabei wiederholen sie das *Maha*-Mantra («großes» Mantra), das aus Namen von Radha («Hare») und Krishna («Krishna» und «Rama») besteht: *Hare Krishna, Hare Krishna, Krishna Krishna, Hare Hare, Hare Rama, Hare Rama, Rama Rama, Hare Hare.* Jede Wiederholung wird auf der Perlenkette gezählt. Wenn die ersten 108 Mantren geflüstert oder leise gesprochen wurden und eine Runde auf der Kette vollständig ist, wird sie auf einem kleinen, separaten Zähler gezählt. Er besteht aus Perlen auf einer Schnur, die von oben nach unten gezogen werden. Jeder Meditierende hat seine nach persönlicher Vorliebe festgelegte Rundenanzahl, welche die Dauer der täglichen Meditation bestimmt.

Bei der Mantra-Meditation konzentrieren sich die Praktizierenden darauf, ihre Aufmerksamkeit und ihre Gefühle der Liebe, Dankbarkeit und Wertschätzung dem Mantra bzw. den Personen, die in dem Mantra angesprochen werden, Radha und Krishna, zu widmen. Die Meditierenden gehen dabei völlig auf in der Hingabe an die liebevollen und mitfühlenden Gottheiten. Sie konzentrieren sich auf die Bedeutung der Namen – nicht so sehr in einem intellektuellen, sondern in einem erfahrungsbasierten Sinne – und erleben absolute Intimität zu den zwei Gottheiten.

Bei einigen Meditierenden läuft die Meditation sehr flüssig und geübt ab. Ihre Augen sind geschlossen, oder sie schauen abwesend auf den Fußboden oder einen anderen Punkt im Raum. Häufig sieht man ihre Lachfalten. Man kann erkennen, dass Herz und Gedanken in eine positive Erfahrung eingetaucht sind.

Bei anderen sind die Phasen der Vertiefung von längeren Phasen der Unaufmerksamkeit unterbrochen. Neue Besucher sind meist erst einmal damit beschäftigt, die Äußerlichkeiten der Meditation zu meistern: das Sprechen und Hören des Mantras und das gleichzeitige Zählen auf der Perlenkette. Ab und zu schauen sie sich um, um zu sehen, was die anderen machen. Wer Schwierigkeiten mit dem langen Sitzen hat, steht auf und geht am Rande des Raumes langsam hin und her oder umkreist leise die Tulasipflanzen.

Während der Meditationszeit schmücken einige Priester und Priesterinnen hinter verschlossenen Türen auf dem Altar die Figuren von Radha und Krishna.

Um 7.15 Uhr öffnet sich der Altar wieder und es wird bis 8 Uhr weiter gemeinsam für Radha und Krishna gesungen. Von 8.00 bis 8.45 Uhr liest eine ältere Praktizierende aus einer Bhakti-Schrift vor und kommentiert den Text. Anschließend können dazu Fragen gestellt werden. Von 9 bis 18.30 Uhr gestaltet jeder den Tag individuell. Einige arbeiten im Garten, andere kochen und wieder andere kümmern sich um das Haus. Auch während dieser praktischen Tätigkeiten achten die Bhakti-Yogis darauf, innerlich mit Radha und Krishna in Verbindung zu bleiben, indem sie ihnen das, was sie tun, mit Liebe widmen und das Maha-Mantra innerlich (manchmal auch laut) singen. Falls ein Retreat, Seminar oder Fest stattfindet, treffen sich alle während des Tages wieder im Tempelraum (oder bei schönem Wetter draußen auf der Wiese), um Vorträge zu hören und gemeinsam das Maha-Mantra zu singen.

An manchen Tagen im Jahr wird von 10 bis 22 Uhr das Maha-Mantra durchweg, ohne Unterbrechung, gesungen, begleitet vom Harmonium, von Tontrommeln, Flöten, Zimbeln und manchmal einem elektronischen Bass. Dabei wechseln sich die Vorsänger im Stundentakt ab. Zwischendrin werden individuell kürzere oder längere Pausen gemacht, um sich auszuruhen oder zu essen, aber jeder versucht an diesen Tagen so lange wie möglich mitzusingen bzw. zu meditieren.

An gewöhnlichen Tagen wird von 18.30 bis 19.15 Uhr noch einmal gemeinsam gesungen und anschließend bis 20 Uhr aus der Bhagavad Gita (die vielleicht wichtigste indische Schrift zu Yoga und Meditation) gelesen bzw. vorgetragen.

Meditationstechniken: ein Ordnungsversuch

Die drei Beschreibungen der Abläufe in verschiedenen Meditationszentren sollten deutlich machen, dass sich das, was Meditierende tatsächlich tun, sehr voneinander unterscheiden kann. Nachdem die Forschung anfänglich kaum Unterschiede zwischen den Meditationstechniken gemacht hat, besteht mittlerweile Einigkeit darüber, dass Meditation nicht gleich Meditation ist. Es reicht auch nicht, einfach Bezeichnungen wie «Zen-Meditation», «Vipassana» oder «Bhakti-Yoga» zu verwenden, weil sich dahinter, wie wir im vorangegangenen Abschnitt gesehen haben, oft mehrere unterschiedliche Techniken verbergen. So gibt es beispielsweise drei Hauptarten (und viele Unterarten) der Vipassana-Meditation, auch Einsichts-Meditation genannt, die sich deutlich voneinander unterscheiden.[3] Und selbst innerhalb eines Meditationsansatzes wie etwa «Rinzai Zen» oder «Soto Zen», den beiden Hauptrichtungen der Zen-Meditation, können durch die Vorlieben der jeweiligen Meditationslehrer recht unterschiedliche Aspekte betont werden. Das beeinflusst natürlich die Wirkungen, die man vom Meditieren erwarten kann.

Deshalb will ich versuchen, etwas Ordnung in die Vielfalt der Meditationstechniken zu bringen, indem ich sie zu Gruppen zusammenfasse. Hierbei gehe ich davon aus, was die Meditierenden tatsächlich tun, unabhängig davon, in welchem Meditationsansatz das geschieht. Gegen Ende dieses Kapitels versuche ich, die Meditationstechniken wieder in ihren Kontext zu stellen. Auf umfassendere Ansätze zur Meditation komme ich in Kapitel 3 zurück.[4]

Den Atem beobachten

Unser Atem ist immer bei uns, solange wir leben, und es ist leicht, ihn wahrzunehmen. Vermutlich auch deswegen ist das Beobachten des Atems eine Technik, die in allen Meditationstraditionen eine zentrale Rolle spielt. Eine Variante haben wir schon bei der Beschreibung eines Tages in einem thailändischen Kloster kennengelernt: zu beobachten, wie die Bauchdecke sich hebt und senkt. Auch das im Zen-Buddhismus praktizierte Atemzählen fällt in diese Kategorie. Manchmal ist es einfacher, sich auf den Atem zu fokussieren, wenn man, statt einmal den Atemzug zu zählen, die entsprechende Zahl so lange wiederholt, bis die Ein- oder Ausatmung vorbei ist. Statt beim Einatmen innerlich «eins» zu sagen, würde man also während der gesamten Einatmung «eins, eins, eins, ...» wiederholen und bei der Ausatmung «zwei, zwei, zwei, ...», bei der nächsten Einatmung dann «drei, drei, drei, ...» usw.

Eine andere, in manchen buddhistischen Ansätzen praktizierte Möglichkeit besteht darin, Ein- und Ausatmung mit kurzen innerlich gesprochenen Sätzen zu verbinden, wie z. B. «Mögen alle Lebewesen glücklich sein» bei jeder Ausatmung und «Möge ihr Leiden sich auflösen» bei jeder Einatmung.

Manchmal nimmt man den Atemfluss selbst zu Hilfe. Wenn Sie sich auf Ihre Nasenlöcher konzentrieren, werden Sie bemerken, dass Sie den Luftstrom bei der Ein- und Ausatmung fühlen können. Besonders leicht fällt das, wenn wir etwa im Winter aus dem Haus gehen und die Luft, die in die Nase strömt, sehr kühl ist. Auch wenn wir uns körperlich anstrengen, ist der Übergang zwischen Ein- und Ausatmung sehr deutlich. Mit etwas Übung lassen sich der leichte Luftzug und die mit dem Atmen verbundenen Empfindungen in der Nase ebenso bei ruhigem Atmen wahrnehmen.

Wenn Sie Ihren Atem noch nie systematisch beobachtet haben, werden Sie vermutlich mit Ihren Gedanken zunächst immer wieder abschweifen. Selbst erfahrenen Meditierenden passiert das. Aber keine Sorge. Bringen Sie einfach Ihre Aufmerksamkeit sanft, aber bestimmt wieder auf den Atem zurück, ohne das Abschweifen zu bewerten oder sich darüber zu ärgern.

Körper, Gefühle und Gedanken beobachten

Der Atem ist natürlich auch ein körperlicher Vorgang, aber wegen seiner herausragenden Rolle hat er einen eigenen Abschnitt bekommen. Wenn es Ihnen nicht gelungen ist, beim Atem zu bleiben, und Sie sich darüber geärgert haben, können Sie eine weitere Technik einsetzen: Beobachten Sie den Ärger. Vielleicht bemerken Sie daraufhin, dass ein Druck in Ihrer Magengegend entsteht. In diesem Fall können Sie vom Ärger mental zu diesem Druck «gehen». Einfach dazusitzen und zu beobachten, welche Gefühle, Gedanken, Sinneseindrücke und Körperempfindungen auftauchen, ohne an ihnen festzuhalten, ist eine zentrale Meditationsübung im Zen, wird aber in Varianten in fast jedem Meditationsansatz benutzt. Diese Übung des «offenen Gewahrseins» fällt den meisten Meditierenden deutlich schwerer, als nur auf den Atem zu achten. Vermutlich deswegen schlagen einige Meditationslehrer vor, sich bei dieser Übung auf den Körper oder Teile des Körpers zu konzentrieren und zu beobachten, welche Empfindungen dort auftreten. Es gibt sogar Übungen, bei denen Meditierende darauf «warten», dass bestimmte Körpervorgänge auftreten (wie z. B. ein «Abkippen» aus einer Meditationsstellung), und diese dann registrieren, indem sie beispielsweise auf einer Gebetskette eine Perle weiter gleiten. Manche Meditationslehrer empfehlen, die Empfindungen innerlich zu benennen, zum Beispiel «Schmerz», «Kribbeln», «Angst», «Gedanke», etc. zu sagen.

Und wenn man bemerkt, dass man nicht mehr bei der Sache ist? Sie ahnen sicher die Antwort: Sehen Sie diese Wahrnehmung an und gehen Sie wieder zurück zur Übung des offenen Gewahrseins.[5]

Atem und Körper beeinflussen

Versucht man, den Atem zu beobachten, wird dieser manchmal kürzer, länger oder unregelmäßiger, allein dadurch, dass wir uns auf ihn konzentrieren. Der Atem kann aber natürlich auch willentlich gelenkt werden. Seit langem ist bekannt, dass bestimmte Meditationsarten den Atem sehr langsam und / oder kaum mehr wahrnehmbar werden lassen. Da liegt es nahe, derartige meditative Zustände durch entsprechende Atemübungen herbeizuführen. Oft hält man dabei den Atem an und kombiniert das mit entsprechenden Körperübungen (*Asanas*). Im klassischen Yoga-System (siehe Kapitel 3) gehört die Atemschulung (*Pranayama*) unbedingt dazu. Sie wird dort allerdings nicht als Meditation selbst, sondern als Hinführung darauf betrachtet.

Andere Meditationsansätze benutzen spezielle Atemübungen jedoch als festen Bestandteil der Meditation. Eine wichtige Funktion des Atems besteht darin, durch gezieltes Hinführen des Atemstroms die Konzentration auf Teile des Körpers oder auf Körperprozesse zu erhöhen und dort Veränderungen herbeizuführen. Außerdem spielt der Atem bei fast allen anderen Arten von kognitiven Meditationstechniken – wie etwa der innerlichen Wiederholung von Silben, Wörtern oder Sätzen oder der Konzentration auf Objekte (s. u.) – eine bedeutsame Rolle.

Viele Meditierende haben schon einmal die Erfahrung gemacht, dass Schmerzen nach einiger Zeit verschwinden oder sich zu einem anderen Körperteil verlagern, wenn man den Atemstrom bewusst auf sie lenkt. Wir können bestimmte Körpervorgänge dadurch beeinflussen und manchmal sogar willentlich steuern. Eine solche Steuerung wird bei manchen Meditationstechniken eingesetzt. Eine einfache Einflussnahme besteht darin, die Ausatmung im Vergleich zur Einatmung zu verlangsamen. Damit soll leichter ein Zustand der Entspannung und möglicherweise der Versenkung errricht werden. Eine weitere Steuerungsmöglichkeit besteht darin, sich auf Körperstellen zu konzentrieren, von denen man in den jeweiligen spirituellen Richtungen annimmt, dass es sich um feinstoffliche, also mit herkömmlichen Analysemethoden bislang nicht messbare Energiezentren handelt. So konzentriert man sich in manchen Zen-Schulen auf den sogenannten *Tanden*, der sich direkt unter dem Nabel befindet. Auch im chinesischen Chigong sind solche Übungen zentral. Nach dieser Lehre verfügen wir alle über feinstoffliche Körperbahnen, durch die die «Lebensenergie» (*Chi* oder *Ki*) fließt. Dieser Fluss ist, davon geht man im Chigong außerdem aus, bei den meisten Menschen beeinträchtigt. Deswegen konzentrieren sich die Meditierenden auf die Zirkulation der Lebensenergie in den entsprechenden Bahnen.

Auch in vielen hinduistischen Meditationsrichtungen wird die Existenz mehrerer feinstofflicher Energiezentren, sogenannter *Chakren* angenommen, auf die man sich entweder einzeln oder in einer bestimmten Reihenfolge konzentriert. Im Zusammenhang mit diesen Chakren spielt das Konzept der *Kundalini* eine wichtige Rolle: Sie ist eine Form von Energie, die durch Meditation aktiviert werden kann. Diese Energie steigt über die Chakren bis zum Scheitelpunkt und kann eine tiefe innere Transformation auslösen.

Statt darauf zu warten, welche Körperempfindungen ins Bewusstsein treten (den Körper beobachten), gibt es die Möglichkeit, den ganzen Körper systematisch zu erkunden, eine Technik, die heutzutage häufig als «Body Scan» bezeichnet wird (z. B. im MBSR-Ansatz von Jon Kabat-Zinn), aber auch Teil von klassischen Yoga-Praktiken ist (*Yoga-Nidra*). Üblicherweise beginnt man damit, seine Aufmerksamkeit auf die Fußsohlen zu lenken, und «scannt» dann sukzessive den ganzen Körper von unten nach oben durch.

Bei manchen dieser Techniken kann man darüber streiten, ob sie selbst bereits als Meditation bezeichnet werden sollten oder lediglich als Vorbereitung auf diese. Angesichts der erwähnten Schwierigkeit, Meditation allgemeingültig zu definieren, und in Anbetracht der Tatsache, dass sich Ansätze finden lassen, in dem diese Techniken als Meditation bezeichnet werden, habe ich sie hier mit aufgenommen.

So oder so: Die aktiven Arten dieser gerade beschriebenen Techniken, wie beispielsweise das Anhalten des Atems oder das Beeinflussen von (feinstofflichen) Organen und Körperbahnen, können starke (und möglicherweise schädliche) Wirkungen hervorrufen. Sie sollten daher nie ohne Lehrer praktiziert werden.[6]

Wörter oder Sätze wiederholen

Die zentrale Technik in der sogenannten *Transzendentalen Meditation* (TM), die von dem hinduistischen Lehrer Maharishi (= großer Weiser) Mahesh Yogi in den Westen gebracht wurde (anfangs vor allem durch die Beatles popularisiert, die einige Zeit bei ihm verbracht haben), besteht darin, ein Mantra, ein heiliges Wort oder eine Wortgruppe, innerlich zu wiederholen. Dieses Mantra bekommen die Meditierenden von ihren Lehrern individuell zugewiesen. Die TM-Mantras haben für die Meditierenden selbst keine inhaltliche Bedeutung. Durch die regelmäßige Praxis wird es nach Ansicht der TM-Lehrer immer leichter, auf den inneren Klang des Mantras zu achten. Dadurch wird die Gedankentätigkeit kontrolliert und schließlich ein Zustand des «reinen Bewusstseins» (siehe Kapitel 3) erreicht.

Andere hinduistische Meditationsansätze schlagen vor, allgemein verfügbare und sinnvolle Mantras zu benutzen, um das gleiche Ziel zu erreichen. Das bekannteste dieser Mantras ist die heilige Silbe *OM*. Sie wird häufig kombiniert mit weiteren Wörtern wie etwa *Om Namah Shivaya* (Ehre dem Gott Shiva), einem zentralen Mantra in manchen Yoga-Formen. Andere bekannte Mantras sind das *Hare Krishna*-Mantra, das dem Hindu-Gott Vishnu und seiner Gefährtin gewidmet ist und das Sie oben im Zusammenhang mit Bhakti-Yoga schon kennengelernt haben, oder das Gayatri-Mantra, das im indischen Kulturkreis vielleicht bedeutsamste Mantra. Es wird wie das Hare Krishna-Mantra oft laut gesungen («gechantet»).

Der indische Meditationslehrer Eknath Easwaran, der vor seinem Tod 1999 lange in den USA lebte und lehrte, schlägt als zentrale tägliche Meditationspraxis die innere Wiederholung einer längeren Textpassage vor, die sich die Meditierenden frei aus den mystischen Traditionen der Religionen (Buddhismus, Christentum, Judentum, Hinduismus, Islam, Taoismus) wählen können. Er behauptet, dass das mit zunehmender Übung automatisch werdende Wiederholen solcher Passagen die Konzentration verbessert und außerdem der persönlichen Transformation, also dem Fortschritt auf dem spirituellen Weg dient. Als zusätzliche Praxis schlägt er vor, kürzere Mantras auch außerhalb der (Sitz-)Meditation zu verwenden.

Dieses ständige Wiederholen von Silben und Wörtern, wann immer es der Alltag zulässt, findet man nicht nur in hinduistischen Ansätzen (dort als *Nama-Japa* oder *Japa-Yoga* bezeichnet), sondern auch in der meditativen Form der Kabbalah (Judentum), des Sufismus (Islam) und in christlichen Meditationsformen.

In manchen Schulen des Sufismus wird beispielsweise der Name Gottes (*Allah*) oder der Satz «la ilaha illa allah» (es gibt keine Gottheit außer Gott, Allah) wiederholt, und besonders in der Ostkirche ist das *Jesusgebet, Herzensgebet* oder *immerwährende Gebet* verbreitet. Es besteht darin, den Namen Jesu (oder Varianten davon wie etwa: *Herr Jesus Christus, Jesus Christus,* oder *Christus Jesus*) ständig zu wiederholen. Meist wird dabei eine Gebetskette benutzt, wie sie ähnlich auch in hinduistischen (dort *Mala* oder *Japamala* genannt), buddhistischen oder islamischen Traditionen gebräuchlich ist. Diese Kombination von religiösen oder spirituellen Texten und dem Benutzen einer Gebetskette führt auch dazu, dass das Rosenkranzbeten von einigen christlichen Lehrern als Meditationsform betrachtet wird.

Eine weitere christliche Meditationstechnik, deren Ursprung in der mittelalterlichen christlichen Mystik liegt, wurde von den amerikanischen Trappistenpatres Thomas Keating, William Meninger und Basil Pennington vorgeschlagen: das *zentrierende Gebet* (centering prayer). Dazu eine Instruktion von Basil Pennington:

1. Wähle ein «heiliges Wort» als Symbol für deine Absicht, Gottes Gegenwart und Handlung in dir anzunehmen.

2. Sitze bequem und mit geschlossenen Augen, sammle dich kurz und führe dann schweigend das heilige Wort als Symbol deiner Absicht ein, Gottes Gegenwart und Handlung anzunehmen.

3. Wenn du bemerkst, dass du durch Gedanken abgelenkt wirst, kehre behutsam zum heiligen Wort zurück.

4. Am Ende der Gebetszeit bleibe einige Minuten in Stille mit geschlossenen Augen.[7]

Sich auf ein Objekt konzentrieren

Wir haben schon einige Meditationsformen kennengelernt, bei denen sich die Meditierenden auf etwas konzentrieren, wie beispielsweise auf den Atem oder auf (feinstoffliche) Energiezentren (Chakren) oder Bahnen. Vor allem im Hinduismus und im tibetischen Buddhismus werden zahlreiche weitere Konzentrationsobjekte vorgeschlagen. Durch die Konzentration auf ein Objekt soll die Gedankentätigkeit allmählich zum Stillstand gebracht und somit der Geist ruhig werden. Anfangs können die entsprechenden Objekte direkt oder als Abbildungen betrachtet, mit zunehmender Praxis sollen sie aber nur imaginiert werden. Als Meditationsgegenstand kann im Prinzip jedes tatsächlich existierende oder vorgestellte Objekt dienen. Allerdings schlagen manche Ansätze spezifische Objekte für spezifische Zwecke vor: Im Theravada-Buddhismus werden beispielsweise unter anderem die vier Elemente (Erde, Wasser, Feuer und Luft) oder Farben als Mittel eingesetzt, um die verschiedenen Stationen des buddhistischen Pfads zu erreichen (siehe Kapitel 3). Darüber hinaus wird empfohlen, Mönche ihrer persönlichen Veranlagung entsprechend mit unterschiedlichen Meditationsobjekten meditieren zu lassen: Bei stark ausgeprägter Gier etwa können Alter, Krankheit und Tod als Meditationsobjekte dienen, und Mönche, die zu Hass neigen, bekommen Techniken, die zu Entspannung und zum Empfinden von Freude führen.

Zwei weitere bedeutsame Arten von spezifischen Meditationsobjekten sind sogenannte Yantras und Mandalas. Yantras sind geometrische Figuren, die in der Regel Gottheiten symbolisieren. Sie sind gewissermaßen das visuelle Äquivalent zu Mantras, die sich teilweise auch auf Gottheiten richten. Wie Mantras werden Yantras verwendet, um den Geist zu fokussieren. Mandalas sind meist deutlich komplexer als Yantras und enthalten Symbole und Figuren, die die göttliche Ordnung des Universums repräsentieren können und – vor allem im tibetischen Buddhismus – meist wichtige Aspekte der buddhistischen Lehre darstellen. Oft versuchen Meditierende, die Yantras und Mandalas benutzen, sie sich mit geschlossenen Augen vorzustellen, zuweilen, vor allem bei den Mandalas, auch dreidimensional.[8]

Gefühle positiv beeinflussen

Auch Gefühle können Meditationsobjekte sein. Insbesondere in einigen buddhistischen Ansätzen (z. B. im Theravada und im tibetischen Buddhismus), aber auch in hinduistischen nimmt das meditative Kultivieren von vier positiven Gefühlen oder Qualitäten, den sogenannten *Brahmaviharas* («exzellente Qualitäten», manchmal als «Qualitäten des Herzens» bezeichnet), eine wichtige Rolle ein. Heutzutage propagieren vor allem Meditationslehrer mit starkem Bezug zum tibetischen Buddhismus die positive Beeinflussung von Gefühlen. Es gibt vier solche Brahmaviharas (ich erwähne die ursprünglichen Ausdrücke in den Sprachen Pali und Sanskrit, weil diese manchmal unübersetzt gebraucht werden): *Liebende Güte* (Pali: *metta*, Sanskrit: *maitri*), *Mitgefühl* (Pali und Sanskrit: *karuna*), *Mitfreude* (Freude, dass es einem selbst und anderen gutgeht; Pali und Sanskrit: *mudita*) und *Gleichmut / Gelassenheit* (Pali: *upekkha*, Sanskrit: *upeksha*).

Diese Gefühle sollte man nicht nur ab und zu empfinden, sondern lernen, in ihnen zu leben. Dabei darf liebende Güte nicht verwechselt werden mit selbstbezogener Zuneigung, Mitgefühl nicht mit Mitleid, Mitfreude nicht mit Überschwang und Gleichmut nicht mit Indifferenz.

Bei liebender Güte, Mitgefühl und Mitfreude ist unmittelbar klar, dass es sich um positive Gefühle, um Aspekte von Liebe handelt. Aber Gleichmut oder Gelassenheit? Der Meditationslehrer und -forscher Alan Wallace argumentiert, dass Gleichmut die Grundlage für die Entwicklung der anderen drei Gefühle ist. Gleichmut wirkt als Gegenmittel zu zwei in uns allen innewohnenden Tendenzen, die im Buddhismus als Basis für ein unbefriedigendes Leben gelten: Anhaftung (etwas haben oder behalten wollen) und Aversion (etwas weghaben wollen).

Sehen wir uns kurz an, wie diese vier Gefühle in der Meditionspraxis eingeübt werden. Es gibt unterschiedliche Vorgehensweisen, häufig aber werden Atem- und Vorstellungsübungen verwendet, bei denen man die verschiedenen Arten der Zuneigung zu sich selbst oder zu anderen «fließen» lässt. Bei der Liebenden-Güte-Meditation leitet man liebende Güte zunächst zu sich selbst, dann zu jemandem, den man gerne mag. Die entsprechende Übung für diesen zweiten Schritt könnte beispielsweise so gehen:

Stelle dir ein kleines Kind vor, das zu dir kommt und dich freudig, vertrauensvoll und unschuldig ansieht. Du streichelst seinen Kopf, blickst es zärtlich an und nimmst es in die Arme.

Du verspürst ein Gefühl von bedingungsloser Güte und Liebe. Lass dich völlig von dieser Liebe durchdringen, die nichts anderes möchte, als dass es dem Kind gutgeht. Dann kultiviere, erhalte und nähre dieses Gefühl der liebenden Güte. Wenn es abnimmt, erwecke es wieder zum Leben. Am Ende der Sitzung bleibe für einige Augenblicke im achtsamen Gewahrsein der Liebe.

Nach der liebenden Güte für jemanden, den man gerne mag, praktiziert man sie für jemanden, dem man neutral gegenübersteht, und schließlich für jemanden, den man nicht mag. Häufig wird danach noch das Aussenden von liebender Güte an die ganze Welt geübt.

Aber was, wenn man schon beim ersten Schritt scheitert? Was, wenn man sich selbst nicht mag? Tsoknyi Rinpoche, ein tibetischer Lama, ist der Ansicht, es mache in einem solchem Fall keinen Sinn, Liebende-Güte-Meditation zu üben: Wer sich selbst nicht mag, kann auch andere nicht mögen. Aber man könne sich lieben lernen, wenn man, wie oben beschrieben, systematisch seinen Atem, seinen Körper, seine Gefühle und Gedanken beobachte oder, mit anderen Worten, Achtsamkeitsübungen praktiziere. Nach Meinung des bekannten vietnamesischen Zen-Meisters Thich Nhat Hanh ist insbesondere Gehmeditation (siehe unten) gut dazu geeignet, mit seinen schwierigen Gefühlen besser in Kontakt zu treten und zu lernen, sie und sich anzunehmen und sogar, sich zu mögen.

Wie wird Mitgefühls-Meditation praktiziert? Auch hier beginnt man wieder bei sich selbst und richtet seine Aufmerksamkeit auf den Wunsch: «Möge ich frei von den echten Gründen für Sorge und Trauer sein.» Dazu hilft die Vorstellung, dass der Geist frei ist von nutzlosen Bedürfnissen, frei von Feindschaft und frei von Verwirrung; sein Zustand soll heiter und freudvoll sein. Wie bei der Liebenden-Güte-Meditation wird diese Übung zunächst auf jemanden angewandt, den man mag, danach auf eine neutrale Person und schließlich auf jemanden, den man nicht mag. Am Ende kann man sein Mitgefühl auf die ganze Welt ausdehnen. Auch bei der Mitfreude-Meditation wird geübt, sich sowohl über eigene Eigenschaften, Erfolge oder glückliche Ereignisse zu freuen als auch die der anderen. Wenn man das Gefühl der Mitfreude auf sich selbst richtet, soll man sich nicht an Oberflächlichkeiten festhalten, um nicht arrogant zu werden.

Das Gefühl des Gleichmuts üben die Meditierenden, indem sie die Perspektive anderer Personen einnehmen. Auch hier sind das zunächst wieder Personen, die man mag, dann solche, denen man neutral gegenübersteht, und schließlich solche, die man nicht mag oder von denen man weiß, dass sie einen nicht mögen. Dabei betrachten sie sich selbst aus ihrer Perspektive.

In der tibetisch-buddhistischen Praxis des *Tonglen* (Geben und Nehmen) werden die oben beschriebenen Übungen in einer «komprimierten Form» praktiziert. Wieder kann man mit sich selbst beginnen und dann die Übung auf andere Menschen ausweiten, zu denen man unterschiedliche emotionale Beziehungen hat. Bei einer Variante stellt man sich sein unberührtes Bewusstsein (ein Bewusstsein ohne gedankliche Verzerrungen und Sorgen) als ein kugelförmiges Objekt (etwa einen Zentimeter groß) im Zentrum seiner Brust vor, das liebende Güte und Mitgefühl in Form von strahlendem weißem Licht aussendet. Nun kann man sich alle Schwierigkeiten, Probleme und Leiden als dunkle Wolke vorstellen, die sich mit jeder Einatmung und der Vorstellung «Möge ich frei von Leiden und seinen Ursachen sein» in dieses leuchtende Zentrum bewegt, wo sie spurlos verschwindet. Beim Ausatmen kann man innerlich «Möge ich Glück und seine Ursachen finden» sagen und das Licht aus liebender Güte und Mitgefühl alle Zellen des Körpers und jede Facette des Geistes durchdringen lassen.[9]

Liebes-Meditation

Man könnte die im letzten Abschnitt beschriebenen Praktiken auch als Liebes-Meditation bezeichnen. Allerdings handelt es sich dabei um die Kultivierung von Gefühlen, die man eher als «altruistische Liebe» bezeichnet. Bei den Meditationspraktiken in diesem Abschnitt geht es jedoch darum, eine Liebesbeziehung zwischen Mensch und einer personifizierten Gottheit zu entwickeln, die frei ist von Erwartungen und Furcht und trotz ihrer spirituellen Natur zuweilen durchaus als erotisch und ekstatisch beschrieben wird.

Das zentrale Ziel dieser Übung besteht darin, in der Liebesbeziehung – oder manchmal auch der mystischen Vereinigung mit Gott – sein eigenes (falsches) Ego, das sich ausschließlich auf sich selbst und die materielle Welt bezieht, völlig aufzugeben. Diese Form der Liebes-Meditation findet sich im hinduistischen Bhakti-Yoga (der Weg der Liebe), eine der drei in der Bhagavad Gita ausführlich beschriebenen Formen des Yoga.[10]

Das Ziel des Bhakti-Yoga ist es, spirituelle Befreiung oder Erleuchtung durch die Vereinigung mit Gott zu erlangen. Einige der im Bhakti-Yoga praktizierten Meditationstechniken kennen Sie bereits aus Kapitel 1, in dem ein Tag in Goloka Dhama beschrieben wird. Diese Liebesbeziehung wird in vielen Gedichten ausgedrückt wie diesem:

> Krishna mag mich, seine Dienerin, die bei seinen
> Lotusfüßen niedergefallen ist, fest umarmen, auf mich
> treten oder mein Herz brechen, indem er sich mir
> nie zeigt. Er ist schließlich ein Wüstling und kann tun,
> was er möchte, doch trotzdem ist er, und kein anderer,
> der Herr meines Herzens.

Liebes-Meditation gab und gibt es nicht nur im Hinduismus, sondern auch im Islam (Sufismus) und im Christentum. Immer geht es um mystische Gottesliebe, d. h. darum, sein Selbst in der Gegenwart des Geliebten (Gottes) zu verlieren. Ihre prominenten Vertreter waren häufig gleichzeitig bekannte Dichter. Das folgende Gedicht stammt aus der Feder des berühmten persischen Mystikers Jalaluddin Rumi (1207–1273):

> Liebe ist gegenwärtig wie das Blut
> in meinen Venen und meiner Haut.
> ER hat mich ausgelöscht und nur mit IHM gefüllt.
> SEIN Feuer hat alle Atome meines Körpers durchdrungen
> Von «mir» bleibt nur mein Name; der Rest ist ER.

Auch im Christentum gibt es Beispiele, vor allem von Mönchen und Nonnen, die die Liebes-Meditation praktizierten. Sehr bekannt für ihre Poesie ist Theresa von Avila:

> Der mich traf, das war ein Pfeil,
> Den die Liebe abgeschossen;
> Sieh', da wurde meine Seele
> Eins mit dem, der sie erschaffen.
> Nun such' ich andre Liebe nimmer,
> Da meinem Gott ich mich ergeben,
> Und mein Geliebter an meiner Statt,
> Und ich an Statt des Geliebten bin.

Theresa von Avila und andere mittelalterliche christliche Mystiker wie etwa Johannes vom Kreuz haben ihre Erfahrungen in ihren Schriften systematisch verarbeitet, sodass durchaus von nachvollziehbaren «Meditationsmethoden» gesprochen werden kann.

Inwieweit ihre Methoden zur Entwicklung der Gottesliebe heute noch, zum Beispiel in Klöstern, angewandt werden, lässt sich schwer sagen. Sufi-Praktiken scheinen gegenwärtig noch lebendig und teilweise sogar für Nicht-Muslime offen zu sein.[11]

Sich öffnen

Auf den meisten spirituellen Pfaden, bei denen Meditation eine entscheidende Rolle spielt, wird angenommen, dass das zentrale Ziel (bezeichnet als Erleuchtung, Realisierung, Unio mystica etc.) nicht ausschließlich durch eigene Anstrengung erreicht werden kann. Es ist jedoch möglich, sich für eine höhere Macht (z. B. Gott, göttliches Bewusstsein, kosmisches Bewusstsein etc.) zu öffnen. Diese Idee des Sich-Öffnens ist vermutlich am stärksten ausgeprägt im *Integralen Yoga,* der von dem indischen Yogi Sri Aurobindo entwickelt und von ihm und seiner Gefährtin Mirra Alfassa, genannt *die Mutter,* gelehrt wurde. Im integralen Yoga gibt es keine genauen Vorschriften für Meditationsübungen – es ist als Vorbereitung alles erlaubt, was beim Sich-Öffnen hilft, beispielsweise alle oben beschriebenen Techniken. Das eigentliche Ziel des integralen Yoga ist es, das menschliche Bewusstsein mit dem göttlichen Bewusstsein zu verbinden und zwar nicht nur für sich selbst, sondern für die ganze Menschheit. Dazu kann in der Sitzmeditation die Hoffnung (aspiration) auf diese Verbindung gestärkt werden. Noch wichtiger ist es im integralen Yoga, auch während des Alltagslebens offen zu bleiben für das Gefühl einer göttlichen Präsenz und das Verlangen danach zu verstärken. Nur wenn Meditierende sich auf diese Art dem göttlichen Bewusstsein öffnen, das in jedem Menschen angelegt ist, wird es die Barrieren zwischen ihm und dem normalen Bewusstsein auflösen.[12]

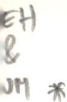

Meditation in Bewegung

Eine Form der Meditation in Bewegung haben wir oben schon kennengelernt: meditatives Gehen. Wie man geht, kann freigestellt sein, wie etwa in einigen Formen des Zen, bei denen zwar meistens eine bestimmte Haltung der Arme und Hände empfohlen wird, aber die Meditierenden freie Wahl haben, auf was sie sich während der Gehmeditation konzentrieren. Häufig wird jedoch geraten, sich auf den Atem und / oder auf die Empfindungen an den Fußsohlen zu konzentrieren. In einigen Vipassana-Ansätzen ist hingegen – wie in dem Eingangsbeispiel beschrieben – jede Bewegung genau vorgeschrieben. Gehmeditation lässt sich auch mit Vorstellungs- oder Suggestionsübungen verbinden. Hier ist eine Anleitung des vietnamesischen Zen-Meisters Thich Nath Hanh:

Die Gehmeditation können wir ausüben, indem wir unsere Schritte zählen oder bestimmte Wörter zu Hilfe nehmen. Wenn dein Atemrhythmus so beschaffen ist, dass du für das Ein- und Ausatmen jeweils drei Schritte machst (3–3), können wir zum Beispiel, während wir gehen, im Stillen das Folgende sagen: «Lotus-blume-blüht. Lotus-blume-blüht», oder «Die-grüne-Erde. Die-grüne-Erde.» Wenn wir beim Einatmen zwei Schritte machen und beim Ausatmen drei Schritte (2–3), können wir sagen: «Lotus-blume. Lotus-blume-blüht», oder zum Beispiel (für einen Rhythmus 5–5): «Auf-der-grünen-Erde-gehen. Auf-der-grünen-Erde-gehen.» Oder «Auf-der-grünen-Erde-gehen; ich-gehe-auf-der-grünen-Erde», wenn wir im Rhythmus 5–6 gehen. Es ist nicht so, dass wir diese Worte einfach nur so vor uns hin sagen. Wir sehen tatsächlich die Blumen unter unseren Schritten aufblühen. Wir werden wirklich eins mit unserer grünen Erde. Du kannst auch gerne Worte aus deiner eigenen Kreativität und Weisheit schöpfen. Gehmeditation ist keine harte Arbeit. Sie ist zu deiner Freude da.

Und damit Sie sehen, dass solche Anweisungen durchaus variieren können, hier die Anleitung des amerikanischen Meditationslehrers Jack Kornfield, der viele Jahre als Mönch in einem thailändischen Kloster verbracht hat:

Suchen Sie sich einen ruhigen Ort, an dem Sie auf und ab gehen können. Das kann drinnen oder auch draußen sein. Sie sollten etwa 30 Schritte machen können. Sie fangen an, indem Sie am einen Ende Ihres «Pfades» Aufstellung nehmen. Das heißt: Sie stellen sich hin und verankern sich mit den Füßen gut im Boden. Ihre Hände halten Sie so, wie es für Sie am bequemsten ist. Atmen Sie ein paar Mal ein und aus, und öffnen Sie Ihre Sinne. Sehen und spüren Sie Ihre Umgebung. Nach einer Minute lenken Sie die Aufmerksamkeit auf den Körper zurück. Zentrieren Sie sich und spüren Sie, wie Ihr Körper auf der Erde steht. Wie fühlen sich Ihre Fußsohlen an? Wie fühlt es sich überhaupt an, zu stehen? Seien Sie präsent, seien Sie ganz da. Dann gehen Sie in etwas langsamerem Schritt als üblich. Vollführen Sie das Gehen mit einem Gefühl von Leichtigkeit und Würde. Entspannen Sie sich, sodass Sie ganz natürlich und voller Anmut dahingehen. Als wären Sie ein König oder eine Königin beim Spaziergang. Achten Sie auf Ihren Körper. Spüren Sie bei jedem Schritt, wie es sich anfühlt, Fuß und Bein von der Erde zu heben. Dann lassen Sie den Fuß achtsam wieder auf die Erde sinken. Spüren Sie jeden Schritt ganz. Wenn Sie das Ende Ihres Pfades erreicht haben, machen Sie einen Moment lang Pause. Konzentrieren Sie sich auf Ihre Mitte. Drehen Sie sich achtsam um und legen Sie eine neue Pause ein, sodass Sie sich den ersten Schritt des Rückwegs wirklich bewusst machen können. Experimentieren Sie ruhig mit der Geschwindigkeit: Wie gelingt es Ihnen am ehesten, voll präsent zu sein?[13]

Eine sehr bekannte, weil spektakuläre Form der Meditation in Bewegung ist der «Tanz der Derwische», der von den Sufis des Mevlevi-Ordens (zurückgehend auf den bereits oben erwähnten Jalaluddin Rumi) praktiziert wird. Die Mevlevis drehen sich dabei von rechts nach links um ihre eigene Körperachse und umarmen so symbolisch in Liebe die gesamte Menschheit. Beim Tanz zeigt die rechte Handfläche nach oben, um den Segen Gottes zu empfangen, und die linke, auf die die Tanzenden schauen, nach unten, um den Segen in dieser Welt zu verteilen. Diese Bewegungsmeditation dient wie die anderen Sufi-Techniken dazu, sich von der Welt abzuwenden (sein Ego aufzugeben) und Gott näherzukommen.[14]

Aus der chinesischen (taoistischen) Kultur heraus haben sich, neben der Meditation im Sitzen, einige Formen der Meditation in Bewegung entwickelt, die vor allem unter den Begriffen *Chigong* (oder Qigong) und *Tai Chi* bekannt sind. Obwohl die entsprechenden Körperübungen ausschließlich zur Förderung der Gesundheit oder beim Tai Chi als Kampfkunst ausgeübt werden können, ist der höhere Sinn dieser wie auch der anderen angesprochenen spirituellen Übungen, eins zu werden mit dem *Tao*, dem Urgrund alles Seins. Im Chigong und Tai Chi wird angenommen, dass hinter allen Dingen des Universums eine Kraft oder Energie steckt, das *Chi*, das mit Hilfe geeigneter Bewegungen und häufig damit gekoppelter Atem- und Vorstellungsübungen in den richtigen Fluss gebracht werden kann (s. o.). Dabei wird sehr darauf geachtet, dass vor einer intensiven Bewegungsmeditations-Praxis die körperliche Gesundheit durch entsprechende Übungen absolut gefestigt ist.[15]

Schließlich gibt es noch eine Reihe von jüngeren Meditationsformen in Bewegung. Die vermutlich bekanntesten davon stammen von dem 1990 verstorbenen indischen Guru Osho (Bhagwan Shree Rajneesh) und wurden vor allem für westliche

Interessenten entwickelt, die oft Schwierigkeiten mit Stille und Sitzmeditation haben. Diese Arten von Bewegungsmeditation dienen dazu, körperliche und emotionale Spannungen abzubauen und so leichter zu einer inneren Ruhe zu gelangen sowie Körper und Geist zu harmonisieren. Oshos Bewegungsmeditationen beinhalten Schnaufen, Hüpfen und Tanzen («Dynamische Meditation»), schüttelnde Bewegungen, die feinstoffliche Energiebahnen aktivieren sollen («Kundalini-Meditation»), oder das Erzeugen eines Summtons zum Hervorrufen einer inneren Vibration, das in einer zweiten Phase von einer (sehr langsamen) Bewegung der Arme begleitet wird («Nadabrahma-Meditation»).[16]

Meditation im Kontext

Ihnen ist sicher aufgefallen, dass zumindest einige der oben beschriebenen Meditationstechniken in verschiedenen Ansätzen praktiziert werden und ein bestimmter Meditationsansatz eigentlich immer mehr als eine Technik enthält. Ich habe versucht, einen Überblick über die grundlegenden Meditationstechniken zu geben, um zum einen klar zu machen, dass in der Literatur unter Meditation ganz unterschiedliche Dinge verstanden werden, und um außerdem zu verdeutlichen, was Meditierende tatsächlich tun. Nun soll es darum gehen, in welchen Zusammenhängen Meditation stattfindet. Obwohl Meditation seit längerer Zeit auch als Mittel der Therapie von meist psychoanalytisch orientierten Therapeuten eingesetzt wird, so war und ist sie doch in den allermeisten Fällen in einen spirituellen Rahmen eingebunden.[17]

Spiritueller Kontext

Wie wir gesehen haben, ist Meditation ein Bestandteil aller größeren Weltreligionen. Allerdings gibt es deutliche Unterschiede. Während im Hinduismus und Buddhismus und in manchen Formen des Taoismus Meditationstechniken eine zentrale Rolle spielen, ist Meditation im Islam sowie im Christen- und Judentum eher eine Randerscheinung und wurde dort im Laufe der Zeit oft mit Argwohn betrachtet. Dies wird insbesondere deutlich in der Geschichte des Sufismus, die einige Beispiele von «trunkenen Gottesliebenden» kennt, die wegen ihrer vermeintlichen Abkehr von der «rechten Lehre» des Islam hingerichtet wurden. Aber unabhängig davon, in welchem spirituellen Rahmen Meditation stattfand und stattfindet – es geht im Grunde immer um das gleiche Ziel, das mit unterschiedlichen Namen bedacht wird: Erleuchtung, Erlösung, Erkenntnis.

Hat man dieses Ziel, nämlich die *direkte* Erfahrung der Wirklichkeit, erreicht, ist der spirituelle Kontext, also das jeweilige Glaubensgebäude, nicht mehr nötig. Deshalb hatten orthodoxe Hüter der Religion mit Mystikern im Verlauf der Geschichte immer wieder Probleme.[18]

Der spirituelle Kontext von Meditation muss nicht unbedingt einen persönlichen Gott enthalten. Der Buddhismus kommt ganz ohne Gott aus (obwohl Buddha in manchen Formen des Buddhismus wie ein Gott verehrt wird), und auch im Hinduismus wird oft die Unterscheidung zwischen *Saguna* und *Nirguna Brahman* gemacht: Saguna Brahman steht dabei für eine Gottheit *mit* «Qualitäten» (*gunas*), also einen persönlichen Gott wie etwa Shiva oder Vishnu, und Nirguna Brahman für etwas Göttliches *ohne* Qualitäten, das heißt, eine nicht-persönliche ewige Kraft, Energie oder Wirklichkeit. Eine solche Unterscheidung gibt es nicht in den im Nahen Osten entstandenen Religionen: Im Judentum, Christentum und Islam ist Religion immer an einen persönlichen Gott gebunden.

In allen spirituellen Ansätzen wird Meditation als mehr oder weniger zentrales Hilfsmittel gesehen, das Ziel des jeweiligen Heilsweges zu erreichen. Andere wichtige Bestandteile sind Regeln zur Lebensgestaltung (wie Vorschriften zur Ernährung), Gebote, was man tun oder nicht tun sollte, Kriterien dafür, was gut und was nicht gut ist, und was und wem man glauben sollte. Meditation wird durch den spirituellen Rahmen in eine Kultur sowie in moralische und ethische Verhaltensregeln eingebettet, die von traditionellen Strömungen als Voraussetzung für eine erfolgreiche Meditationspraxis angesehen werden.

In den letzten Jahrzehnten gab und gibt es jedoch immer mehr Ansätze zur Meditation, auch in der Psychotherapie, die sich nicht mehr explizit auf den spirituellen Kontext beziehen, sogar wenn die entsprechenden Meditationstechniken ursprünglich aus einem solchen Kontext stammen, wie zum Beispiel dem Buddhismus.

Vor allem in der Auseinandersetzung mit der zurzeit so populären *Achtsamkeitsmeditation* (siehe Kasten zu «Achtsamkeitsmeditation») hat vor einigen Jahren eine Diskussion über die Notwendigkeit des spirituellen Fundaments beim Meditieren begonnen. Während Vertreter der säkularen Formen von Achtsamkeitsmeditation argumentieren, dass Meditieren unausweichlich zu ethischerem Verhalten führt («Wenn ich meditiere, werde ich automatisch ein besserer Mensch»), meinen Meditationslehrer, die Achtsamkeitsmeditation aus einem buddhistischen Kontext lehren, dass das Praktizieren von isolierten Meditationstechniken eine zweifelhafte moralische Haltung fördern kann («Solange ich achtsam bin, ist alles okay, was ich tue») oder zu Passivität (Meditierende werden zu bloßen Beobachtern ihrer Erfahrungen).[19]

Was ist Achtsamkeitsmeditation (und was ist Achtsamkeit)?

Im Moment ist Achtsamkeitsmeditation (mindfulness meditation) en vogue: Es werden unzählige kommerzielle Kurse von einer Vielzahl von Institutionen und Einzelpersonen für alle möglichen Ziele und Zwecke angeboten. Vor allem in den USA, wo die «Achtsamkeitsbewegung» entstand, aber zunehmend auch in Deutschland wird Achtsamkeitsmeditation vermehrt in Firmen, öffentlichen Organisationen und in Schulen praktiziert. Außerdem spielen achtsamkeitsbasierte Therapieprogramme in Kliniken eine immer wichtigere Rolle, wie etwa die von Jon Kabat-Zinn entwickelte *Achtsamkeitsbasierte Stressreduktion* (MBSR: mindfulness-based stress reduction), die *Achtsamkeitsbasierte Kognitive Therapie* (MBCT: mindfulness-based cognitive therapy, entwickelt von Zindel Segal, Mark Williams und John Teasdale) oder die *Akzeptanz-und Commitmenttherapie* (ACT: acceptance and commitment therapy, entwickelt von Stephen Hayes und Kollegen). Manchmal, wenn etwa in der Tagespresse über Meditation berichtet wird, könnte der Eindruck entstehen, dass Achtsamkeitsmeditation einfach ein Synonym für Meditation ist. Doch stimmt das?

Bei genauerer Betrachtung der Meditationstechniken ergeben sich viele Gemeinsamkeiten, aber auch nicht unerhebliche Unterschiede. Sehen wir uns zunächst an, was Jon Kabat-Zinn, der als einer der Begründer der Achtsamkeitsbewegung in den USA gilt, in sein «MBSR-Paket» gepackt hat. Dieses Trainingsprogramm wird in vielen wissenschaftlichen Untersuchungen in seiner Gesamtheit als Achtsamkeitsmeditation (mindfulness meditation) bezeichnet (und durchgeführt). MBSR beinhaltet das achtsame Essen einer Rosine,

Atembeobachtung, eine Body-Scan-Technik, die Beobachtung von spontan entstehenden Gedanken und Gefühlen, Hatha-Yoga-(Dehn-)Übungen, Gehmeditation und Liebende-Güte-Meditation. Es ist ein komplexer Mix aus kognitiven (auf Gedanken und Emotionen achten), körperlichen (Hatha-Yoga-Techniken), und emotionalen Komponenten (Liebende-Güte-Meditation). In etlichen Studien wurde dieser Technikmix abgewandelt oder «angereichert»: Die Teilnehmer werden auf achtsames Handeln im Alltag hingewiesen, sie sollen lernen, positive Emotionen zu kultivieren und in schwierigen Situationen aufrechtzuerhalten, oder werden aufgefordert, in der Gruppe über ihre Erfahrungen zu diskutieren. Achtsamkeitsmeditation ist nach dieser Definition also eine Mischung aus grundlegenden Meditationstechniken und Körperübungen (Yoga-Asanas), die üblicherweise nicht als Meditationstechniken betrachtet werden (vgl. dazu Kapitel 3). Zurzeit ist der MBSR-Mix die mit Abstand am häufigsten wissenschaftlich untersuchte Form von Achtsamkeitsmeditation (und Meditation insgesamt). Aber neben weiteren therapeutischen Anwendungen, oft zusammengefasst unter dem Begriff *Achtsamkeitsbasierte Interventionen* (MBI: mindfulness based interventions), wie etwa MBCT und ACT, werden auch andere Meditationsformen in der Literatur häufig als Achtsamkeitsmeditation bezeichnet. Dies gilt beispielsweise für unterschiedliche Formen von Vipassana- und Shamatha-Meditation, die aus dem Theravada-Buddhismus entstanden sind (siehe Kapitel 3), für tibetisch-buddhistische Ansätze, für verschiedene Formen von Zen-Meditation, aber auch für isolierte Meditationstechniken wie etwa die Achtsamkeit auf den Atem. Und selbst Vertreter der Transzendentalen Meditation, einer Meditationsrichtung mit hinduistischem Hintergrund, behaupten, dass ihre Praxis (hauptsächlich Mantra-Meditation) zu erhöhter Achtsamkeit führt. Andere hinduistische Meditationstechniken, wie sie etwa von dem Yoga-Vidya-Ausbildungsinstitut (in der Tradition des bekannten Yogi Swami Sivananda, gest. 1963) gelehrt werden, tragen nicht selten die Bezeichnung «Achtsamkeitsmeditation». Mit anderen Worten: Die Bezeichnung «Achtsamkeitsmeditation» ist, gelinde gesagt, ungenau definiert, und man kann sich des Eindrucks nicht erwehren, sie diene manchmal Marketingzwecken.

Vielleicht kann man etwas mehr Klarheit gewinnen, wenn man sich ansieht, wie der Begriff *Achtsamkeit* – die Grundlage der Achtsamkeitsmeditation – in der Meditationsliteratur verwendet wird?

Die Definition und Verwendung des Begriffs Achtsamkeit (mindfulness) ist in der Forschungsliteratur ebenfalls weit entfernt von Eindeutigkeit. Manchmal schwingen umgangssprachliche Bedeutungen von Achtsamkeit mit, wie etwa bei allen Handlungen darauf zu achten, andere Menschen nicht zu schädigen, zu beleidigen oder zu verletzen, die Umwelt nicht zu verschmutzen und z.B. Müllvermeidung und Mülltrennung zu beherzigen.

Meist jedoch geht es in der Wissenschaft um drei Aspekte von Achtsamkeit: 1. Achtsamkeit als etwas, wie man ist, also als (einigermaßen stabile) Persönlichkeitseigenschaft, 2. Achtsamkeit als vorübergehender Zustand und 3. Achtsamkeit als etwas, was man tut. Sehen wir uns diese drei Aspekte von Achtsamkeit etwas genauer an.

Was bedeutet Achtsamkeit als Persönlichkeitseigenschaft?

Und wie können wir sie untersuchen? Tatsächlich gibt es eine ganze Reihe von Fragebögen, die Achtsamkeit messen sollen. Wenn man genauer hinsieht, wird allerdings deutlich, dass sie teilweise recht unterschiedliche Dinge untersuchen. Manche berücksichtigen nur einen einzigen Aspekt von Achtsamkeit, manche bis zu fünf. Und selbst, wenn nur ein Aspekt gemessen wird, ist es in unterschiedlichen Fragebögen nicht derselbe.

Die amerikanische Psychologin Ellen Langer hat in diesem Zusammenhang vorgeschlagen, jemanden als achtsam zu bezeichnen, der offen ist für Neues und Neues aktiv sucht, der unterschiedliche kognitive Perspektiven einnehmen kann und sich voll auf die gerade vorliegende Tätigkeit konzentriert. Eine solche aktive Suche nach Neuem lässt sich indes nur schwer mit einem buddhistischen Hintergrund in Verbindung bringen, denn dort ist dieser Aspekt nicht zu finden. Anders als z. B. die «Fähigkeit, aufmerksam und bewusst im gegenwärtigen Moment zu sein», die sich sowohl dort als auch in vielen Fragebögen zur Achtsamkeit findet.

Andere Fragebögen umfassen die emotionale Bewertung der gegenwärtigen Erfahrungen, wie etwa die «Fähigkeit zur Offenheit, Neugierde und Akzeptanz». Es gibt aber auch buddhistisch orientierte Achtsamkeitskonzepte, die bis zu fünf Dimensionen aufweisen wie beispielsweise «Nicht-Reagieren auf innere Erfahrungen», «Eindrücke, Wahrnehmungen und Gefühle bemerken», «bewusst agieren», «mit Worten beschreiben», und «Erfahrungen nicht beurteilen».

Hier wird ziemlich deutlich, dass sich selbst jene Achtsamkeitskonzepte, die sich explizit auf den Buddhismus beziehen, teilweise substanziell voneinander unterscheiden. Und es gibt noch ein anderes Problem mit vielen dieser Achtsamkeitskonzepte: Die Einsicht in die eigene Persönlichkeitsstruktur nimmt über die Zeit hinweg zu, wenn man meditiert. Diese zunehmende Fähigkeit, das eigene Verhalten und Erleben besser wahrzunehmen, kann dazu führen, dass Achtsamkeitswerte erfahrener Meditierender, wie sie mit den oben beschriebenen Fragebögen gemessen werden, niedriger ausfallen können als die von Anfängern.

Im Vergleich zu den relativ vielen Fragebögen zum Messen von Achtsamkeit als überdauernde Persönlichkeitseigenschaft gibt es deutlich weniger Versuche, Achtsamkeit als vorübergehenden Zustand, beispielsweise sofort nach dem Meditieren, zu messen. In einem davon, der *Toronto Mindfulness Scale*, besteht Achtsamkeit aus zwei Komponenten: *Neugierde* und *Dezentrieren*, wobei mit Dezentrieren gemeint ist, dass man eigene Empfindungen und Gedanken distanziert wie ein neutraler Beobachter wahrnimmt und sich mit ihnen nicht identifiziert.

Mehr Variationen existieren bei den Ansätzen, Achtsamkeit als Tätigkeit zu beschreiben. Das haben wir im Grunde schon am Anfang dieses Kastens gesehen: Achtsamkeit als Tätigkeit sollte ja nichts anderes sein als Achtsamkeitsmeditation. Da nahezu alle diese Ansätze Beziehungen zum Buddhismus erwähnen, kann man sich fragen, wie das Achtsamkeitskonzept dort benutzt wird. Achtsamkeit ist eine Übersetzung des Pali-Worts *sati* (Sanskrit: *smriti*), aber es ist nicht die einzige mögliche Übersetzung. Viele buddhistische Gelehrte meinen, dass *sati* tatsächlich eine Tätigkeit bedeute (und keine Persönlichkeitseigenschaft), die zwar mit «achtsam sein», aber auch mit «sich erinnern» übersetzt werden kann. Als relevanteste Quelle hierfür gilt die *Satipatthana Sutta* (Sankrit *Smritiupasthana Sutra*). In dieser Lehrrede behandelt Buddha die vier Grundlagen der Achtsamkeit: die Betrachtung des Körperlichen, der Gefühlszustände (positiv, negativ, neutral), des Bewusstseins und der Bewusstseinsobjekte. Der deutsche Buddhismusforscher und Mönch Anālayo argumentiert, «Betrachtung» solle dabei besser als «Gewahrsein», «Gegenwärtigsein» oder «begleitende Anwesenheit» verstanden werden. Dazu, wie diese vier Grundlagen der Achtsamkeit in Meditationstechniken umgesetzt werden, gibt es viele Empfehlungen, die sich in den unterschiedlichen Formen von Vipassana-Meditation wiederfinden (mehr dazu in Kapitel 3).

Zusammenfassend können wir festhalten, dass in der gegenwärtigen Forschungsliteratur weder Achtsamkeitsmeditation noch Achtsamkeit selbst eindeutig definiert sind. Das kann unter anderem damit zusammenhängen, dass viele Menschen, die an Meditation interessiert sind, sich nicht für den spirituellen Hintergrund interessieren oder dass die «Anbieter» von Meditationskursen möglicherweise fürchten, potenzielle Klienten zu verschrecken, wenn Meditieren zu sehr mit Religion und Spiritualität in Verbindung gebracht wird. Allerdings scheint sich langsam schon wieder eine «Gegenbewegung» zu etablieren, die großes Gewicht auf die im Buddhismus vertretenen ethischen und spirituellen Grundlagen legt.[20]

Praktischer Kontext

Die drei Eingangsbeispiele sollten verdeutlichen, dass in der Praxis spezifische Meditationstechniken kaum längere Zeit von allem getrennt praktiziert werden. In allen religiösen und spirituellen Traditionen ist Meditation, wie wir gerade gesehen haben, eingebettet in Regeln zur Lebensführung, in ethische Richtlinien und Rituale, die bei Meditation in der Gruppe praktiziert werden. Die Einführung in die jeweiligen Schriften spielt ebenfalls eine große Rolle, und manchmal, wie etwa in einigen Schulen des tibetischen Buddhismus und im hinduistischen Advaita Vedanta, ist damit nicht eine intellektuelle Auseinandersetzung gemeint, sondern eher ein meditatives Befassen mit diesen Schriften (was der ursprünglichen lateinischen Bedeutung des Begriffs «Meditation» wieder sehr nahe kommt). In vielen hinduistischen Yoga-Formen sind systematische Körper- und Atemübungen (Asanas und Pranayamas) eine wichtige Ergänzung zu den Meditationstechniken.

Darüber hinaus kann man in der Regel eine bestimmte Meditationstechnik nicht isoliert von anderen betrachten: Nahezu alle bekannten Ansätze zur Meditation kombinieren ja mehrere Techniken. Sehr deutlich wird das in säkularen Formen wie etwa im MBSR-Ansatz (siehe Kasten «Achtsamkeitsmeditation»), in dem zumindest in der Lernphase der Ablauf sehr stark strukturiert und in ein Acht-Wochen-Programm eingebunden ist.

In den traditionellen Ansätzen verfährt man in der Lernphase üblicherweise flexibler: Meist ist es die Aufgabe der Meditationslehrer, die Schüler entsprechend ihren Bedürfnissen anzuleiten. Vor allem in vielen hinduistischen Strömungen ist die Bindung zwischen Lehrer und Schüler sehr eng. Es kann dabei sein, dass Schüler ein und desselben Lehrers ganz unterschiedliche Techniken praktizieren, weil der Lehrer die Eigenheiten und Fortschritte der jeweiligen Schüler berücksichtigt. Zwar ist in der Regel ein bestimmtes

Grundmuster vorgegeben, wie etwa das Alternieren zwischen Geh- und Sitzmeditation im Vipassana-Ansatz nach Mahasi Sayadaw, aber die Lehrer bestimmen beispielsweise, wie schnell die Meditierenden zu komplexeren Formen dieser zwei Techniken wechseln, schlagen zusätzliche Übungen vor oder geben Ratschläge bei Schwierigkeiten. Das Einbeziehen der Persönlichkeit der Meditierenden hat im Theravada-Buddhismus eine lange Tradition.

Es gibt Empfehlungen, die man in mehreren Ansätzen wiederfinden kann, sowohl in Theravada-Ansätzen, im tibetischen Buddhismus als auch gelegentlich im Zen: Man sollte mit Übungen beginnen, die den Geist beruhigen (wie z. B. einige Arten des Achtens auf den Atem) und dann mit solchen Übungen fortfahren, die das «offene Gewahrsein» schulen. Das berühmte *Lampen-Simile* (ein «Simile» ist ein Gleichnis) verdeutlicht dies: Wenn jemand in einer stürmischen Nacht etwas sehen will, muss er dafür sorgen, dass die Kerze in einer Lampe nicht erlischt, etwa, indem man die Klappen der Lampe entsprechend einstellt. Dies wird als Metapher für Shamatha-(Beruhigungs-)Meditation gesehen. Wenn die Flamme der Kerze stabil ist, kann man versuchen, sie immer stärker brennen zu lassen – dies wiederum gilt als Metapher für Vipassana-(Einsichts-)Meditation.

Es ist bislang weitgehend unklar, welchen Einfluss dieser praktische Kontext auf die Wirkung des Meditierens hat, zumal die Persönlichkeit der Meditierenden sich sehr voneinander unterscheiden kann. Vermutlich beruht die Empfehlung, zunächst konzentrative Techniken anzuwenden und dann zu solchen des offenen Gewahrseins zu wechseln, auf den Einsichten erfahrener Meditierender, aber es gibt auch Ansätze, wie manche Schulen des Soto-Zen, in denen die Meditierenden direkt mit Übungen zum offenen Gewahrsein beginnen. Es wäre eine lohnende Aufgabe, die Einflüsse des praktischen Kontexts systematisch zu untersuchen.[21]

Bedürfniskontext

Warum fangen Menschen an zu meditieren? In den traditionellen Ansätzen gibt es auf diese Frage eigentlich nur eine Antwort, wenngleich sie unterschiedlich ausgedrückt wird: «Erleuchtung erreichen», «Befreiung», «die Welt sehen, wie sie wirklich ist», «das reine Bewusstsein erlangen», «mit Gott vereinigt sein», «ewige Glückseligkeit», «Erlösung» – Ihnen fallen bestimmt noch weitere Ausdrücke ein. Es geht somit um etwas, das jenseits profaner Lebensziele liegt oder darum, den tieferen Sinn des Lebens zu finden.

Mittlerweile fangen jedoch viele Menschen an zu meditieren, die etwas völlig anderes erreichen wollen. Sie wenden sich insbesondere den Formen der säkularen Achtsamkeitsmeditation (siehe Kasten) zu, weil sie Leiden verringern möchten. Ziele sind hier «weniger depressiv sein», «weniger ängstlich sein», «seelischen und körperlichen Schmerz besser ertragen können», «die Partnerschaft verbessern», «selbstsicherer werden», «emotional ausgeglichener werden», aber auch «Konzentration verbessern» oder «Leistungsfähigkeit erhöhen» und sogar «länger leben». Wir werden im nächsten Kapitel sehen, dass sich die Meditationsforschung bislang hauptsächlich mit diesen Zielen befasst hat. Das liegt unter anderem sicher daran, dass es nicht leicht ist, Ziele wie «Sinnfindung» oder «Erleuchtung» wissenschaftlich zu untersuchen (ich werde in Kapitel 3 aber argumentieren, dass es im Prinzip möglich ist).

Erstaunlicherweise gibt es bisher kaum systematische Studien dazu, warum jemand überhaupt mit dem Meditieren anfängt und dabei bleibt. Eine umfangreiche Befragung dazu hat vor kurzem Jan Theumer in seiner Masterarbeit durchgeführt. Die wichtigsten Beweggründe lassen sich demnach zusammenfassen als «psychisches Wohlbefinden verbessern», «innere Einkehr», «persönliche

Weiterentwicklung» und «Neugierde». Es scheint also um zwei Dinge zu gehen: Negatives zu verringern und Positives zu erreichen. Bei fortgeschrittenen Meditierenden scheint sich der Fokus dann von der Behebung von Problemen zur Persönlichkeitserweiterung zu verschieben.[22]

Es wäre natürlich ideal, wenn man jemandem, der anfangen möchte zu meditieren, für sein angestrebtes Ziel eine passende Meditationsform oder eine Kombination von Meditationstechniken vorschlagen könnte. Die meisten Interessierten werden wohl selber die richtige Vorauswahl treffen können: Wenn jemand kein Interesse an einem spirituellen Hintergrund hat (oder vielleicht sogar Aversionen dagegen), dann wird er kaum Sufi-Liebes-Meditation oder hinduistische Bhakti-Meditation praktizieren wollen. Bei manchen der beschriebenen Meditationstechniken ist es sicherlich weniger aufwendig, sie ohne den dazugehörigen spirituellen Kontext auszuüben, aber es ist unklar, ob der spirituelle Hintergrund einfach weggelassen werden kann, ohne die Wirkungen der praktizierten Meditationstechniken zu verändern.

Wer hat recht?

Da es so viele unterschiedliche Ansätze und Angebote zur Meditation gibt, fragen Sie sich vielleicht: «Wer hat denn nun recht mit dem, was er oder sie tut?» In der Wissenschaft würde man diese Frage so formulieren: «Welche Theorie erhält das höchste Ausmaß an Unterstützung»? In unserem Fall sollte eine Theorie Folgendes erklären: Warum wirken in einem festgelegten Zusammenhang bestimmte Meditationstechniken (oder Kombinationen von Meditationstechniken)? Welche Wirkungen können erwartet werden und wie entstehen sie? Mit der Frage nach der Verlässlichkeit einer

Theorie stehen wir derzeit wohl vor der größten Schwierigkeit in der Meditationsforschung: Die Forschungsprojekte wurden bislang mit sehr wenig theoretischem Fundament durchgeführt. Ich werde in Kapitel 3 versuchen, die bisherigen theoretischen Ansätze zusammenzufassen, sowohl die in der westlichen Psychologie entwickelten als auch einige maßgebliche Ansätze aus dem Osten.

Bei der Suche nach der «besten» Meditationstheorie spielt das Ziel der Meditation eine entscheidende Rolle. In den traditionellen, spirituell fundierten Ansätzen geht es um andere Ziele als in den säkularen. Bei Letzteren ist die Frage «Wer hat recht?» im Prinzip ziemlich einfach zu beantworten: «der Ansatz, der zu den besten therapeutischen oder leistungsbezogenen Effekten führt». Aber wissen möchte man natürlich trotzdem, wie und warum Meditation wirkt. Wenn es jedoch um die Frage der besten Theorie zur Meditation im traditionellen Sinn geht, also Meditation als «Heilsweg», dann wird eine Antwort darauf deutlich schwieriger. Vermutlich würden einige Vertreter der jeweiligen spirituellen oder religiösen Richtungen sagen: «Ist doch klar, wir haben recht» – aber das wäre eine Antwort, die zumindest gegenwärtig noch auf Glauben basiert und nicht auf wissenschaftlichen Erkenntnissen. Natürlich ist es auch nicht möglich, einfach hinduistische, buddhistische, christliche, islamische, taoistische und jüdische Ansätze gegeneinander testen – es sind schließlich Religionen und keine wissenschaftlichen Theorien.

Allerdings kann man aus Buddhismus und Hinduismus psychologische Theorien herausfiltern, aus denen sich dann überprüfbare Vorhersagen ableiten lassen. Diese sollten meiner Ansicht nach unbedingt empirisch überprüft werden. Nur so wird es langfristig gelingen, die Meditationsforschung auf eine solide theoretische Basis zu stellen. Bevor wir uns in Kapitel 3 mit einigen dieser Ansätze beschäftigen, sehen wir uns im nächsten Kapitel die bisherigen Studienergebnisse zu den Wirkungen von Meditation an.

Kapitel 2:
Was bewirkt Meditation?

In diesem Kapitel erhalten Sie einen Überblick über das, was die Wissenschaft im Moment zu den Wirkungen von Meditation weiß. Damit Sie die Argumente der Meditationsforscher besser nachvollziehen können, versuche ich zu erklären, wie die Wissenschaftler zu ihren Erkenntnissen gelangt sind. Dafür ist es wichtig, die Grundprinzipien der sogenannten *wissenschaftlichen Methode* zu kennen und zu wissen, wie Studien in der Regel geplant, durchgeführt und ausgewertet werden. Gehen Sie ruhig mit einer gewissen Skepsis an die Sache, und sehen Sie sich auch die methodischen Aspekte an.

Sollten Sie sich lediglich einen schnellen Überblick verschaffen wollen oder sind Sie bereits mit der wissenschaftlichen Vorgehensweise vertraut, können Sie die entsprechenden Abschnitte und Kästen einfach überspringen und gleich bei der Zusammenfassung der Ergebnisse weiterlesen.

Vereinzelte Studien zu den Auswirkungen von Meditation gibt es schon lange und zu vielen unterschiedlichen Meditationsansätzen. Auf breiter Basis hat die systematische Meditationsforschung jedoch erst in den 1970er Jahren stattgefunden. Damals begannen Forscher, die selbst die sogenannte *Transzendentale Meditation* (TM) praktizierten und oft an privaten TM-Instituten arbeiteten, die Auswirkungen von TM zu untersuchen.[1] Seit etwa 10 Jahren dominieren Studien über die Auswirkungen von *Achtsamkeitsmeditation* (siehe Kasten in Kapitel 1) die Forschung. Dabei spielten einflussreiche Meditationslehrer eine große Rolle, allen voran der Dalai Lama, der wissenschaftlichen Studien gegenüber sehr aufgeschlossen war und mittlerweile sogar mit einigen Forschern befreundet ist. Der Siegeszug der Achtsamkeitsmeditation in der Wissenschaft lässt sich auch daran erkennen, dass der *American Psychologist,* das Flaggschiff-Journal der weltweit größten Psychologenvereinigung, dem Thema vor kurzem ein ganzes Heft gewidmet hat.[2]

Meditationsforschung ist also längst kein «Orchideenfach» mehr, sondern kann mittlerweile durchaus als Teil der Mainstream-Forschung betrachtet werden: Es sind mehrere tausend Studien dazu publiziert. Abbildung 2.1 stellt die Entwicklung in den letzten 15 Jahren anhand der Anzahl der pro Jahr publizierten Artikel dar.[3] Von 2000 bis 2003 wurden weltweit pro Jahr etwa 150 Artikel zur Meditationsforschung insgesamt publiziert, wovon sich jeweils ein kleiner Anteil mit Achtsamkeitsmeditation und Transzendentaler Meditation befasste. Seit ca. 2003 lässt sich jedoch ein kontinuierlich steigender Trend ablesen, der darauf hindeutet, dass die Forschung in den nächsten Jahren eher noch zunehmen wird. Man sieht in der Abbildung, dass der Anstieg maßgeblich durch die Forschungsarbeiten zur Achtsamkeitsmeditation beeinflusst ist, während sich das Ausmaß der Arbeiten zur Transzendentalen Meditation über die letzten 15 Jahre hinweg kaum verändert hat. Aber auch die Anzahl der Forschungsarbeiten, die nicht diesen beiden Meditationsrichtungen zugerechnet werden können, hat über die Zeit hinweg offensichtlich deutlich zugenommen.[4]

Wie funktioniert Meditationsforschung?

Im Grunde sind alle Meditierenden selbst Meditationsforscherinnen und -forscher. Sie können an sich selbst beobachten, wie sich Meditation auswirkt. Viele von ihnen kommen offensichtlich

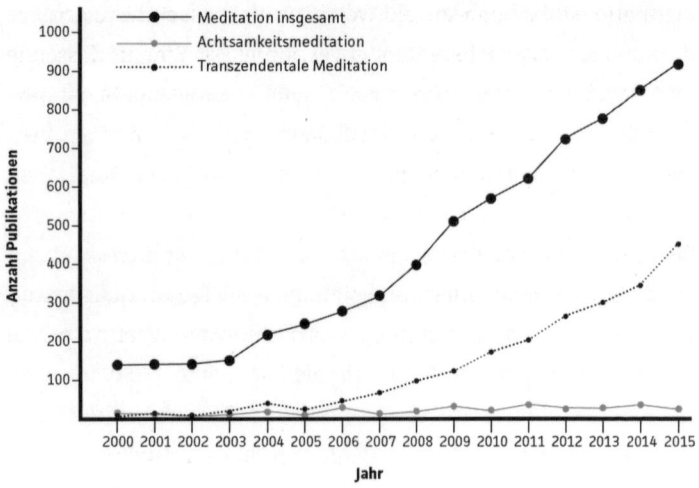

Abbildung 2.1 *Entwicklung der Meditationsforschung (Anzahl publizierter Artikel pro Jahr) seit dem Jahr 2000.*

zu dem Schluss, dass sich das Meditieren lohnt, denn sonst würden sie sie nicht über viele Monate oder Jahre hinweg betreiben. Oder ist die positive Wirkung nur eingebildet? Ich bin fest davon überzeugt, dass Meditation wirkt – sonst hätte ich dieses Buch nie geschrieben. Aber Menschen halten manchmal auch an Meinungen fest, obwohl es Indizien oder sogar Beweise gibt, dass diese Meinung falsch ist. Denken Sie nur an Menschen, die überzeugt sind, dass die Evolution nie stattgefunden hat oder der Partner im Haushalt erheblich weniger leistet als man selbst, obwohl die erhältlichen Informationen und Belege deutlich dagegen sprechen.[5]

Die Aufgabe der Wissenschaft ist es deswegen, kritisch zu überprüfen, ob Vermutungen oder Hypothesen wie «Meditation wirkt!» tatsächlich stimmen. Im Idealfall werden solche Vermutungen und Hypothesen aus einer Theorie abgeleitet. Es gibt in der

Meditationsforschung sowohl westliche als auch östliche Ansätze dazu, denen das nächste Kapitel gewidmet ist. Eine umfassende und von allen akzeptierte Theorie, wie und warum Meditation wirkt, existiert allerdings bisher noch nicht. Trotzdem liefern die vielen vorhandenen Studien ein gutes Bild davon, was Meditation bewirken kann. Bevor ich die bisherigen Ergebnisse zusammenfasse, werde ich versuchen, gewissermaßen im Vorbeigehen, Ihnen einige grundlegende Ideen und Methoden der Wissenschaft nahezubringen. Ich bin der Meinung, dass das notwendig ist, damit Sie sich eine eigenständige Meinung bilden können.[6]

Dazu beschreibe ich zunächst fünf Meditationsstudien und erläutere anschließend einige ihrer Merkmale. Es wäre ein hoffnungsloses Unterfangen, die Ergebnisse aus den Tausenden von Studien zur Wirkung von Meditation hier einzeln zu behandeln. Deshalb greife ich auf sogenannte *Metaanalysen* zurück. Was sich dahinter verbirgt und wie man solche Metaanalysen interpretieren kann, erkläre ich im Folgenden.[7]

Beispielstudie 1:

Hat Transzendentale Meditation (TM) Auswirkungen auf die Persönlichkeit?

Hierbei handelt es sich um eine Studie aus der Frühzeit der systematischen Meditationswirkungsforschung. Die Teilnehmer waren Mitglieder der *Students' International Meditation Society,* der studentischen Organisation der TM-Bewegung an der University of Rochester und dem State University College at Brockport in den USA. 15 erfahrene studentische Meditierende (mit einer durchschnittlichen Meditationserfahrung von knapp zwei Jahren) wurden mit 21 Studierenden verglichen, kurz bevor diese ihre erste Einführung in TM bekamen. Die Haupttechnik von TM ist die Wiederholung eines individuell zugeteilten Mantras (siehe Kapitel 1). Üblicherweise wird die Mantra-Meditation zweimal am Tag für jeweils 20 Minuten praktiziert. Beide Gruppen füllten drei etablierte psychologische Fragebögen zu unterschiedlichen Persönlichkeitsaspekten aus. Ein Fragebogen befasste sich mit allgemeiner Ängstlichkeit, ein anderer mit dem sogenannten *Locus of Control* (manchmal übersetzt als «Kontrollüberzeugung», aber häufig im Deutschen so belassen) und ein dritter mit Selbstverwirklichung. Die Persönlichkeitseigenschaft Locus of Control ist ein Maß dafür, wie sehr Menschen glauben, Kontrolle über ihr Leben zu haben, d. h. ihr Leben durch eigenes Handeln beeinflussen zu können. Das Gegenteil von hoher Kontrolle wäre die starke Abhängigkeit von Schicksal, Zufall oder anderen Personen. Selbstverwirklichung wurde in der Studie als die Fähigkeit aufgefasst, gut mit seiner Zeit umzugehen, spontan zu sein, sich anzunehmen oder zu intimen Kontakten fähig zu sein. Die Mittelwerte in allen drei Aspekten der Persönlichkeit unterschieden sich deutlich voneinander: Die erfahrenen Meditierenden gaben an, weniger ängstlich und weniger von äußeren Ereignissen und anderen Menschen abhängig zu sein und außerdem ein höheres Ausmaß an Selbstverwirklichung zu verspüren.

Beispielstudie 2:
Hilft Achtsamkeitsmeditation gegen Stress und fördert sie positive Gedanken?

Stellen Sie sich vor, Sie studieren Medizin an der University of Arizona und sehen beim Mittagessen einen Flyer auf dem Tisch liegen, mit dem Teilnehmer für eine Studie zur Stressreduktion gesucht werden. Sie lesen, dass die Teilnahme nur sinnvoll ist, wenn Sie sich tatsächlich gestresst fühlen. Sie müssen auch bereit sein, sich per Los zu einer von drei Versuchsbedingungen zuordnen zu lassen: eine Gruppe meditiert, eine praktiziert Entspannungsübungen und eine «Kontrollgruppe» erhält ihr Training erst später.

Außerdem müssen Sie mehrere Fragebögen ausfüllen und, wenn Sie in die Meditations- oder die Entspannungsgruppe gelost werden, wöchentlich zu einem Treffen kommen und einen eintägigen Kurs absolvieren.

Nehmen wir an, Sie haben sich entschlossen, teilzunehmen und kommen in die Meditationsgruppe. 10 Tage vor dem ersten Trainingstreffen füllen Sie einige Fragebögen aus, in denen Sie unter anderem angeben, wie stark Sie sich im Moment gestresst fühlen und wie positiv Ihre gegenwärtigen Einstellungen gegenüber verschiedenen Aspekten des täglichen Lebens sind. Außerdem werden Sie danach gefragt, wie stark Sie dazu neigen, bei negativen Gedanken zu verharren, wenn Sie sich nicht gut fühlen.

Das Meditationstraining besteht aus vier anderthalbstündigen Trainingstreffen im Abstand von je einer Woche und einem sechsstündigen Retreat am Wochenende zwischen dem dritten und vierten Treffen. In jedem der vier Treffen und in dem Retreat stellen MBSR-(Mindfulness-Based Stress Reduction-)Trainer Ihnen eine oder mehrere Techniken aus dem von Jon Kabat-Zinn entwickelten Programm vor. Das sind Body Scan, Sitzmeditation, Yoga-Dehnübungen, Gehmeditation und Liebende-Güte-Meditation (siehe Kapitel 1, insbesondere den Kasten «Achtsamkeitsmeditation»). Sie erhalten zusätzlich Tonträger und schriftliche Anweisungen sowie «Hausaufgaben» für Ihre täglichen Meditationsübungen zu Hause. Bei jedem Treffen füllen Sie die Fragebögen zum Stressempfinden und zu Ihren positiven Einstellungen aus und am Ende des Trainings noch einmal den Fragebogen zu den negativen Gedanken.

Ähnlich verlief die Studie auch für die Entspannungsgruppe. Dort wurden die Teilnehmer in den vier wöchentlichen Treffen und im Retreat von geprüften Trainern in Techniken des Autogenen Trainings und der Progressiven Muskelentspannung geschult. Sie erhielten ebenfalls Tonträger und schriftliche Anweisungen für ihre Übungen zu Hause. Die Teilnehmer in der Kontrollgruppe – wie in den beiden Trainingsgruppen waren es Studierende in den Fächern Medizin, Krankenpflege und Gesundheitswissenschaften – füllten die gleichen Fragebögen aus wie die der anderen beiden Gruppen. Nach Ablauf der eigentlichen Studie konnten sie wählen, ob sie nun selbst an dem Meditations- oder dem Entspannungstraining teilnehmen wollten.

Ein Vergleich der Mittelwerte für die Ergebnisse in den drei Fragebögen ergab, dass beide Trainingsgruppen weniger Stress empfanden als die Kontrollgruppe, über positivere Einstellungen verfügten und weniger hartnäckige negative Gedanken hatten. Dabei waren die Effekte für die Meditationsgruppe jedoch tendenziell größer. Insbesondere hatten die Meditierenden in dieser kurzen Zeit deutlich besser gelernt, mit negativen Gedanken umzugehen als die Teilnehmer in der Entspannungsgruppe.

Beispielstudie 3:
Hilft Achtsamkeitsmeditation bei Diabetes?

«Sie sind Typ-2 Diabetiker und wollen dauerhaft Ihr Gewicht reduzieren und Ihren Blutzuckerspiegel kontrollieren?» So oder so ähnlich könnte der Aufruf an potenzielle Teilnehmer für diese Studie in Columbus, Ohio, USA gelautet haben. Um Interessenten wurde in Arztpraxen, in lokalen Radiosendern und mit Hilfe von in der Stadt verteilten Flyern geworben. Gesucht wurden übergewichtige Typ-2-Diabetiker im Alter zwischen 35 und 65 Jahren mit einem BMI (Body Mass Index) von 27 oder mehr, die jedoch keine Insulintherapie benötigten. Die Teilnehmer wurden zufällig auf zwei Trainingsgruppen verteilt, die über drei Monate hinweg entweder Achtsamkeitsmeditation oder ein eigens für Diabetiker ausgearbeitetes Verhaltensprogramm praktizierten. Zum Training gehörten jeweils zehn Gruppentreffen in diesem Zeitraum.

Die Achtsamkeitsmeditation bestand aus geleiteten Meditationen, die sich auf die Erfahrungen und Gefühle beim Essen bezogen. So sollten die Teilnehmer beispielsweise lernen, die Impulse für körperlichen und emotionalen Hunger besser zu unterscheiden, sozialen Druck zum Essen zu erkennen und stärker auf die Auswahl von Nahrungsmitteln zu achten. Alle Teilnehmer wurden dazu angehalten, Mini-Meditationsübungen vor ihren Mahlzeiten durchzuführen (Achten auf Atem, Hunger und eventuellen sozialen Druck zum Essen). Zusätzlich erhielten sie für ihre tägliche Praxis zu Hause (sechs Tage pro Woche) zwei Übungs-CDs, Informationen zu Diabetes und allgemeine Ernährungshinweise. Außerdem wurden sie angehalten, sich körperlich zu betätigen und Bewegungen achtsam durchzuführen. Es gab jedoch keine spezifischen Ratschläge für Diäten.

Anders war das in dem Verhaltensprogramm. Dort wurden neben Informationen zu Diabetes genaue Ernährungshinweise bis hin zur Berechnung der benötigten Kalorienmenge gegeben, und die Teilnehmer erhielten individuelle Zielvorgaben zur Aufnahme von Kohlehydraten und Fetten. In den Gruppentreffen wurde diskutiert, wie gut die Ziele aus dem letzten Treffen erreicht worden und welche Probleme aufgetreten waren. Zudem machten die Teilnehmer in den meisten Treffen einen gemeinsamen Spaziergang.

In beiden Gruppen waren die Ergebnisse nach drei Monaten Training und in späteren Messungen, die jeweils einen Monat und drei Monate nach Beendigung der Trainings durchgeführt wurden, positiv: die Teilnehmerinnen und Teilnehmer hatten ihr Gewicht merklich reduziert und ihren Blutzucker besser unter Kontrolle. Allerdings waren die Effekte in der Gruppe, die das eigens für Diabetiker ausgearbeitete Verhaltensprogramm trainiert hatte, tendenziell stärker als in der Achtsamkeitsgruppe.

Beispielstudie 4:
Verändert Vipassana-Meditation die Gehirnstruktur?

Einige von Ihnen haben sicher schon Bekanntschaft mit der Magnetresonanztomographie (MRT) gemacht, vielleicht, als es darum ging, die Ursachen für Ihre Rückenschmerzen herauszufinden: Sie geben alle metallenen Gegenstände ab, setzen sich einen schalldämmenden Kopfhörer auf und legen sich auf eine Liege, auf der Sie dann in eine «Röhre» geschoben werden. Dort wird es dann trotz des Kopfhörers ziemlich laut, denn die Magneten im Mantel der Röhre erzeugen beim Ein- und Ausschalten ohrenbetäubende Geräusche. Im starken Magnetfeld werden die Wasserstoffatome im Körper mit Hilfe von Funkwellen zur «Resonanz» gebracht. Das Ergebnis kann dann in dreidimensionalen Abbildungen der Körperstrukturen sichtbar gemacht werden (siehe Kasten «MRT und fMRT» in diesem Kapitel). Ziel dieser Studie war es, herauszufinden, ob, und wenn ja, an welchen Stellen im Gehirn erfahrene Meditierende mehr graue Substanz haben als Nichtmeditierende. Die graue Gehirnsubstanz, so genannt, weil es auch eine hellere «weiße» gibt (mehr dazu weiter unten), wird mit Informationsverarbeitung und Denken in Verbindung gebracht. Wenn also Meditierende mehr graue Substanz haben, könnte das darauf hindeuten, dass das Meditieren ihre Gehirnstruktur auf positive Weise verändert hat.

Verglichen wurden in dieser Studie die Gehirnstrukturen von 20 erfahrenen Vipassana-Meditierenden und einer gleich großen Kontrollgruppe. Beide Gruppen hatten einen vergleichbaren Anteil an Männern und Frauen, Links- und Rechtshändern, ein ähnliches Durchschnittsalter (etwa 34 Jahre in beiden Gruppen) und eine vergleichbare Ausbildung. Die Vipassana-Meditation nach Satya Narayan Goenka (gest. 2013), wie sie die Teilnehmer der Studie praktizierten, besteht hauptsächlich darin, Körperempfindungen, Gefühle und Gedanken zu beobachten.

Eine Art, sich die Körperempfindungen bewusst zu machen, besteht darin, den Körper systematisch von der Fontanelle bis zu den Zehenspitzen «durchzuscannen» (Body Scan). Die Meditierenden hatten im Durchschnitt schon fast neun Jahre regelmäßig meditiert, während in der Kontrollgruppe keiner jemals meditiert hatte. Tatsächlich fand sich bei den Meditierenden mehr graue Substanz an drei Stellen im Gehirn, die in der Forschungsliteratur mit höherem Körperbewusstsein in Verbindung gebracht werden. Bei einer dieser Regionen hing die Menge der grauen Substanz deutlich mit dem Ausmaß der Meditationserfahrung zusammen.

Beispielstudie 5:
Wie wirkt sich Liebende-Güte-Meditation auf die Gehirntätigkeit aus?

Auch in dieser Studie wurde die Magnetresonanztomographie als Messmethode angewandt, allerdings in einer dynamischen Form, der sogenannten *funktionellen* Magnetresonanztomographie (fMRT, siehe Kasten «MRT und fMRT»). Diese Methode erlaubt es, kurzzeitige Aktivierungen im Gehirn nachzuverfolgen. Aktivierungen können mit der Bearbeitung bestimmter, meist relativ einfacher Aufgaben in Verbindung gebracht werden, die die Personen im Scanner bearbeiten.

Die Studie wurde als Training zum Reduzieren negativer Emotionen beworben; teilnehmen konnte, wer 18–45 Jahre alt und Rechtshänder war, keine psychiatrische Diagnose hatte und bisher weder Erfahrungen mit Meditation noch mit kognitiver Verhaltenstherapie gesammelt hatte. Die Teilnehmer, die im Durchschnitt etwa 22 Jahre alt waren, wurden nach dem Zufallsprinzip in zwei Gruppen eingeteilt. Eine der Gruppen lernte Liebende-Güte-Meditation (siehe Kapitel 1) und die andere ein kognitiv-verhaltenstherapeutisches Training zur Neubewertung negativer Erfahrungen. Alle Teilnehmer erhielten Audiodateien, mit denen sie täglich über zwei Wochen hinweg trainieren sollten.

Für die fMRT-Messungen sahen die Teilnehmer Bilder von Menschen in Situationen, die mit hoher Verlässlichkeit negative Emotionen auslösen. Sie wurden aufgefordert, die jeweils gelernte Methode anzuwenden. In der Liebende-Güte-Gruppe sollten sie beispielsweise den Satz «Mögest du frei von Leiden sein, mögest du froh und glücklich sein» wiederholen, und in der Neubewertungs-Gruppe sollten die Teilnehmer das, was sie auf den Bildern sahen, positiv (um-)interpretieren. Analysiert wurden die Unterschiede zwischen den fMRT-Messungen vor und nach dem zweiwöchigen Training. Nur in der Liebenden-Güte-Gruppe zeigten sich Zuwächse in der Gehirnaktivität und zwar an Stellen, die üblicherweise mit sozialer Sensitivität und mit dem Regulieren von Emotionen in Verbindung gebracht werden. Die Veränderungen in den Gehirnaktivitäten stimmten mit den Ergebnissen in einem «Spiel» überein, in dem die Teilnehmer Geld verteilen konnten: Personen mit stärkeren Veränderungen in den Gehirnaktivitäten verteilten mehr Geld.

Einige Prinzipien (nicht nur) der Meditationsforschung

Diese fünf Studien decken nur einen kleinen Teil der Meditationsforschung ab. Sie illustrieren jedoch deren Vielfältigkeit und machen einige wichtige Aspekte der wissenschaftlichen Herangehensweise an die Frage «Wirkt Meditation?» deutlich. In allen Studien wurden Gruppen miteinander verglichen: eine Meditationsgruppe und eine oder zwei Kontrollgruppen. Das müsste nicht unbedingt so sein – man könnte auch Einzelpersonen untersuchen. Dennoch wurde es hier so gemacht, um allgemeingültigere Aussagen treffen zu können. In den Kontrollgruppen erhielten die Teilnehmer kein Meditationstraining und mussten entweder nichts Bestimmtes tun (wie in den Beispielstudien 1, 4 und 5 und in einer Gruppe der Beispielstudie 2), oder sie erhielten eine andere Art von Training oder Intervention (wie das Entspannungstraining in Beispielstudie 2 oder das Diättraining für Diabetiker in Beispielstudie 3). Kontrollgruppen, in denen solche spezifische Trainings durchgeführt werden, werden häufig als «aktive Kontrollgruppen» bezeichnet. Ist eine solche Kontrollgruppe nicht ein unnötiger Zusatzaufwand? Man hätte ja beispielsweise in der Studie mit den Diabetikern einfach deren Gewicht messen, dann das Meditationstraining durchführen und danach wieder das Gewicht messen können. Wenn sich das Gewicht nach dem Trainingszeitraum deutlich reduziert hätte und es in den Nachmessungen nicht mehr gestiegen wäre, ließe sich doch annehmen, dass das Meditieren die Ursache für die Gewichtsreduktion war, oder? Könnte sein. Könnte aber auch nicht sein. Vielleicht waren die Teilnehmer an dem Training schon allein dadurch, dass sie sich regelmäßig in einer Gruppe trafen, stärker motiviert, auf ihr Gewicht zu achten? Vielleicht hat sich die zusätzliche Bewegung im Zusammenhang mit der Notwendigkeit, zu den Treffen zu gehen, positiv auf Gewicht und Blutzucker ausgewirkt? Das ließe sich im Nachhinein nicht herausfinden.

Um zu überprüfen, ob das Meditieren die Ursache für die positiven Veränderungen war, musste eine Vergleichsgruppe her, deren Mitglieder alles genauso gemacht haben wie die Meditierenden – außer eben zu meditieren. Wenn dann die Gruppe der Meditierenden besser abschneidet, ist die einzig plausible Erklärung dafür die Meditation.

In der Beispielstudie 3 war die Kontrollgruppe eine aktive, mit der Meditationsgruppe vergleichbare Kontrollgruppe: statt zu meditieren lernten die Teilnehmer allerdings, ihren Kalorienverbrauch zu regulieren. In dieser Studie stellte sich jedoch heraus, dass Meditieren *nicht* besser wirkte als das Diättraining. Ein wichtiges Prinzip der Meditationsforschung (und im Grunde jeder Forschung, bei der Gruppenvergleiche gemacht werden) ist:

Eine Kontrollgruppe ist unbedingt notwendig, um Ursache-Wirkungs-Schlüsse ziehen zu können.

In den meisten der Studien zur Auswirkung von Meditation wurden bisher Kontrollgruppen eingesetzt, die sich zwar wie die Meditationsgruppen regelmäßig getroffen haben, die aber zu der Zeit kein spezielles Training durchführten, sondern beispielsweise einfach zusammensaßen und diskutierten: Man spricht dann von *unspezifischen* aktiven Kontrollgruppen. Neuerdings bemühen sich viele Forscher aber darum, *spezifische* aktive Kontrollgruppen einzubeziehen (wie in den Beispielstudien 2 und 5), weil die Ergebnisse besser vergleichbar werden. Wenn dann trotzdem Meditieren stärkere Wirkungen hat als beispielsweise ein Entspannungstraining, kann man eher schließen, dass die Meditation tatsächlich die Ursache dessen ist. Bei der Darstellung der Ergebnisse weiter unten werden Sie sehen, dass die Art der Kontrollgruppe einen Unterschied in der Stärke der Effekte bewirkt. Ein zweites wichtiges Prinzip der Forschung ist:

Eine Kontrollgruppe soll der Meditationsgruppe hinsichtlich dessen, was die Studienteilnehmer tun, so ähnlich wie möglich sein.

Es gab noch einen Unterschied in den fünf Beispielstudien. In den Studien 2, 3 und 5 wurden die Teilnehmer zufällig den Gruppen zugewiesen und in den Studien 1 und 4 nicht. Dass man die Studienteilnehmer in der Kontrollgruppe danach aussuchen sollte, wie ähnlich sie denen in der Meditationsgruppe sind, wie etwa in der Beispielstudie 4, leuchtet unmittelbar ein. Welchen Vorteil hat jedoch die Zufallszuteilung? Stellen wir uns einmal vor, bei einem Forscher hätten sich 100 Studienteilnehmer gemeldet. Wenn er die nun zufällig auf eine Meditations- und eine Kontrollgruppe verteilt, dann werden diese beiden Gruppen im Durchschnitt ungefähr gleich alt sein und das Geschlechterverhältnis wird ungefähr gleich sein, rein durch den Zufall. Das ließe sich natürlich mit einer systematischen Zuweisung auch gut hinbekommen. Was damit vermutlich nicht gut erreichbar wäre, ist jedoch die Vergleichbarkeit hinsichtlich anderer Persönlichkeitsmerkmale wie Intelligenz, Motivation, sozialer Herkunft, besonderer Lebenserfahrungen und weiterer Merkmale, an die der Forscher überhaupt nicht gedacht hat, die aber möglicherweise das Ergebnis der Studie entscheidend beeinflussen könnten. Die Zufallszuteilung erledigt das ohne zusätzlichen Aufwand. Zufallsaufteilung ist jedoch nicht immer möglich oder sinnvoll, so wie in den Beispielstudien 1 und 4, wo man ja gerade erfahrene Meditierende mit Novizen vergleichen wollte. In den anderen Fällen sollte man aber versuchen, sie einzusetzen. Ein drittes Prinzip der Forschung ist also:

Eine Kontrollgruppe soll der Meditationsgruppe hinsichtlich aller relevanten Persönlichkeitsmerkmale so ähnlich wie möglich sein. Im Idealfall wird das durch eine Zufallsaufteilung der Versuchsteilnehmer erzielt.[8]

Ein weiterer Unterschied zwischen den fünf Beispielstudien besteht darin, wie und wann die Wirkungen von Meditation gemessen wurden. In der ersten Beispielstudie mussten die Teilnehmer Fragebögen zu Persönlichkeitseigenschaften ausfüllen, und in der zweiten solche zu gegenwärtigen Emotionen und Einstellungen.[9] Die dritte Beispielstudie maß Gewicht und Blutzucker und die vierte und fünfte Studie die Reaktion von Wasserstoffatomen im Gehirn auf Funkwellen in einem starken magnetischen Feld. Sehr wichtig bei der Messung von Wirkungen ist der Zeitpunkt. In den meisten Fällen dürfte es einen deutlichen Unterschied geben, ob die Messung während oder unmittelbar nach dem Meditieren erfolgt, bzw. in welchem Zeitabstand davor oder danach. Es könnte beispielsweise sein, dass kurz nach der Meditation das Verlangen nach Süßigkeiten sehr stark abnimmt, es jedoch eine Stunde später umso stärker zurückkommt. Meditation führte dann nicht zu einer Gewichtsreduktion, obwohl es einen kurzfristigen Effekt (= weniger Appetit auf Süßes) gibt.

In anderen Fällen wiederum, wie etwa in Beispielstudie 5, kann es durchaus interessant sein, etwas über die unmittelbaren Wirkungen von Meditation zu erfahren. Es leuchtet also ein, dass man das Wie und Wann von Messungen unbedingt berücksichtigen sollte und die Messwerte nicht in einen Topf werfen darf. Somit ist ein viertes Prinzip der Forschung:

Ergebnisse aus mehreren Studien können nur zusammengefasst werden, wenn die Messverfahren vergleichbar sind.

Und noch ein letzter Punkt, in dem sich die fünf Beispielstudien unterscheiden: Die Teilnehmer kamen aus unterschiedlichen Bevölkerungsgruppen, in der Wissenschaft *Populationen* genannt. In der Beispielstudie 1 waren das Studierende aus den USA ohne genauere Fächerangabe, in der Beispielstudie 2 handelte es sich ebenfalls um Studierende aus den USA, aber nur solche aus den Fächern Medizin, Krankenpflege und Gesundheitswissenschaften. In der Beispielstudie 4 waren die meisten Teilnehmer offensichtlich keine Studierenden mehr – das Durchschnittsalter lag bei ca. 34 Jahren – und sie kamen aus Deutschland. Mehr ist in dem entsprechenden Artikel nicht angegeben. Auch über die Herkunft der Teilnehmer in Studie 5 kann man nur spekulieren. Allerdings ist die Annahme berechtigt, dass es sich bei den Teilnehmern in den Studien 1, 2, 4 und 5 um Gesunde handelte. Das war bei den Teilnehmern aus Beispielstudie 3 nicht der Fall – die litten alle an Diabetes und Adipositas. Es würde natürlich keinen Sinn ergeben, Schlussfolgerungen aus einer dieser Studien einfach auf alle möglichen Populationen zu übertragen. Wenn Meditation bei Gesunden wirkt, muss sie nicht bei Kranken wirken und umgekehrt. Das fünfte Prinzip lautet daher:

Studienergebnisse können nur auf die Population verallgemeinert werden, aus der die Teilnehmer stammen.[10]

In der Frühzeit der Meditationsforschung wurden leider viele Studien ohne Kontrollgruppen durchgeführt und dennoch in wissenschaftlichen Fachzeitschriften publiziert. Diese Studien mit eingeschränkter Aussagekraft bleiben Ihnen im Folgenden erspart: Sie erfahren nur die Ergebnisse der restlichen, methodisch brauchbaren Untersuchungen. Das wird hauptsächlich dadurch geschehen, dass ich Ihnen Resultate aus zusammenfassenden Studien, sogenannten *Metaanalysen*, präsentiere.

Ein Grund, warum Studien zur Meditationsforschung zusammengefasst werden sollten, ist offensichtlich: Es sind einfach zu viele, um sie einzeln zu behandeln. Noch wichtiger ist aber: Die Ergebnisse jeder Einzelstudie sind immer durch die Personen beeinflusst, die an der Studie teilnehmen. Wenn diese Stichprobe zufällig aus der Population gezogen wird, kann man das Ergebnis der Studie im Prinzip wieder auf die Population verallgemeinern. Allerdings kann der Zufall auch sehr untypische Stichproben erzeugen. Eine Population könnte beispielsweise sein «alle deutschen Studierenden mit Interesse an Meditation». In einer daraus zufällig ausgewählten Stichprobe könnten sich viele Studienteilnehmer befinden, die überhaupt keine Probleme haben, längere Zeit in einer Meditationsstellung zu sitzen – in einer anderen jedoch zahlreiche Teilnehmer, die große Probleme damit haben.

Das würde sicherlich die Ergebnisse der jeweiligen Studien beeinflussen. Eine solche Variation in den Stichproben tritt natürlich
auch dann auf, wenn es sich nicht um Zufallsstichproben handelt. Oft haben sich Studienteilnehmer auf Flyer, eine Internet-
oder Zeitungsannonce hin gemeldet, interessieren sich also vermutlich bereits für Meditation. Deswegen ist das Ergebnis jeder
Einzelstudie prinzipiell mit Vorsicht zu genießen. Hier setzt die
Metaanalyse an: Sie legt den Durchschnittswert aller Ergebnisse
vergleichbarer Studien zugrunde, um einen Hinweis auf den
«wahren» Populationswert zu bekommen (siehe Kasten «Grundidee der Metaanalyse»).

Grundidee der Metaanalyse

Lassen Sie uns ein Gedankenexperiment durchführen: Um die
Grundidee der Metaanalyse zu illustrieren, tun wir, als ob wir
schon wüssten, was wir eigentlich mit Hilfe wissenschaftli-
cher Studien erst herausfinden wollen. Nehmen wir also an,
der tatsächliche Anteil von Personen aus einer bestimmten
Population, die von einer spezifischen Meditationsart profitieren, liegt bei 80 %. Abbildung 2.2 (Urne oben links) illustriert diese Annahme: 8 von 10 Personen profitieren (8 mal «+»)
und 2 nicht (2 mal «-»).Wir hätten auch 800 und 200 Kugeln in
die «Populations-Urne» legen können: Ob man aus einer Urne
mit 10 «Personen» *mit* Zurücklegen oder aus einer mit unend-
lich vielen Personen *ohne* Zurücklegen zieht, macht keinen
Unterschied, wenn sich der wahre Anteil in der Urne (die die
Population enthält) nicht ändert.

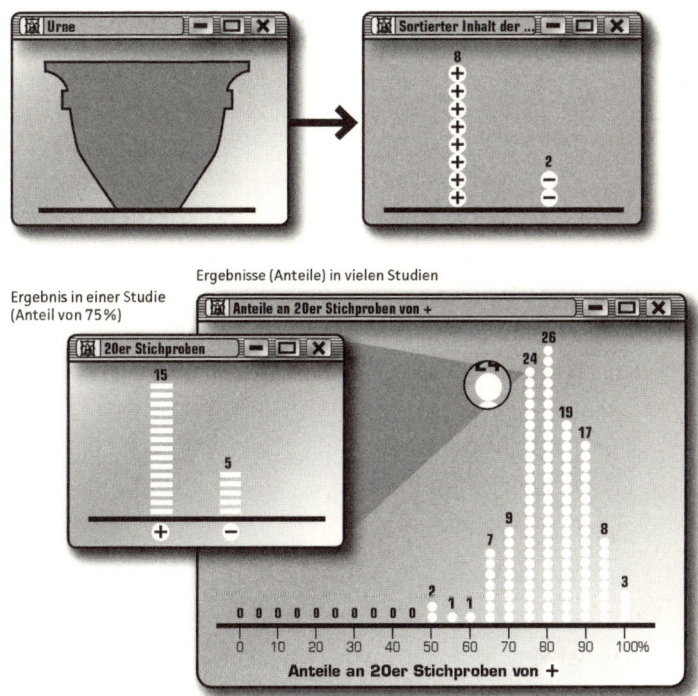

Abbildung 2.2 *Illustration des Prinzips der Metaanalyse mit Anteilen.*

Der untere Teil von Abbildung 2.2 illustriert, was passiert, wenn aus dieser (hypothetischen) Population Zufallsstichproben gezogen werden. Nehmen wir an, wir ziehen eine Stichprobe von 20 Personen (links unten in der Abbildung). Dabei gehen wir so vor: Wir «ziehen» eine Person aus der Urne, prüfen, ob sie vom Meditieren profitiert oder nicht und zeichnen das auf. Wenn sie profitiert, legen wir eine Scheibe über die Kugel mit dem «+» und wenn nicht, eine über die

75

Kugel mit dem «-». Wir «legen» die Person danach immer wieder in die Urne zurück, damit der Populationsanteil (80 % profitieren) gleich bleibt.[11]

Ein mögliches Ergebnis für eine Zufallsstichprobe aus 20 Personen ist, dass 15 von 20 oder 75 % vom Meditieren profitieren (wie in der Abbildung). Wird eine solche Studie, jeweils mit einer Stichprobe von 20 Personen, sehr oft durchgeführt und jedes Mal der Anteil der Personen aufgezeichnet, die von der Meditation profitieren, erhält man eine Verteilung dieser Anteile wie die rechts unten in Abbildung 2.2. Einige sind recht untypisch wie etwa die beiden Stichproben, in denen nur 50 % der Teilnehmer profitiert haben, oder die drei Stichproben, in denen alle Teilnehmer profitiert haben. Tatsächlich sind die meisten Anteile in den Zufallsstichproben generell dicht am wahren Wert von 80 % (den wir in diesem Beispiel vorher festgelegt haben). Das ist auch der Wert, der in der abgebildeten Simulation am häufigsten gefunden wurde (in 26 Studien). Wenn wir nun nicht wüssten, was der wahre Wert ist, und ihn schätzen müssten, wäre 80 % eine ausgezeichnete Schätzung. In einer Metaanalyse ergibt sich immer eine Verteilung von Werten wie die in Abbildung 2.2 rechts unten, weil man aus jeder Studie einen Wert erhält. Und wenn alles gut geklappt hat, ist der Mittelwert dieser Werte eine präzise Schätzung für den Populationswert.

In dem Beispiel im Kasten «Grundidee der Metaanalyse» ist der Populationswert, der geschätzt werden soll, ein Anteil. Anteile werden vereinzelt in Meditationsstudien ermittelt, aber meist sind die Werte, die man schätzen möchte, Mittelwerte und vor allem Mittelwertsunterschiede. In unseren fünf Beispielstudien waren das Unterschiede zwischen den Mittelwerten von Meditierenden und denen von Nicht-Meditierenden in Persönlichkeitstests, in Einstellungseinschätzungen, im Gewicht oder in den Ergebnissen der Magnetresonanztomographie.

Nun gibt es allerdings oft mehrere Möglichkeiten, Messungen durchzuführen. Manchmal haben Persönlichkeitstests einen Mittelwert von 100, manchmal von 50, Skalen zur Messung von Einstellungen können von 1 bis 4 gehen oder von 0 bis 10, und das Gewicht könnte beispielsweise in Kilogramm oder in englischen Pfund gemessen werden. Solche Werte sind natürlich nicht direkt miteinander vergleichbar, sodass aus ihnen keine sinnvoll vergleichbaren Mittelwertsunterschiede berechnet werden können. Es gibt jedoch eine relative einfache Lösung für dieses Problem: sogenannte *Effektgrößen*. Diese Effektgrößen sind standardisiert (siehe Kasten «Effektgrößen und Metaanalyse»), und so können wir mit ihrer Hilfe den Mittelwert aller Effektgrößen aus den betreffenden Studien berechnen.

Effektgrößen und Metaanalyse

Die Effekte in der bisherigen Meditationsforschung lassen sich in den meisten Fällen als Unterschiede zwischen zwei Gruppen betrachten: einer Meditationsgruppe und einer Kontrollgruppe. Meist werden typische Werte in diesen beiden Gruppen, in der Regel die (arithmetischen) Mittelwerte verglichen. Betrachten wir als Beispiel zwei sehr kleine hypothetische Gruppen: jeweils drei Personen in der Meditations- und der Kontrollgruppe. Nehmen wir an, die Studienteilnehmer haben einen Konzentrationstest bearbeitet, bei dem innerhalb einer bestimmten Zeit maximal 10 Aufgaben richtig gelöst werden können. In der Meditationsgruppe haben die drei Teilnehmer 5, 6 und 7 Aufgaben richtig gelöst und in der Kontrollgruppe waren es 3, 4, und 5 richtige Lösungen. Wir könnten nun einfach die Mittelwerte vergleichen: Mit einem arithmetischen Mittel von 6 kann sich die Meditationsgruppe besser konzentrieren als die Kontrollgruppe mit einem Mittel von 4. Jetzt nehmen wir einmal an, die Werte in der Meditationsgruppe wären 2, 6 und 10 und die in der Kontrollgruppe 0, 4 und 8. Wieder hätten wir Mittelwerte von 6 für die Meditationsgruppe und 4 für die Kontrollgruppe, aber es ist klar, dass sich die zwei Gruppen nicht mehr so deutlich voneinander unterscheiden, weil die Werte innerhalb der Gruppen stärker variieren. Eine aussagekräftige Effektgröße sollte deshalb die Variation der Werte innerhalb einer Gruppe mit berücksichtigen. Wie aber misst man die Variation? Eine einfache Möglichkeit scheint darin zu bestehen, die Abstände aller Werte vom Mittelwert zu bestimmen und dann davon wiederum den Durchschnitt zu bilden. Leider ist das Resultat dann immer 0. Deswegen wird üblicherweise anders vorgegangen: Man benutzt zwar die Abstände aller Werte vom Mittelwert, quadriert sie aber, sodass alle Werte positiv sind und somit auch der Durchschnitt der quadrierten Werte, die sogenannte Varianz. Quadrierte Werte, wie z. B. die quadrierte Anzahl von richtig gelösten Aufgaben, lassen sich allerdings schwer interpretieren (was sagt mir beispielsweise das quadrierte Ausmaß von Ängstlichkeit oder das quadrierte Körpergewicht?). Deswegen zieht man aus dem Durchschnitt der quadrierten Abweichungen wieder die Wurzel und hat dann ein inhaltlich sinnvolles Abweichungsmaß, die sogenannte Standardabweichung. Die Effektgröße, meist als *d* oder standardisierter Mittelwertsunterschied bezeichnet, ist dann der Abstand der Mittelwerte (Experimentalgruppe minus Kontrollgruppe) geteilt durch das gemittelte Abweichungsmaß der beiden Gruppen (der Durchschnitt der beiden Standardabweichungen). Für unser Beispiel oben erhält man im ersten Fall mit den relativ homogenen Gruppen $d = 1{,}41$ und im zweiten Fall mit der größeren Variation der Werte $d = 0{,}35$. Die Variation der Werte wirkt sich also bei Effektgrößen deutlich aus.[12]

Wie werden diese Werte interpretiert? Man kann zunächst einmal nachsehen, welche Effekte es üblicherweise in der psychologischen und sozialwissenschaftlichen Forschung gibt. Dabei stellt sich heraus, dass im Vergleich $d = 0{,}5$ ein mittelgroßer, $d = 0{,}2$ ein eher kleiner und $d = 0{,}8$ ein eher großer Effekt ist. Sie werden gleich sehen, dass die Effekte in der Meditationsforschung sich meist im mittelgroßen Bereich bewegen. Solche Effekte werden in der Regel als recht bedeutsam interpretiert. Mittelgroße Effekte finden sich beispielsweise in der Psychotherapieforschung: der Unterschied zwischen Patienten, die Psychotherapie erhalten und solchen, die zunächst auf ihre Therapie warten müssen. Einen solchen mittelgroßen Effekt erhält man manchmal auch, wenn wie in den *PISA*-Studien die Deutschkenntnisse von Schülern in der 5. und 6. Jahrgangsstufe miteinander verglichen werden.

Nun fehlt nur noch ein kleiner Schritt von den Effektgrößen hin zur Metaanalyse. Zunächst werden die Effektgrößen aller Studien, die eine bestimmte Fragestellung untersuchen und inhaltlich vergleichbar sind, gesammelt. Daraus wird dann der Mittelwert berechnet, wobei die einzelnen Effektgrößen dabei meist gewichtet werden. Hauptsächlich wird mit der Größe der Stichproben gewichtet, weil größere Stichproben genauere Schätzungen des tatsächlichen Effekts oder Populationseffekts liefern. Der gewichtete Mittelwert der Effektgrößen ist dann die beste Schätzung des tatsächlichen Effekts.[13]

Nun sind Sie gerüstet, um den Großteil der bisherigen Meditationsforschung nachvollziehen zu können. Im Folgenden soll es nun um die Ergebnisse aus den neuesten Metaanalysen gehen. Es gibt jedoch auch Messungen, die nicht metaanalytisch ausgewertet oder berücksichtigt werden konnten, unter anderem deswegen, weil erst relativ wenige Studien zu einer speziellen Fragestellung vorliegen. Auch aus diesen Studien werde ich Ihnen einige interessante Ergebnisse vorstellen.

Auswirkungen auf Erleben und Verhalten bei Gesunden (im meiner Studie sind sie gesund)

Beginnen wir mit dem, was man bei Meditierenden konkret beobachten kann und worüber sie selbst berichten: den Auswirkungen der Meditation auf das eigene Erleben und Verhalten. Später werden wir dann noch einen Blick auf die Ergebnisse der Hirnforschung werfen.

In den ursprünglichen indischen Ansätzen war Meditation gesunden Personen vorbehalten und nicht als Therapie gedacht (siehe nächstes Kapitel). Ich stütze mich in diesem Abschnitt hauptsächlich auf die bislang umfassendste Metaanalyse zur Auswirkung von Meditation bei gesunden Erwachsenen, die wir selbst in meiner Arbeitsgruppe durchgeführt haben. Die Idee zu dieser

Metaanalyse entstand 2004 bei einer Tagung in der südindischen Stadt Pondicherry zur «Indischen Psychologie», also der Psychologie, die sich aus den alten indischen Schriften ableiten lässt. Der holländische Arzt Matthijs Cornelissen, der schon über 40 Jahre im Aurobindo Ashram in Pondicherry lebt, erwähnte damals beiläufig ein Buch, das ein Verzeichnis aller bis 1996 durchgeführten Meditationsstudien enthält. Wunderbar, dachte ich, mit dieser Vorarbeit wird es ein Leichtes sein, die Metaanalyse innerhalb weniger Monate durchzuführen. Eine gewaltige Fehleinschätzung – es hat dann letztlich fast sechs Jahre gedauert. Der Hauptgrund dafür war die große Anzahl der Untersuchungen. Bei genauerem Hinsehen stießen wir auf mehr und mehr Studien, die von Forschern mit ganz unterschiedlichem fachlichem Hintergrund in einer Vielzahl von teilweise schwer erhältlichen Fachzeitschriften publiziert worden waren.

In die endgültige Analyse nahmen wir letztlich nur solche Studien auf, die längerfristige Effekte von Meditation bei gesunden Erwachsenen untersucht haben. Studien mit Kranken und solche, die Effekte während oder kurz nach dem Meditieren beobachteten, ließen wir außen vor. Und noch etwas schränkte die Anzahl der 595 ausgewählten Studien ein: Viele von ihnen wiesen große methodische Mängel auf, sodass wir am Ende lediglich 163 Studien in die Metaanalyse einbeziehen konnten. Damit ist sie allerdings immer noch die weitaus umfangreichste aller bisherigen Metaanalysen zur Meditationsforschung bei Gesunden und besitzt daher eine vergleichsweise hohe Aussagekraft.[14]

Generelle Auswirkungen

Nach der Lektüre des ersten Kapitels wissen Sie, dass unter Meditation ganz unterschiedliche Dinge verstanden werden. Dies ist jedoch eine Erkenntnis, die sich in der Forschung erst seit einigen

Jahren durchzusetzen beginnt. Dementsprechend haben viele der früheren Studien nicht sehr detailliert beschrieben, was die untersuchten Meditierenden tatsächlich gemacht hatten. So lag es nahe, zunächst zu prüfen, wie groß der globale Effekt war (also der über alle Studien hinweg gemittelte Effekt), unabhängig von möglicherweise unterschiedlichen Meditationstechniken. Es ergab sich ein Wert, der etwas größer war als der, den man findet, wenn man einen repräsentativen Querschnitt von Effekten in der gesamten psychologischen Forschung betrachtet. Dieser Wert entspricht in etwa auch dem üblicherweise gefundenen Effekt in Psychotherapie-Metaanalysen, der dazu geführt hat, dass die Wirkung von Psychotherapie heutzutage nicht mehr in Zweifel gezogen wird.

Man könnte nun argumentieren, dass der Effekt der Meditation sogar noch stärker ist als der der Psychotherapie, weil unsere Metaanalyse nur Studien mit Gesunden berücksichtigt hat. Somit beinhaltet sie keine *Spontanremissionseffekte*. Solche spontanen Besserungen treten vor allem dann auf, wenn die Beschwerden von Patienten zu einem Zeitpunkt gemessen werden, an denen es ihnen sehr schlechtgeht. Wird später erneut gemessen, ist die Chance hoch, dass ein Teil der Beschwerden von allein verschwunden ist und somit der Effekt der eigentlichen Therapie überschätzt wird. Wenn aber keine besonderen Beschwerden vorhanden sind, dann sollte dieser Faktor eine weit geringere Rolle spielen.

So oder so: Nach dem von uns gefundenen Ergebnis ist es schwer, den generellen positiven Effekt von Meditation zu bezweifeln.

Allerdings zeigt ein zweiter Blick auf die Daten, dass sich diese positive Gesamtwirkung aus unterschiedlichen Effekten zusammensetzen muss, weil sich die Effektgrößen stärker voneinander unterscheiden, als das rein durch Zufall zu erwarten wäre.

Woran könnte das gelegen haben? Wir fanden heraus, dass sich die Effekte, die in Büchern publiziert worden waren, von denen der

Fachartikel unterschieden: Sie waren im Durchschnitt größer und stammten durchweg aus Studien zu den Wirkungen der Transzendentalen Meditation.

Also fokussierten wir uns im Folgenden auf die Artikel in Fachzeitschriften: Sie werden vor der Publikation im sogenannten *Reviewverfahren* üblicherweise durch Experten deutlich strenger geprüft als Veröffentlichungen in Büchern. Doch selbst als wir nur die verbleibenden 125 Fachartikel-Studien betrachteten, verringerte sich der globale Durchschnittswert nur unwesentlich.[15]

Wir waren überrascht, wie umfassend die Auswirkungen von Meditation untersucht worden waren: Nahezu alle Aspekte des menschlichen Erlebens und Verhaltens waren miteinbezogen worden. Insgesamt ermittelten wir 133 unterschiedliche Kategorien. Teilweise handelte es sich dabei selbst schon um Zusammenfassungen unterschiedlicher Aspekte, wie es auch bei inhaltlich vergleichbaren Intelligenztests geschieht.

Um sinnvolle Analysen zu ermöglichen, fassten wir die gefundenen Kategorien zu 21 Oberkategorien zusammen. In die Kategorie «Intelligenz» fielen somit zum Beispiel Fähigkeiten, die als «Intelligenz», «mentale Rotation», «verbale Flüssigkeit», «Lösung von arithmetischen Aufgaben» oder «akademische Leistung» bezeichnet wurden.

Häufiger untersuchte Kategorien blieben erhalten, wie etwa Stress oder Angst. Beim Thema Angst unterscheiden die Wissenschaftler häufig, ob es sich bei ihr eher um eine Persönlichkeitseigenschaft handelt («Ich bin ein ängstlicher Typ») oder um einen vorübergehenden emotionalen Zustand («Ich habe Flugangst») – diese Unterscheidung behielten wir bei.[16]

Abbildung 2.3 zeigt, in welchen Bereichen und in welcher Stärke sich unserer Metaanalyse zufolge Meditation positiv auswirkt: Den größten Effekt stellten wir für die Verbesserung von sozialen

Beziehungen («Beziehungsgüte») fest, danach folgte die Verminderung von vorübergehenden Ängsten («Angst: Zustand») und die Abnahme negativer Emotionen («Emotion, negativ»). Die kleinsten Effekte ergaben sich für Emotionsregulation, die Abnahme negativer Persönlichkeitseigenschaften («Persönlichkeit, negativ») und bei Verbesserungen im Bereich Lernen und Gedächtnis («Lernen / Gedächtnis»). Im mittleren Bereich befanden sich Achtsamkeit, Wahrnehmung und Aufmerksamkeit.[17]

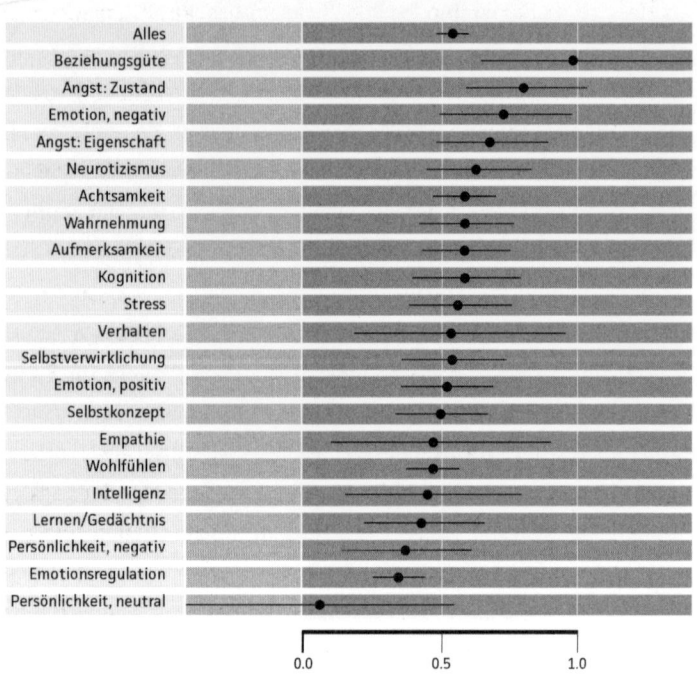

Abbildung 2.3 *Effektgrößen für die Auswirkung von Meditation auf 21 Aspekte des menschlichen Erlebens und Verhaltens, zusammengefasst in Kategorien.*

Vermutlich fragen Sie sich, was die horizontalen Striche in der obigen Abbildung bedeuten. Das sind sogenannte *Konfidenzintervalle*. Diese Konfidenzintervalle sind Indikatoren dafür, wie genau die jeweiligen Effekte gemessen wurden. Je mehr Studien in die Messung eines bestimmten Effekts eingehen und je ähnlicher sich die Ergebnisse in diesen Studien sind, desto genauer ist die zusammengefasste Messung und desto mehr Vertrauen oder eben *Konfidenz* kann man in diese Messung haben. Ersichtlich ist das z. B. an der Länge der ersten beiden Striche: Das Konfidenzintervall für «Alles», das heißt, alle Studien zusammengenommen, ist sehr kurz, weil zu seiner Berechnung 125 Studien verwendet wurden. Das Konfidenzintervall für «Beziehungsgüte» ist deutlich länger, weil der Effekt nur aus 4 Studien berechnet wurde (mehr gab es dazu nicht), die aber in ihren Ergebnissen trotzdem sehr ähnlich waren.[18]

In einem Fall, zu sehen ganz unten in Abbildung 2.3, kann man nicht sicher sagen, ob Meditation tatsächlich einen systematischen Effekt hat, da es keinen nennenswerten Unterschied zwischen Meditations- und Kontrollgruppe gab. Bei dieser Kategorie – «Persönlichkeit, neutral» – handelt es sich allerdings auch um die einzige der Kategorien, die sich nicht eindeutig positiv oder negativ bewerten lässt. Dazu zählen zum Beispiel Eigenschaften wie «introvertiert – extravertiert», «konservativ – liberal» oder «Geselligkeit», bei denen man vermutlich keinen Konsens darüber finden kann, ob die eine oder doch die entgegengesetzte Ausprägung positiver bewertet werden sollte: Ist für den einen eine konservative Einstellung erstrebenswert, ist für den anderen eine liberale Haltung das Nonplusultra. Für alle anderen Kategorien gilt jedoch: Meditation wirkt generell positiv auf Erleben und Verhalten!

Warum die Auswirkungen unterschiedlich stark ausgeprägt sind, darüber kann nur spekuliert werden. Eine mögliche Inter-

(handschriftliche Notiz am Rand: nur das unterste ist fragwürdig)

pretation ist, dass sich Meditation zumindest tendenziell stärker auf das Fühlen als auf das Denken auswirkt. Auf den ersten Blick spricht der relativ geringe Effekt für «Emotionsregulation» gegen diese Annahme, aber unter diesem Begriff werden tatsächlich eher Denkstrategien zusammengefasst, die einem die Wahrnehmung von und das Umgehen mit Emotionen erleichtern sollen. Das gehört also eher zum mentalen als zum emotionalen Bereich.

Eine andere auffällige Tendenz: Die Wirkungen von Meditation sind im Allgemeinen größer in denjenigen Kategorien, in denen es darum geht, Negatives zu eliminieren, und kleiner in denen, in denen der Zugewinn von Positivem im Mittelpunkt steht.

Es könnte sein, dass sich Meditation zunächst auf die Verminderung negativer Gefühle auswirkt und dadurch längerfristig beispielsweise auch die Qualität von Partnerschaften oder die Schnelligkeit von Denkvorgängen vorteilhaft beeinflusst. Es könnte aber genauso sein, dass Meditation zunächst zu einer verbesserten Konzentration und einer erhöhten Aufmerksamkeit führt. Auch wenn diese Effekte kleiner sind als die für «gefühlsbetonte» Kategorien, könnte das ausreichen, seine Gefühle besser in den Griff zu bekommen – wirklich schlüssige Aussagen, wie Ursache und Wirkung zusammenhängen, geben die Analyseergebnisse jedoch nicht her.

Man könnte spekulieren, ob Meditation nicht vielleicht nur eine besondere Form von Entspannungstraining ist, wie es etwa der bekannte Harvard-Mediziner Herbert Benson schon vor Jahren vorgeschlagen hat (siehe dazu auch das nächste Kapitel). Oder könnte Meditation möglicherweise lediglich eine besondere Form des Denktrainings sein? Beiden Fragen konnten wir in unserer Metaanalyse nachgehen.

Der Unterschied zwischen Meditations- und Entspannungsgruppen war zwar in allen untersuchten Aspekten etwas kleiner als der zwischen Meditations- und «normalen» Kontrollgruppen (siehe Abbildung 2.3), aber immer noch deutlich zu sehen: Meditation hat also generell eine stärkere Wirkung als Entspannungstraining.

Abbildung 2.4 zeigt die Ergebnisse für die einzelnen untersuchten Aspekte. Eine mögliche Interpretation (gilt allerdings nicht für das Thema «Selbstverwirklichung»): Die Wirkung eines Entspannungstrainings ist auch Bestandteil der Meditationswirkung, aber Meditation entfaltet darüber hinaus noch stärkere oder zusätzliche Wirkungen.

Ähnliche Ergebnisse erzielte der Vergleich mit verschiedenen Denktrainings. Genauere Auswertungen konnten allerdings nur für Wohlfühlen und Neurotizismus (wie emotional stabil ist eine

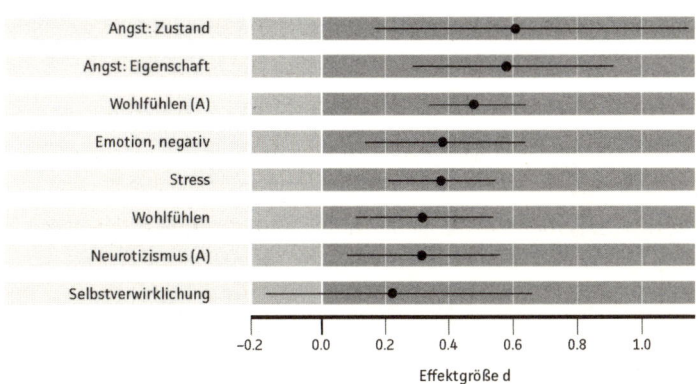

Abbildung 2.4 Effektgrößen für 7 Aspekte menschlichen Erlebens und Verhaltens, für die die Wirkung von Meditation mit der von spezifischen aktiven Kontrollgruppen verglichen wurde. Vergleichsgruppen praktizierten Entspannungstrainings oder «Denktrainings» (gekennzeichnet durch ein «(A)» hinter der jeweiligen Kategorie).

Person?) vorgenommen werden («Wohlfühlen (A)» und «Neurotizismus (A)» in Abbildung 2.4).

Meditation ist also nicht nur ein Denktraining und auch kein bloßes Entspannungstraining, sondern geht in ihren Wirkungen darüber hinaus.[19]

Spezifische Ergebnisse

Nun wäre es natürlich interessant zu sehen, ob und wenn ja wie sich verschiedene Meditationsansätze in ihrer Wirkung voneinander unterscheiden. Die Studien in der Metaanalyse lassen einen solchen Vergleich jedoch nur eingeschränkt zu, weil oft nicht genau angegeben war, was die Studienteilnehmer tatsächlich praktiziert hatten. So blieb als Kompromiss, drei große Gruppen zu bilden: (1) alle Meditationstechniken mit Verbindung zum Buddhismus, (2) die Transzendentale Meditation, der einzige hinduistische Ansatz, zu dem ausreichend viele Studien vorlagen, und (3) eine Restkategorie, in die Meditationstechniken fielen, die manchmal direkt von den Studienleitern «erfunden» worden waren, wie etwa das Wiederholen von Wörtern wie «eins», «zwei», «drei».

Schon bei dieser groben Einteilung ergaben sich tatsächlich unterschiedliche Auswirkungen. Buddhistische Meditationstechniken führten im Vergleich zu anderen Meditationsformen zu 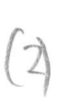 erhöhter Achtsamkeit, zu mehr Aufmerksamkeit, zu einer größeren Stressreduktion und zu einer stärkeren Abnahme negativer Persönlichkeitseigenschaften.

Meditierende, die Transzendentale Meditation praktizierten, hatten im Vergleich stärkere Zuwächse beim Lernen und in ihren Gedächtnisleistungen. Außerdem konnten sie ihre negativen Emotionen, ihre Ängstlichkeit sowie die Ausprägung von neurotischen Charakterzügen (z. B. die Neigung zu starken Gefühlsschwankungen oder dauerhafte Unzufriedenheit) stärker reduzieren.

Selbst für die Restkategorie gab es einen vergleichsweise stärkeren Effekt für Aspekte der Informationsverarbeitung («Kognition»).

Trotz dieser deutlichen Ergebnisse ist ihre Interpretation schwierig: Dass zum Beispiel die buddhistische Achtsamkeitsmeditation zu höherer Achtsamkeit und zu verstärkter Aufmerksamkeit führt, ist plausibel. Ebenso wenig überraschend ist, dass Mantra-Meditation, die eine Hauptkomponente der Transzendentalen Meditation ist, schneller zu einer emotionalen Beruhigung führt: Bei ihr wird die Aufmerksamkeit gezielt von emotional negativ bewerteten Reizen abgezogen.

Warum jedoch negative Persönlichkeitseigenschaften eher bei Achtsamkeitsmeditation abnehmen und Praktizierende der Transzendentalen Meditation besser lernen und sich Dinge besser merken können, ist nicht wirklich plausibel zu erklären.

In einer weiteren Metaanalyse unserer Arbeitsgruppe, die hauptsächlich von Juliane Eberth im Rahmen ihrer Doktorarbeit durchgeführt wurde, sahen wir uns Unterschiede innerhalb der buddhistischen Meditationstechniken an. Wir verglichen MBSR (Mindfulness-Based Stress Reduction) und verwandte Ansätze, bei denen Sitzmeditation durch Körperübungen und weitere Bestandteile ergänzt wird (siehe Kapitel 1, Kasten «Achtsamkeitsmeditation») mit «reiner Sitzmeditation». In die Kategorie «reine Sitzmeditation» fielen Studien, in denen verschiedene Formen von Vipassana, Shamatha, Zen-Meditation oder tibetische Ansätze praktiziert wurden. Es konnten nur einige der in Abbildung 2.3 gezeigten Aspekte verglichen werden, weil zu den anderen entsprechende Studien fehlten. Aber bei den verbleibenden Studien waren die Ergebnisse ziemlich eindeutig: Sitzmeditation schnitt nur in einem Aspekt besser ab als MBSR: in der Persönlichkeitseigenschaft Achtsamkeit. Deutlich größere Effekte von MBSR im

Vergleich zu Sitzmeditation fanden sich für Wohlbefinden sowie für die Verminderung von negativen Emotionen und Angst. Dieses Ergebnis deutet darauf hin, dass es möglicherweise für viele Meditierende günstiger ist, Sitzmeditation mit zusätzlichen Yoga-Körperübungen zu verbinden.[20]

Ausgewählte neuere Ergebnisse

Seit der Publikation der oben behandelten Metaanalysen gab es zahlreiche weitere Veröffentlichungen. Ein großer Teil dieser Studien bezieht sich auf Meditationseffekte bei Menschen mit psychischen oder körperlichen Problemen oder auf gehirnphysiologische Auswirkungen von Meditation. Die Ergebnisse dazu werden in den nächsten Absätzen ausführlich beschrieben. Aber auch die Wirkungen bei Gesunden wurden in der Zwischenzeit weiter erforscht. Drei Bereiche der neueren Untersuchungen scheinen besonders interessant zu sein. Zum einen liegen mittlerweile zwei Metaanalysen zu den Effekten von Meditationsformen zur positiven Beeinflussung von Gefühlen vor: Liebende-Güte-Meditation und Mitgefühls-Meditation (siehe Kapitel 1). Zum Zweiten wurden auch die Studien zu den Wirkungen von Tai Chi in einer Metaanalyse zusammengefasst. Und zum Dritten hat die Forschung inzwischen zaghaft angefangen, sich mehr mit den Wirkungen spezifischer Meditationsansätze zu befassen.

Liebende Güte und Mitgefühl

Die erste Metaanalyse zu der positiven Beeinflussung von Gefühlen durch Liebende-Güte-Meditation und Mitgefühls-Meditation wurde an der University of Cardiff in England durchgeführt. Diese Arbeit untersuchte Auswirkungen auf verschiedene Aspekte des Erlebens und Verhaltens in 22 Studien, von denen allerdings in einigen ausschließlich Patienten mit psychischen Problemen teilnahmen. Auch die Art der untersuchten Effekte war über die Studien hinweg sehr unterschiedlich. Oft wurde ein bestimmter Aspekt nur in weniger als drei Studien untersucht. Nimmt man nur Auswirkungen, die aus drei oder mehr Studien mit Gesunden stammen, dann ist der einzig wirklich interpretierbare Effekt, dass sich durch diese Art der Meditation das Mitgefühl mit sich selbst (self-compassion) vergrößert. Wenn aktive Kontrollgruppen eingesetzt wurden – also Gruppen, die andere Aktivitäten ausführten, verschwanden die Effekte in vielen Fällen, das heißt, Meditation war nicht wirkungsvoller als beispielsweise ein Entspannungstraining.[21]

Positive Emotionen waren der einzige Aspekt, der in einer späteren, von einer Forschergruppe aus China durchgeführten Meta-analyse zu den Praktiken von Liebender Güte und Mitgefühl untersucht wurde. Und das Ergebnis aus 7 Studien mit Gesunden, die zufällig einer Meditations- oder einer Warte-Kontrollgruppe zugeteilt wurden, ist relativ klar: Liebende-Güte-Meditation und Mitgefühl-Meditation führen dazu, dass die Meditierenden im Alltag mehr positive Emotionen empfinden als die Teilnehmer der jeweiligen Kontrollgruppe. Generell war der Effekt etwas stärker für die Liebende-Güte-Meditation als für die Mitgefühls-Meditation. In drei weiteren Studien wurden die Meditierenden mit spezifischen aktiven Kontrollgruppen verglichen, die Achtsamkeitsmeditation, Gedächtnistraining, Theater-Therapie oder ein Emotions-Regulations-Training durchführten. Hier war der Effekt deutlich kleiner. Diese zwei Meditationsarten sind offensichtlich bereits bekannten Methoden zur Steigerung positiver Emotionen im Alltag nicht überlegen.[22]

Tai Chi:

Meditation in Bewegung

Wissenschaftler an der Harvard Medical School haben die Effekte von Tai Chi (siehe Kapitel 1) bei Personen über 60 Jahren in einer Metaanalyse zusammengefasst. Weil es insgesamt nur 11 Studien gab, in denen gesunde Teilnehmer untersucht wurden, fassten sie die gemessenen Aspekte in zwei Kategorien zusammen: kognitive Funktionen und exekutive Funktionen. Kognitive Funktionen umfassten Aufgaben, mit denen Lern- und Gedächtnisleistungen gemessen wurden sowie Problemlöse- und Mathematikaufgaben. Die Aufgaben für die exekutiven Funktionen waren solche, in denen gemessen wurde, wie schnell Informationen verarbeitet wurden, wie aufmerksam die Teilnehmer waren und wie gut ihr Arbeitsgedächtnis funktionierte. Insgesamt betrachtet war der Effekt von Tai Chi klein bis mittel. Für die exekutiven Funktionen war er etwas größer, auch im Vergleich zu anderen körperlichen Trainings wie etwa Aerobic-Übungen.

Diese Ergebnisse zeigen, dass Meditation in Bewegung durchaus Effekte auf das Denken erzeugen kann, die in ihrer Größe denen von eher konventionellen Formen der Meditation vergleichbar sind.[23]

Wirkungen spezifischer Meditationstechniken im Vergleich

Das wohl größte ungelöste Problem in der Meditationsforschung ist: Woher kommt die Wirkung, die Meditierende bei sich feststellen? Man könnte das Problem angehen, indem man untersucht, wie einzelne Meditationstechniken im Vergleich wirken. Wir haben in Kapitel 1 gesehen, dass viele Meditationsansätze mehrere solcher Techniken beinhalten. Beispielsweise umfasst die MBSR-Methode (siehe Kasten in Kapitel 1) relativ viele unterschiedliche Meditationstechniken, und es wäre interessant zu sehen, welche dieser Techniken wie wirken. In einer neueren Studie wurde genau das überprüft. Shannon Sauer-Zavala und Kollegen von der University of Kentucky untersuchten, ob jeweils dreiwöchige Trainings in entweder Sitzmeditation, Body Scan oder Yogaübungen unterschiedliche Wirkungen bei Studierenden hatten. Bei den Yogaübungen sollten die Teilnehmer versuchen, sich ihres Körpers gewahr zu sein, während er sich bewegt, dehnt oder in einer Position verharrt. Diese Art von Yogaübungen führte zu einem *höheren* Zuwachs im subjektiven Wohlbefinden als die anderen beiden Techniken. Und sowohl Yogaübungen als auch Sitzmeditation erzielten im Vergleich zum Body Scan stärkere Verbesserungen im Umgang mit Emotionen und in der Fähigkeit, Ereignisse nicht sofort zu bewerten. Dies lässt vermuten, dass Body Scan alleine nur eine begrenzte Auswirkung auf gedankliche Aktivitäten hat. Dazu passen die Ergebnisse einer medizinischen Studie, die in den USA an der University of Rochester mit älteren Personen (Durchschnittsalter ca. 72 Jahre) durchgeführt wurde. Hier fanden die Forscher, dass Yogaübungen und Sitzmeditation sich positiv auf die Immunabwehr auswirkten, nicht aber der Body Scan. Angesichts der wenigen Studien sind solche Schlussfolgerungen natürlich noch mit Vorsicht zu genießen.[24]

Einige Wissenschaftler sind der Meinung, Meditation sei nur eine besondere Form von Entspannungstraining. Ergebnisse unserer eigenen Metaanalyse (siehe oben) zeigen, dass in Meditation deutlich mehr steckt als «nur» Entspannung. Könnte es aber sein, dass bestimmte Formen von Meditation überhaupt nicht entspannend wirken? Ergebnisse aus zwei neueren Studien deuten darauf hin. Ido Amihai und Maria Kozhevnikov, die beide an der National University of Singapore (Singapur) arbeiten, hinterfragten eine von mittlerweile vielen Meditationsforschern vorgenommene Einteilung von Meditationstechniken in solche, bei denen die Aufmerksamkeit entweder fokussiert oder verteilt ist. Bei einer fokussierten Meditationstechnik konzentrieren sich die Meditierenden auf etwas, wie ein Yantra oder ein Götterbild, und bei Meditationstechniken mit verteilter Aufmerksamkeit, oft als offenes Gewahrsein bezeichnet, beobachten sie alle auftretenden Sinneseindrücke oder Gedanken, ohne sie zu beurteilen oder festzuhalten (siehe Kapitel 1). Nun könnte man annehmen, dass Meditationstechniken mit fokussierter und offener Aufmerksamkeit sich generell in ihren Wirkungen unterscheiden. Es gibt beide Arten von Techniken beispielsweise im Theravada-Buddhismus, der heutzutage hauptsächlich in Sri Lanka, in Thailand und in Burma praktiziert wird, sowie auch im tibetischen Buddhismus, dort bekannt als *Vajrayana*-Meditation. Allerdings existiert eine andere mögliche, bisher kaum beachtete Unterscheidung, die in tibetischen Schriften gemacht wird: die zwischen Techniken, die den Geist beruhigen, und solchen, die einen wachen Geist kultivieren. Erstere beziehen sich auf Theravada-Techniken und letztere auf den Vajrayana-Ansatz. Amihai und Kozhevnikov verglichen erfahrene Meditierende in beiden Ansätzen und stellten eine deutliche unmittelbare entspannende Wirkung bei Theravada-Meditation fest, nicht jedoch bei Vajrayana-Meditation. Außerdem fanden sie, dass nur die Meditierenden in der Vajrayana-, nicht aber der Theravada-Tradition unmittelbar nach dem Meditieren deutlich besser waren beim Lösen von Problemlöse- und Gedächtnisaufgaben, was auf eine erhöhte geistige Aktivierung hindeutet. Erstaunlicherweise war das nahezu unabhängig davon, ob die Meditierenden die jeweils fokussierte oder verteilte Meditationstechnik praktizierten.[25]

Forscher am Max-Planck-Institut für Kognitions- und Neurowissenschaften in Leipzig untersuchten ebenfalls, ob Meditation immer entspannend wirkt, diesmal allerdings bei Meditationsanfängern. Die Forscher verglichen eine Form der fokussierten

Meditation, nämlich auf den Atem zu achten, mit einer verteilten Form, auf Gedanken zu achten. Beides könnte man als Theravada-Übungen bezeichnen. Zusätzlich untersuchten sie die Auswirkungen der Liebenden-Güte-Meditation. Entspannende Wirkungen fanden sie lediglich bei den Meditierenden, die auf ihren Atem achteten, und nicht in den anderen beiden Gruppen. Das stimmt nicht ganz mit den Ergebnissen der Studie von Amihai und Kozhevnikov überein, die entspannende Wirkungen auch beim offenen Gewahrsein in der Theravada-Tradition zeigen konnten. Dieser Unterschied könnte daran liegen, dass es in deren Studie um Kurzzeiteffekte ging und es sich außerdem um sehr erfahrende Meditierende – meist Mönche – handelte, während die Studienteilnehmer in Leipzig nur drei Monate meditierten. Insgesamt sind das jedoch ernstzunehmende Hinweise darauf, dass nicht bei jeder Meditationstechnik eine entspannende Wirkung erwartet werden kann.[26]

Auswirkung von Meditation bei Gesunden: Das Wichtigste in Kürze

Was kann nun hinsichtlich der Wirkungen von Meditation bei Gesunden als einigermaßen gesichert gelten? Die Ergebnisse der vielen Studien lassen nur eine generelle Schlussfolgerung zu: Meditation wirkt! Sie scheint, unabhängig von der praktizierten Technik, auf Gefühle tendenziell stärker zu wirken als auf das Denken. Spezifische Wirkungen scheinen stark abhängig zu sein von der Art der verwendeten Technik. Die bisherigen Studien waren jedoch meist nicht differenziert genug angelegt, um hierzu sichere Aussagen zu machen.

Wichtige neue Befunde sind: Erstens, Einteilungen, wie die in Meditationstechniken mit fokussierter und verteilter Aufmerksamkeit, sind offensichtlich nicht wirklich hilfreich, und zweitens, Meditation führt nicht automatisch zu Entspannung, sondern bewirkt manchmal sogar eher das Gegenteil, nämlich erhöhte Aktivierung. Hier ist noch viel Forschungsarbeit zu leisten.

Auswirkungen auf Erleben und Verhalten bei Patienten

Wie schon erwähnt, war Meditation ursprünglich – im antiken Indien – nicht für Kranke gedacht, sondern für gesunde Personen. Doch warum sollte Meditation nicht auch für Menschen mit physischen oder psychischen Problemen gut sein? Die Forschungstätigkeit in den letzten Jahren hat dementsprechend einen eindeutigen Schwerpunkt: Die Mehrzahl der Studien befasste sich mit dem Einsatz von Meditation mit dem Ziel, psychische und teilweise auch körperliche Beschwerden zu lindern. Bei körperlichen Erkrankungen ging es jedoch hauptsächlich um die Wirkung von Meditation auf die psychischen Begleiteffekte.

Die «strenge» Sicht

Als bislang vertrauenswürdigste Metaanalyse zur Auswirkung von Meditation bei Patienten mit sowohl psychischen als auch körperlichen Problemen gilt eine 2014 veröffentlichte Studie, die von der US-Regierung in Auftrag gegeben und von 15 Forschern unter Federführung von Madhav Goyal von der Johns Hopkins University in Baltimore durchgeführt wurde. In die Analyse gingen alle Studien ein, die bis 2012 publiziert waren und strengen Auswahlkriterien genügten. So betrachteten die Forscher ausschließlich Studien, die eine aktive Kontrollgruppe hatten und in denen die Teilnehmer durch das Zufallsprinzip auf Meditations- und Kontrollgruppen zugewiesen worden waren. Die Teilnehmer in den aktiven Kontrollgruppen trafen sich genauso häufig wie die in den Meditationsgruppen und beteiligten sich beispielsweise an einem Fortbildungsprogramm. Wenn bei der Kontrollgruppe eine spezifische Therapie – wie etwa konventionelle Psychotherapie oder eine Form eines anerkannten Entspannungstrainings – eingesetzt wurde, dann bezeichneten die Autoren sie als *spezifische* aktive Kontrollgruppe. Einbezogen wurden Therapieprogramme, in denen Meditation eine zentrale Rolle spielte. Außerdem sind Studien, die die Auswirkungen von Meditation in Bewegung (z. B. Tai Chi) untersuchten, nicht berücksichtigt worden. Nach dieser Ausleseprozedur blieben noch 47 Studien übrig, die in zwei Gruppen eingeteilt wurden, die relativ gut zwei Gruppen aus unserer Metaanalyse mit Gesunden entsprechen (siehe oben): *Achtsamkeitsmeditation* und *Mantra-Meditation* (hier hauptsächlich Studien zur Transzendentalen Meditation). Wie in unserer Metaanalyse mussten die untersuchten Wirkungsaspekte in Kategorien zusammengefasst werden. Abbildung 2.5 zeigt die Ergebnisse für die Studien, in denen Gruppen, die Achtsamkeitsmeditation praktizierten, mit Kontrollgruppen ohne spezifische Interventionen verglichen wurden. Wie in unserer Metaanalyse wurden die größten Effekte bei der Reduktion von Angst (als längerfristiger Zustand) und (anderen) negativen Emotionen gefunden. Allerdings sind die Effekte deutlich kleiner als bei Gesunden (vgl. Abbildung 2.3). Wieder sind Konfidenzintervalle angegeben. Wenn diese Intervalle die Linie über dem Nulleffekt (kein Unterschied zwischen Meditations- und Kontrollgruppe) überschneiden, dann sollte man kein starkes Vertrauen in die Existenz des Effekts haben.[27]

Vertrauenswürdige Effekte (Konfidenzintervall überschreitet den Nullpunkt nicht) in den klinischen Studien gab es außer für Angst und negative Emotionen nur für die subjektive Linderung von Schmerzen und depressiven Symptomen. Tendenziell zeigt sich eine Verbesserung im Wohlbefinden, aber nach diesen Ergebnissen ist es unklar, ob Meditation die durch die Krankheit verminderte Lebensqualität und den Schlaf bei Patienten verbessern kann.[28]

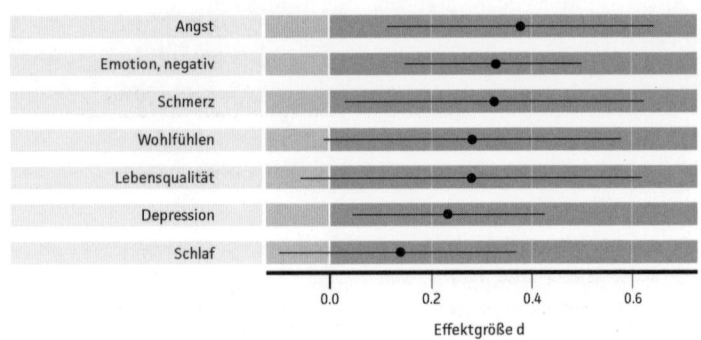

Unspezifische Kontrollgruppen

Abbildung 2.5 *Effektgrößen und 95 %-Konfidenzintervalle für Achtsamkeitsmeditation mit Patienten und unspezifischen aktiven Kontrollgruppen.*

Nur relativ wenige Studien zu den Wirkungen der Transzendentalen Meditation überstanden den Auswahlprozess. Aus ihnen ergaben sich Ergebnisse zu drei Aspekten: Depression, negative Emotionen und Stress. Alle drei Effekte sind zwar im Durchschnitt nur etwas kleiner als die für die Achtsamkeitsmeditation, aber die Konfidenzintervalle beinhalten den Wert 0. Das liegt daran, dass es jeweils nur wenige Studien sind und die Ergebnisse sich stark unterschieden. Die Wirkungen der Transzendentalen Meditation hinsichtlich der untersuchten Aspekte sind also nicht gut belegt.

Obwohl die Effekte bei Patienten mit psychischen Problemen oder körperlichen Schmerzen offensichtlich etwas kleiner sind als

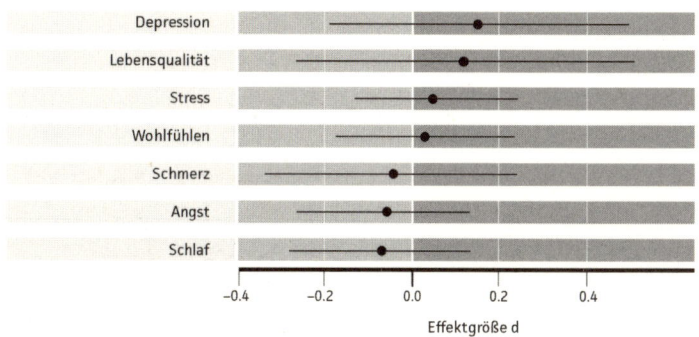

Spezifische Kontrollgruppen

Effektgröße d

Abbildung 2.6 *Effektgrößen und 95 %-Konfidenzintervalle für Achtsam-keitsmeditation mit Patienten und spezifischen aktiven Kontrollgruppen. Positive Werte stehen für größere Effekte durch Meditation, negative für größere Effekte durch spezifische konventionelle Behandlungsformen.*

bei Gesunden, deuten die Ergebnisse darauf hin, dass Meditation auch bei dieser Personengruppe positive Auswirkungen hat. Allerdings haben die Patienten in den Studien keine spezielle Therapie erhalten.

Wie stark wirkt Meditation im Vergleich zu konventionellen Behandlungen? Abbildung 2.6 zeigt, dass es bei den untersuchten Aspekten keinen Unterschied macht, ob die Patienten eine herkömmliche Therapie bekamen oder Achtsamkeitsmeditation praktizieren. Für die Linderung von Depression, eine gesteigerte Lebensqualität und Stressreduktion gab es minimal bessere Effekte für Meditation als für andere Therapien. Für Wohlfühlen im Alltag, die Verringerung von Schmerzen und Angst und die Verbesserung des Schlafs war es umgekehrt. Alle Konfidenzintervalle gehen weit über die Null-Linie: Meditation hat also insgesamt in diesen Studien nicht besser gewirkt als andere Therapien, jedoch auch nicht schlechter.

MBSR und MBCT: eine «Meta-Metaanalyse»

In einer aktuellen Metaanalyse, durchgeführt von Forschern aus den Niederlanden und den USA um Myriam Hunink, wurden 23 Metaanalysen zu den Wirkungen der zwei häufigsten Arten von Achtsamkeitsmeditation für Patienten zusammengefasst (siehe Kasten in Kapitel 1). Es handelt sich hierbei um die *Achtsamkeitsbasierte Stressreduktion* (MBSR: mindfulness-based stress reduction) und die *Achtsamkeitsbasierte Kognitive Therapie* (MBCT: mindfulness-based cognitive therapy). Durch die Zusammenfassung erhält man wegen der großen Zahl der Studien sehr präzise Schätzungen für die tatsächlichen Effekte (siehe Kasten «Grundidee der Metaanalyse»). Der Nachteil ist eine gewisse «Unschärfe», denn die in den einzelnen Metaanalysen verwendeten Kriterien und Methoden sind oft nicht identisch. Deswegen benutzt man in solchen Meta-Metaanalysen in der Regel spezifische Auswahlkriterien: In diese Metaanalyse gingen *keine* Studien mit spezifischen aktiven Kontrollgruppen ein und sie berücksichtigte nur Aspekte, die in mehreren Metaanalysen untersucht worden waren. Außerdem enthielten einige der ursprünglichen Metaanalysen auch Studien mit Gesunden, und teilweise waren dieselben Studien in mehreren Metaanalysen verwendet worden, was nach Angaben der Autoren jedoch bei weniger als 10 % der Studien der Fall war und deswegen die Gesamtergebnisse kaum beeinträchtigen sollte. Aus allen diesen Gründen ist zu erwarten, dass die Wirkungen auf Aspekte, die auch in der im vorigen Absatz beschriebenen Metaanalyse mit den strengen Auswahlkriterien untersucht wurden, hier etwas stärker ausfallen. Das ist der Fall: Man vergleiche die

Werte für Angst, Lebensqualität und Depression in Abbildung 2.7 mit denen in Abbildung 2.5.[29]

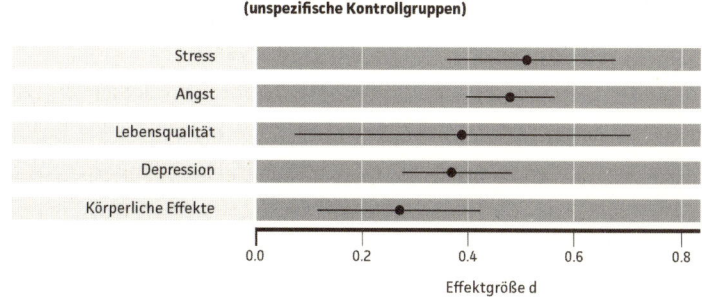

Abbildung 2.7 *Effekte für Achtsamkeitsbasierte Stressreduktion (MBSR) und Achtsamkeitsbasierte Kognitive Therapie (MBCT) für unspezifische Kontrollgruppen.*

Die Ergebnisse dieser Meta-Metaanalyse sprechen deutlich dafür, dass Meditation sich bei Patienten positiv auswirkt – auch wenn man berücksichtigen muss, dass die Patienten in den Kontrollgruppen keine andere Therapie erhielten. Die Auswirkung auf die Lebensqualität, die sich in der ersten Metaanalyse nur als Tendenz zeigte, scheint, wenn mehr Studien in die Analyse eingehen, vertrauenswürdig zu sein. Zudem zeigt diese Studie, dass Meditation Stress bei Patienten reduziert und sogar körperliche Symptome beeinflussen kann, wie etwa den Blutdruck senken – wenn auch nur in eher geringem Ausmaß. Allerdings gibt es auch nach dieser Studie keinen Grund anzunehmen, dass Meditation stärkere Wirkungen hat als spezifische Therapien. Clara Strauss und ihre Kolleginnen von der University of Sussex, England, deren Studie ebenfalls in die Meta-Metaanalyse eingeflossen war, konnten das in Bezug auf Angst und depressive Stimmungen jedenfalls nicht bestätigen.

Auswirkung von Meditation bei Patienten: Das Wichtigste in Kürze

Zum jetzigen Zeitpunkt gibt es über hundert Metaanalysen zu den Wirkungen von Meditation bei Patienten. Die meisten davon befassen sich mit achtsamkeitsbasierten Formen der Meditation. Denn vor allem diese Art von Meditation wurde in den letzten Jahren in der Therapie sowohl bei psychischen als auch körperlichen Problemen eingesetzt. So wurde beispielsweise die Wirkung von Meditation bei verschiedenen Formen von Krebs, Fibromyalgie, Herz-Kreislauf- und Rückenbeschwerden untersucht. Allerdings wurde in der Regel nicht geprüft, ob Meditation direkt auf den Körper wirkt, zum Beispiel das Wachstum von Krebszellen vermindert, sondern ob sie sich positiv auf die psychischen Begleiterscheinungen auswirkt. Das ist der Fall, aber offensichtlich nicht stärker als herkömmliche Formen von Psychotherapie oder Entspannungstraining.[30]

Die vorliegenden Forschungsergebnisse deuten darauf hin, dass die Wirkung von Meditation bei Kranken etwas geringer ist als bei Gesunden. Woran könnte das liegen? Eigentlich könnte man ja erwarten, dass die körperlichen oder psychischen Beschwerden, besonders wenn sie zu einer bestimmten Zeit stark ausgeprägt sind, später wieder spontan auf ein «normales» Niveau zurückgehen. Doch natürlich ist es schwieriger, Meditieren zu lernen oder es durchzuhalten, wenn es einem nicht gutgeht, besonders, wenn man unter starken Schmerzen, schwerer Depression oder ausgeprägten Ängsten leidet.

Fest steht: Meditation ersetzt keine Psychotherapie! Für die Kostenträger im Gesundheitssystem wäre es durchaus verlockend, wenn positivere Wirkungen von Meditation nachgewiesen werden könnten, denn Meditation ist natürlich viel preiswerter als Psychotherapie oder Medikamente. Doch die bisherigen Meditationsstudien haben keinen Vorteil von Meditation im Vergleich zu Psychotherapie gefunden. Es kann sogar durchaus sein, dass Meditation nicht immer positiv wirkt. Bei manchen Erkrankungen wie Borderline-Störungen oder Schizophrenie schätzen die meisten Forscher Meditieren als potenziell schädlich ein. Allerdings gibt es Psychotherapeuten, die selbst bei Psychosen empfehlen, zu meditieren (siehe Kapitel 4). Doch sie müssten über ein tiefergehendes Wissen über Meditation verfügen und als Experten in dem jeweiligen Krankheitsgebiet in der Lage sein, mögliche Verschlechterungen aufzufangen.[31]

Auswirkungen auf das Gehirn

Mittlerweile liegen mehr als eintausend Studien zu den Auswirkungen von Meditation auf das Gehirn vor. Und die Antwort auf die Frage «Hat Meditation systematische Auswirkungen auf das Gehirn?» lautet eindeutig: «Ja.» Doch es ist noch nicht wirklich klar, wie die Vielzahl der gefundenen Effekte interpretiert werden soll.

In der Meditationsforschung verwendet man vor allem zwei Methoden, um ins Gehirn zu «schauen»: *Elektroenzephalographie* (*EEG* – siehe Kasten «EEG und EKP») und *Magnetresonanztomographie* (*MRT* – siehe Kasten «MRT und fMRT»). Manche Medienberichte klingen, als könne man dem Gehirn direkt beim Denken zusehen. Das, was im Gehirn passiert und was man beobachten kann, sind jedoch keine Gedanken oder Gefühle, sondern gehirnphysiologische Prozesse, die auf noch überwiegend ungeklärte Art und Weise mit Gedanken und Gefühlen zusammenhängen.

Außerdem lassen sich Gehirnstrukturen untersuchen, also die «Hardware» für die gehirnphysiologischen Prozesse. Im Folgenden werde ich sowohl die Effekte von Meditation auf die Gehirnstrukturen als auch die Gehirnprozesse erläutern. Dabei beziehe ich mich so weit wie möglich auf neuere zusammenfassende Studien. Darüber hinaus werde ich einige besonders interessante Einzelergebnisse darstellen, wie etwa die Auswirkungen von Meditation auf die Gehirnalterung.

EEG und EKP

Die Abkürzung *EEG* wird sowohl für das Verfahren der Elektroenzephalographie als auch für das Ergebnis dieses Verfahrens, nämlich das Elektroenzephalogramm benutzt. Ich gebrauche EEG im Folgenden für das Ergebnis, also für die grafische Abbildung von elektrischen Impulsen der Nerven im Gehirn. Das Verfahren geht zurück auf den deutschen Neurologen Hans Berger, der es 1924 an der Universität Jena zum ersten Mal einsetzte. Der Name bedeutet, dass man elektrische Spannungsschwankungen («Elektro») im Gehirn («Enzephalo») grafisch aufzeichnet («Graphie»). Genauer gesagt, misst das EEG die synchronen und rhythmischen elektrischen Aktivitäten einer sehr großen Anzahl von Neuronen, die eine ähnliche räumliche Orientierung haben. Diese elektrische Aktivität wird üblicherweise durch Elektroden gemessen, die an spezifischen Stellen auf der Kopfhaut angebracht werden. Da die Messung gewissermaßen «von außen» durchgeführt wird, eignet sich das EEG nicht sehr gut für die genaue Lokalisierung der Prozesse im Gehirn, aber dafür hat es eine hervorragende zeitliche Auflösung. Um sie aufzeichnen zu können, muss man die EEG-Signale deutlich verstärken. Für die Meditationsforschung ist das Interessante an diesen rhythmischen Spannungsschwankungen, dass ihre vorherrschende Frequenz und ihre Amplitude Aussagen über den Bewusstseinszustand der jeweiligen Person ermöglichen. Frequenzen werden in Spannungsschwankungen oder Schwingungen pro Sekunde gemessen, ein Maß, das *Hertz (Hz)* genannt wird. Für die Auswertung werden Frequenzen in Bereiche eingeteilt. So bezeichnet man Frequenzen zwischen 8–12 Hz als *Alpha*, und Alpha-Wellen signalisieren Entspannung. Ein wacher, aufmerksamer Zustand ist durch einen Frequenzbereich zwischen 13 und 30 Hz charakterisiert, der als *Beta* bezeichnet wird, und stark fokussierte Aufmerksamkeit ist häufig von sehr schnellen Schwingungen zwischen 30 und 80 Hz begleitet, die man *Gamma* nennt.

Eine besondere Version des EEG verwenden die Forscher, wenn sie die Reaktion des Gehirns auf bestimmte Reize oder Ereignisse untersuchen. Diese Reaktion wird *ereigniskorreliertes Potenzial (EKP)* genannt. «Potenzial» bedeutet hier eine charakteristische positive oder negative Abweichung von einer durchschnittlichen Gehirnaktivität auf bestimmte Reize, kurze Zeit (meist zwischen 100 und 300 Millisekunden), nachdem ein solcher Reiz auftrat. Solche positiven und negativen Potenziale werden mit bestimmten Aspekten der Informationsverarbeitung in Verbindung gebracht. Im Vergleich zur «gewöhnlichen» EEG-Aktivität haben die EKPs sehr niedrige Amplituden, und daher müssen Reize wiederholt präsentiert werden. Wenn man viele EKPs nach einem bestimmten Reiz mittelt, wird das «Rauschen», das heißt, die Zufallsschwankungen der generellen elektrischen Aktivität, herausgefiltert, und charakteristische positive oder negative Potenziale, die durch einen gegebenen Reiz hervorgerufen werden, können aufgedeckt werden.

EEG und MRT werden eingesetzt, um kurzfristige Veränderungen in der Gehirnaktivität während der Meditation aufzuzeigen oder Veränderungen, die durch die Präsentation eines bestimmten Reizes erzeugt werden. Durch beide Verfahren lassen sich auch langfristige stabile Unterschiede zwischen Meditierenden und Nicht-Meditierenden feststellen. Die kurzfristigen Effekte werden *Zustandseffekte* (*state*-effects) genannt, die langfristigen heißen Merkmalseffekte (*trait* effects). Natürlich können Merkmals- und Zustandsmessungen nicht sauber voneinander getrennt werden, weil Merkmale Zustände beeinflussen können und umgekehrt. Wenn beispielsweise Meditierende als ein Resultat ihrer Praxis eine gelassenere Haltung gegenüber den Widrigkeiten des Alltags entwickelt haben (Merkmalseffekt), so sollte dies ihre Reaktion auf unangenehme Reize beeinflussen (Zustandseffekt) – die beobachtete Gehirnaktivität mag eine Mischung aus beiden Effekten sein. Umgekehrt, wenn sich die Gehirnaktivität durch wiederholtes Meditieren immer wieder kurzfristig verändert (viele Zustandseffekte), hat dies vermutlich einen langfristigen (Merkmals-)Effekt. Im Folgenden gebe ich Ihnen einen kurzen Überblick darüber, was wir gegenwärtig über durch Meditation verursachte Zustands- und Merkmalseffekte im Gehirn wissen.

MRT und fMRT

Die Magnetresonanztomographie (MRT) produziert dreidimensionale Bilder von Gehirnstrukturen und Gehirnprozessen. Dazu liegen die Probanden in einem Scanner, einer Röhre, in der sehr starke Magneten eingebaut sind. Die Technik beruht auf Folgendem: Wenn ein starkes Magnetfeld aktiviert und Funkwellen einer bestimmten Frequenz gesendet werden, reagieren Wasserstoffatome im Gehirn auf eine spezifische Weise, erzeugen eine «Resonanz» als Antwort. Aufgrund dieser Resonanz können dann mit Hilfe ausgeklügelter Mess- und Analysemethoden Gehirnstrukturen sichtbar gemacht werden. Wenn man MRT einsetzt, um Prozesse (statt Strukturen) im Gehirn sichtbar zu machen, wird das funktionelle Magnetresonanztomographie (fMRT) genannt. Im Vergleich zu EKPs (der EEG-Methode, um Gehirnprozesse, die durch einen bestimmten Reiz ausgelöst werden, aufzuzeichnen – siehe Kasten «EEG und EKP»), die sehr schnell auftreten, nachdem ein Reiz präsentiert wurde, benötigen fMRT-Reaktionen etwas Zeit, weil sie vom zerebralen Blutstrom abhängen und die Durchblutung natürlich deutlich langsamer zunimmt, als elektrische Aktivität sich ausbreitet. Für die Messung von Gehirnaktivitäten mittels fMRT macht man sich zunutze, dass sauerstoffreiche (oxigenierte) und sauerstoffarme (desoxigenierte) rote Blutkörperchen unterschiedlich starke Signale liefern. Wenn nun durch einen Reiz eine bestimmte Gehirnregion aktiviert wird und damit der Stoffwechsel dort ansteigt, erhöht sich die Konzentration von sauerstoffreichem Blut an dieser Stelle im Gehirn. Das kann man dann mittels fMRT im sogenannten BOLD-Kontrast (von Blood Oxigenation Level Dependent) sichtbar machen. Folglich lassen sich mit fMRT im Gegensatz zu EKPs exakte Informationen darüber bekommen, wo im Gehirn Aktivitäten nach einer Reizpräsentation auftreten. Allerdings sind nach der Messung mehrere Analyseschritte notwendig, bevor die recht eindrucksvollen farbigen Bilder auf dem Computerbildschirm erscheinen. Da es bei diesen Schritten oft mehrere Möglichkeiten gibt, die Analyse durchzuführen, sind die endgültigen Ergebnisse manchmal mit Vorsicht zu interpretieren. Eine größere Interpretationssicherheit bietet die Durchführung sogenannter ALE-(Activation Likelihood Estimation)-Metaanalysen. Das sind keine Metaanalysen im herkömmlichen Sinn, bei denen Populationseffekte geschätzt werden, sondern Verfahren zum Auffinden von Effekten. Bei dieser Analyseform bezieht man immer mehrere Studien zu einer bestimmten Fragestellung ein und analysiert, mit welcher Wahrscheinlichkeit (likelihood) bestimmte Gehirnareale über die Studien hinweg durch einen bestimmten Reiz oder beim Bearbeiten einer bestimmten Aufgabe aktiviert werden. Dabei wird das Gehirn anhand eines dreidimensionalen Koordinatensystems in sogenannte Voxel eingeteilt, die man sich wie dreidimensionale Pixel vorstellen kann. Für jedes der (sehr vielen!) Voxel wird dann geprüft, ob sie durch die beim fMRT benutzten Reize oder Aufgaben aktiviert wurden. Wenn man über mehrere Studien hinweg entsprechende Aktivierungen in aus vielen Voxeln bestehenden Arealen identifiziert hat, lassen sich für diese Areale gezielt die Unterschiede für die Stärke der entsprechenden BOLD-Signale berechnen. Aus diesen Unterschieden kann man dann Effektgrößen berechnen und damit eine Metaanalyse durchführen.[32]

Kurzfristige Auswirkungen: Zustandseffekte

Was geschieht während der Meditation im Gehirn? In einer frühen Zusammenfassung beschreibt der britische Meditationsforscher Michael West typische Veränderungen im EEG bei Zen-Meditierenden und Praktizierenden der Transzendentalen Meditation: Zu Beginn einer Meditationssitzung steigt die Amplitude von Alpha-Wellen und ihre Frequenz verlangsamt sich. Sogar *Theta*-Wellen (4–7 Hz), die gewöhnlich auftreten, bevor man in den Schlaf fällt, können bei fortgeschrittenen Meditierenden (besonders Zen-Meistern), die trotzdem völlig wach sind, beobachtet werden. In tieferen Abschnitten der Meditation gibt es Phasen mit schnellen Beta- und Gamma-Wellen (20 bis 40 Hz), die im Gegensatz zum normalen wachen Zustand über verschiedene Gehirnregionen hinweg synchronisiert sind, was als Zeichen extrem stabiler Konzentration und Wachheit gilt.

Diese frühen Befunde wurden in späteren umfangreicheren Zusammenfassungen bestätigt: Während der Meditation zeigen sich erhöhte Amplituden in den Theta- und Alpha-Bereichen mit einer generellen Verlangsamung (z. B. herrschen niedrigere Frequenzen im Alpha-Bereich vor) und einer erhöhten Synchronizität (mehr Einklang über verschiedene Gehirnregionen hinweg). Außerdem treten Gamma-Wellen mit erhöhter Wahrscheinlichkeit auf. Diese Effekte können als Anzeichen zunehmender Entspannung interpretiert werden, die dennoch (für gewöhnlich) nicht Hand in Hand geht mit zunehmender Schläfrigkeit, sondern im Gegenteil mit erhöhter Aufmerksamkeit und Konzentration. Manche Forscher bringen ausgeprägte Gamma-Wellen mit mystischen Erfahrungen in Verbindung.[33]

Zustands-EKP-Effekte erhält man für gewöhnlich dadurch, dass die ausgelösten Potenziale während der Meditation mit denen vor oder nach der Meditation verglichen werden. Man lässt also erfahrene Meditierende beispielsweise bestimmte Geräusche hören: zuerst, wenn sie gerade meditieren, und dann, wenn sie das nicht tun, und vergleicht die entsprechenden EKPs. Es gibt solide Hinweise darauf, dass auditive Reize während der Meditation anders verarbeitet werden und die Sensibilität für Töne erhöht ist.

Diese Effekte waren größer bei erfahrenen Meditierenden (ein Merkmalseffekt!). Sie könnten die gehirnphysiologische Begleiterscheinung dafür sein, dass das automatisierte Reagieren auf Reize, beispielsweise mit Ärger, während des Meditierens verringert ist. Und zusätzlich auch dafür, dass Reize, die für eine gerade durchgeführte Aufgabe irrelevant sind, weniger Aufmerksamkeit auf sich ziehen.

In einer kürzlich erschienenen Studie von Forschern an der Sapienza-Universität in Rom wurde mit Hilfe der sogenannten ALE-Metaanalyse (siehe Kasten «MRT und fMRT») ein Großteil der bisherigen Studien zusammengefasst. Die Autoren verglichen zum einen fMRT-Signale von Meditierenden während und außerhalb der Meditation und zum anderen die Signale für Meditierende und Nicht-Meditierende. Sie fanden heraus, dass eine Vielzahl von Arealen durch das Meditieren beeinflusst wurde. Diese Areale bringt man in der Forschung mit folgenden Fähigkeiten in Verbindung: der Verarbeitung von selbstrelevanter Information, Selbstregulierung, fokussiertem Problemlösen, adaptivem Verhalten, Wahrnehmung innerer Prozesse und Selbstreflexion. In einer weiteren ALE-Metaanalyse verglichen Forscher verschiedener italienischer Universitäten die Auswirkungen von buddhistischen und hinduistischen Meditationstechniken auf fMRT-Maße. Sie fanden Indizien dafür, dass buddhistische Meditationstechniken eher Veränderungen in der Aktivierung der Frontalhirnregion erzeugten, während hinduistische Techniken sich eher auf den hinteren Temporal- und Parietallappen auswirkten. Ersteres verbanden sie mit erhöhten Aufmerksamkeitsleistungen und Letzteres mit der erhöhten Fähigkeit, sich zu versenken (Absorptionsfähigkeit).

Vor kurzem hat eine Gruppe von Forschern um Kieran Fox von der University of British Columbia in Vancouver, an der auch ich beteiligt war, in einer Metaanalyse Zustandseffekte zusammengefasst, die in 78 fMRT-Studien entdeckt worden waren. In diesen Untersuchungen maß man bei langjährig Meditierenden die Reaktion des Gehirns auf verschiedene Reize: einmal während und einmal außerhalb der Meditation. Wenn das Meditieren sich nun auf Prozesse in einer bestimmten Gehirnregion auswirkt, sollte man dort Unterschiede in den beiden fMRT-Signalen sehen. Die relevanten Studien wurden grob nach verschiedenen (vorherrschenden) Techniken aufgeteilt, die die Meditierenden praktizierten. Die vier wichtigsten waren «fokussierte Aufmerksamkeit», «offenes Gewahrsein», «Mitgefühl- oder Liebende-Güte-Meditation» und «Mantra-Meditation».

Die Meditierenden praktizierten ihren Meditationsstil, während sie im Scanner lagen. Tatsächlich fanden sich unterschiedliche Aktivierungsmuster bei verschiedenen Meditationsarten. Die Praxis «fokussierter Aufmerksamkeit» produzierte eine höhere Aktivität in Gehirnregionen, die üblicherweise mit der kognitiven Kontrolle und der willentlichen Regulierung der Aufmerksamkeit in Verbindung gebracht werden, ebenso wie eine geringere Aktivität in Regionen, die eine Rolle beim Gedankenwandern (Mindwandering) spielen.

«Offenes Gewahrsein» zeigte hingegen eine deutlich höhere Aktivierung in Regionen, die mit der willentlichen Regulierung von Gedanken und Handlungen verbunden sind, und eine verminderte Aktivierung in Regionen, die mit Gedanken über sich selbst in Verbindung gebracht werden.

Bei Praktizierenden der «Liebende-Güte-Meditation» wiederum

waren Regionen aktiv, die mit dem Bewusstsein von körperlichen Empfindungen und Gefühlen zusammenhängen.

Und Meditierende, die «Mantra-Meditation» praktizierten, wiesen eine erhöhte Aktivität in Regionen auf, die mit dem Planen und Ausführen von willentlicher motorischer Aktivität, sowie in Regionen, die mit visueller Verarbeitung und dem Vorstellungsvermögen verbunden sind.

Die einzige Region, die bei allen Meditationsarten gleichermaßen aktiviert war, ist eine Region, die als *Insula* (siehe Abbildung 2.8) bezeichnet wird. Aktivierungen in der Insula verbindet man für gewöhnlich mit Körperkontrolle, Atembewusstsein und elementarer metakognitiver Beobachtung (d. h. der Beobachtung des eigenen Denkens). Alles in allem deuten die fMRT-Studien darauf hin, dass es einen – möglicherweise deutlichen – Unterschied macht, welche Meditationstechnik praktiziert wird.[34]

Langfristige Auswirkungen: Merkmalseffekte

Wie unterscheiden sich Meditierende von Nicht-Meditierenden in Hinblick auf langfristige Veränderungen im Gehirn, die sich möglicherweise auf das tägliche Leben auswirken? Bisher entdeckte EEG-Merkmalseffekte sind ziemlich vielfältig und nicht leicht zu interpretieren. Ähnlich wie bei den Zustandseffekten scheinen Meditierende auch außerhalb der Meditation höhere Amplituden in Theta- und Alpha-Bereichen und niedrigere Frequenzen im Alpha-Bereich zu haben. EKP-Studien kamen zu Ergebnissen, die möglicherweise Veränderungen in der Aufteilung der Aufmerksamkeitsressourcen widerspiegeln. In der letzten Zeit sind weniger Forschungen zum Zusammenhang von EEG / EKP und Meditation unternommen worden, vermutlich, weil die Befunde doch etwas «unscharf» sind.

Das Bild, das aus MRT-Studien hervorgeht, ist informativer. Eine

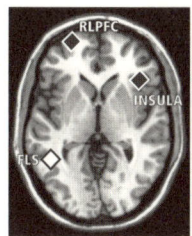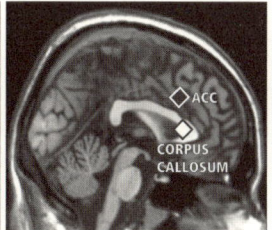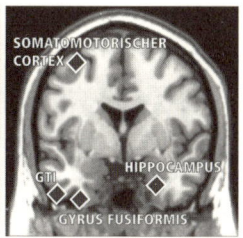

Abbildung 2.8 *Gehirnregionen, in denen konsistente Unterschiede zwischen Meditierenden und Nicht-Meditierenden gefunden wurden. Schwarze Rauten: Regionen der grauen Substanz; weiße Rauten: Leitungsbahnen der weißen Substanz. ACC: anteriorer cingulärer Cortex; FLS: Fasciculus longitudinalis superior (oberes Längsbündel); GTI: Gyrus temporalis inferior (untere Schläfenlappenwindungen); RLPFC: rostrolateraler präfrontaler Cortex (vorderster Teil des präfrontalen Cortex).*

neuere Metaanalyse unter Federführung von Kieran Fox hat langfristigere Meditationseffekte in den Gehirnen von Meditierenden zusammengefasst. Dazu sammelten die Autoren Studien, in denen die Gehirnstrukturen von Meditierenden und Nicht-Meditierenden, die wichtige Merkmale (z. B. Alter, Geschlecht, Gesundheitsstatus, Bildungsniveau) gemeinsam hatten, miteinander verglichen worden waren. Im Gegensatz zu den oben angeführten fMRT-Studien haben die Meditierenden während der MRT-Messungen *nicht* meditiert. Zunächst wurde eine ALE-Metaanalyse durchgeführt (siehe Kasten «MRT und fMRT»). Dabei suchten die Forscher nach Gehirnstrukturen, in denen sich Meditierende und vergleichbare Nicht-Meditierende in mindestens drei Studien eindeutig unterschieden.

Abbildung 2.8 zeigt die hauptsächlichen Ergebnisse.[35] Mittelgroße Effekte, das heißt, Unterschiede zwischen Meditierenden und Nicht-Meditierenden, wurden durchgehend festgestellt für neun Regionen, zwei für Leitungsbahnen (weiße Substanz – die weißen Rauten in der Abbildung) und sieben für Regionen der grauen Substanz (schwarze Rauten). Die Regionen der grauen Substanz sind überwiegend zuständig für Informationsverarbeitung und Denken, während die Leitungsbahnen der weißen Substanz überwiegend der Kommunikation zwischen den Gehirnregionen dienen. Diese Ergebnisse decken sich weitgehend mit der eher beschreibenden Zusammenfassung von MRT-Studien der Forscher an der Sapienza-Universität in Rom.[36]

Die Autoren argumentieren, dass die in Abbildung 2.8 bezeichneten Regionen psychologischen Merkmalen oder Prozessen zugeordnet werden können. Beispielsweise zeigen die entsprechenden Teile des frontalen Cortex (RLPFC: rostrolateraler präfrontaler Cortex) möglicherweise gesteigertes Metabewusstsein, also ein bewusstes Reflektieren der eigenen Handlungen, nach ausgedehnter Meditationspraxis.

Die Insula und der somatomotorische Cortex können dem Körperbewusstsein zugeordnet werden. Veränderungen im Hippocampus könnten Unterschiede in den Gedächtnisfähigkeiten anzeigen. Vom anterioren cingulären Cortex (ACC) weiß man, dass er mit der Regulation von Emotionen zu tun hat, und GTI und Gyrus fusiformis werden manchmal mit mystischen Erfahrungen in Verbindung gebracht.

Der FLS (das obere Längsbündel) verbindet den Frontallappen mit Teilen des Schläfenlappens und des Okzipitallappens und dient als Verbindung zwischen sensorischem und motorischem Sprachzentrum; das Corpus callosum verbindet die beiden Gehirnhälften. Durch Meditation wird vermutlich sowohl die inner- als auch die zwischenhemisphärische Kommunikation positiv beeinflusst. Alles in allem deuten die Ergebnisse dieser Metaanalyse darauf hin, dass Meditation tatsächlich lang anhaltende Veränderungen im Gehirn hervorruft.

Meditation und Gehirnalterung

Äußerst interessante Befunde zu den Auswirkungen von Meditation auf das Gehirn beziehen sich auf dessen Alterung. Wie stellt man Alterung im Gehirn fest? Mit fortschreitendem Alter nehmen sowohl die strukturelle Integrität der weißen Substanz als auch die Masse der grauen Substanz immer mehr ab. Die derzeit verfügbaren Ergebnisse legen nahe, dass Meditation die Geschwindigkeit dieses «Abnutzungsprozesses» verringern kann. Das gilt für die Verringerung der Verbindungen zwischen den einzelnen Gehirnteilen (weiße Substanz) wie für die Areale im Neocortex (graue Substanz). Das «Gehirnalter» lässt sich aber auch bestimmen, indem ein mittels MRT erfasstes Gehirn damit verglichen wird, wie sich Gehirne üblicherweise durch den Alterungsprozess verändern. In welchen Aspekten sich Gehirne verändern, ist angesichts der Komplexität unserer Gehirnstrukturen schwer festzustellen, aber es ist möglich, mit Hilfe von «intelligenten» selbstlernenden Computerprogrammen (maschinelles Lernen) einen Altersgradienten für Gehirne zu entwickeln. Hierbei gibt man dem Lern-Algorithmus viele MRT-Abbildungen von Gehirnen jeden Alters vor. Das Programm lernt dann, welche Bestandteile oder Kombinationen von Bestandteilen des Gehirns mit dem Alter hoch assoziiert sind. Das Schwierige beim maschinellen Lernen ist, dass ein menschlicher Betrachter nicht genau sagen kann, welche Informationen das Computerprogramm für das Herstellen des Zusammenhangs zwischen Alter und Gehirnstrukturen benutzt hat, aber die bisherigen Ergebnisse mit einem von dem Jenaer Neurowissenschaftler Christian Gaser entwickelten Algorithmus weisen darauf hin, dass es ziemlich gut funktioniert. Wissenschaftler aus den USA und Australien sowie an den Universitäten Marburg und Gießen um Ulrich Ott und Jens Sommer haben nun vor kurzem diesen Algorithmus unabhängig voneinander für die Meditationsforschung benutzt.

In der US-australischen Studie konnte beispielsweise beobachtet werden, dass die Gehirne von 50-jährigen Meditierenden im Durchschnitt als 7,5 Jahre jünger eingeschätzt wurden als die der vergleichbaren Kontrollgruppe. In beiden Studien wurde ein deutlicher Zusammenhang zwischen der Dauer der Meditationspraxis und der Abweichung vom «Normalalter» (Gehirn jünger als dem Alter entsprechend) gefunden. Diese Ergebnisse zum Einfluss der Meditation auf die Gehirnalterung decken sich mit Studien, in denen psychologische Alterungsprozesse untersucht wurden.[37]

Es gibt in neuester Zeit noch einen anderen Hinweis darauf, dass Meditation das Leben verlängern könnte, und der hängt mit den sogenannten Telomeren zusammen. Telomere sitzen an den Enden unserer Chromosomen und verkürzen sich über die Jahre hinweg. Je kürzer diese Telomere, desto höher ist die Wahrscheinlichkeit, an altersbedingten Krankheiten zu leiden und frühzeitig zu sterben. Man weiß mittlerweile aber auch, dass der Verkürzungsprozess der Telomere durch den Lebensstil beeinflusst werden kann und eine gesunde Lebensführung ihn verlangsamt. Deswegen wird seit einigen Jahren auch der Einfluss von Meditation auf die Telomerlänge untersucht, und der Befund in den bisherigen Studien ist relativ deutlich: Meditation bremst die Telomerverkürzung. Eine mögliche Erklärung dafür könnte sein, dass Meditierende lernen, sich auch unangenehmen Ereignissen und Erlebnissen auszusetzen und damit verständnisvoll umzugehen, und so weniger stressanfällig sind.[38]

Auswirkungen von Meditation auf das Gehirn: Das Wichtigste in Kürze

Die oben dargestellten Ergebnisse zeigen: Meditation wirkt sich sowohl auf Gehirnprozesse als auch auf Gehirnstrukturen aus. Aber Gehirneffekte sind allein nicht aussagekräftig – sie bedürfen immer einer (psychologischen) Interpretation. Es besteht ein *Zuordnungsproblem*: Wie hängen Gehirnprozesse und -strukturen mit psychologischen Zuständen und Merkmalen zusammen? Solche Interpretationen (Was bedeutet es z. B., wenn Gamma-Wellen während der Meditation ausgeprägter sind oder wenn Meditierende eine massereichere Insula haben?) sind gebunden an empirische Erkenntnisse aus anderen Forschungsbereichen und an Theorien über die Funktionsweise des Gehirns. Die Theorien darüber, was Gehirnprozesse und -strukturen psychologisch bedeuten, haben sich im Laufe der Zeit verändert, und Experten sind immer noch weit entfernt von einer Übereinstimmung. Allerdings «passen» die von den Hirnforschern gefundenen Effekte von Meditation auf das Gehirn zu den weiter oben diskutierten psychologischen Effekten, die sowohl bei Gesunden als auch bei Patienten festgestellt wurden.

Selbst wenn das Zuordnungsproblem gelöst werden könnte, bliebe noch das Problem *alternativer Erklärungen*. Auch wenn die Teilnehmer, nämlich Meditierende und Nicht-Meditierende, in den entsprechenden Studien nach Geschlecht, Alter, Beruf etc. miteinander übereinstimmen, könnte es immer noch sein, dass die, die meditieren, sich von vorneherein von denen, die nicht meditieren, unterscheiden. Und dieser Unterschied hat sie möglicherweise überhaupt erst zur Meditation gebracht. Dann würden die «Effekte von Meditation» diese bereits im Vorhinein bestehenden Unterschiede zwischen Meditierenden und Nicht-Meditierenden widerspiegeln. Eine andere Frage, die bisher weitgehend unbeantwortet bleibt, lautet: «Sind diese Effekte spezifisch für Meditation?» Was würde z. B. geschehen, wenn Gehirn-Wellen von Menschen verglichen würden, bevor und nachdem sie ein angenehmes Bad genommen oder schöner Musik gelauscht oder sich mit einer geistig anspruchsvollen Aufgabe beschäftigt haben? Würden ähnliche Veränderungen in Gehirnstrukturen auch festgestellt werden, wenn Menschen, statt zu meditieren, ein bestimmtes Musikinstrument lernen, eine bestimmte Sportart ausüben oder häufig Schach spielen? Bisher scheint es keine Vergleichsstudien zu Fragen dieser Art zu geben.

Meine Zusammenfassung lautet also: Meditierenden ins Gehirn zu schauen ist ein vielversprechender Weg, mehr darüber herauszufinden, wie Meditation funktioniert, aber wirklicher Fortschritt wird davon abhängen, wie gut Hirnforschung zukünftig mit psychologischer Forschung zusammengebracht wird und wie gut die (heutzutage nur teilweise existierenden) Theorien über Meditation sein werden (siehe das nächste Kapitel). Gegenwärtig dreht es sich in der Gehirnforschung hauptsächlich nur um die Frage: «Wo im Gehirn könnten unter welchen Bedingungen welche Effekte von Meditation festgestellt werden?»[39]

Die Wirkungen von Meditation: Der aktuelle Stand

In diesem Kapitel habe ich nur einen Bruchteil der derzeit vorhandenen Befunde zu den Auswirkungen von Meditation detaillierter vorgestellt. Jedoch dürfte das Bild ziemlich repräsentativ für die gegenwärtige Forschungslage sein. Wenn die vielen Wenn und Aber, die es natürlich gibt, im Hintergrund bleiben, kann man die zentralen Ergebnisse etwas vereinfacht in den folgenden Aussagen zusammenfassen.

Meditation wirkt generell positiv: Die vorliegenden Forschungsergebnisse deuten darauf hin, dass Meditation sowohl bei Gesunden als auch bei Kranken relativ «breit» wirkt – im Grunde auf alle Aspekte menschlichen Erlebens und Verhaltens, die sich in ein Positiv-Negativ-Schema einordnen lassen (siehe Abbildungen

2.3, 2.5 und 2.7). Aus verständlichen Gründen wurden in Studien mit Kranken hauptsächlich Aspekte betrachtet, die mit der Erkrankung verbunden sind. Bei den Studien mit Gesunden hingegen zeigt sich eine äußerst vielfältige Palette von positiven Wirkungen. Dass die Effekte von Meditation so breit gestreut sind, passt zu den Forschungsergebnissen über die Auswirkungen von Meditation auf das Gehirn. Auch hier beschränken sich die Wirkungen nicht auf einzelne Areale, sondern finden sich in vielen Bereichen des Gehirns.

Meditation scheint sich stärker auf (negative) emotionale als auf kognitive Aspekte auszuwirken: Wenn man sich die Effektstärken in den unterschiedlichen Metaanalysen ansieht, wird deutlich, dass Meditation am meisten Angst und negative Emotionen reduziert. Dies gilt für alle Analysen, bei denen Meditierende mit unspezifischen Kontrollgruppen verglichen wurden, und sowohl für Gesunde als auch für Kranke. Effekte für die Zunahme positiver Emotionen und Stimmungen fallen generell kleiner aus. Der niedrigere Effekt bei Depressionen passt zu diesen Ergebnissen, weil Depression eher mit Stimmungseinengung oder sogar bei einer schweren Depression dem «Gefühl der Gefühllosigkeit» verbunden ist, also mit der Abwesenheit von Gefühlen. In der Metaanalyse mit den gesunden Teilnehmern (Abbildung 2.3) ergab sich, dass die Wirkung von Meditation auf kognitive Aspekte, zu denen beispielsweise die Emotionsregulation zählt, deutlich kleiner ist als die auf negative Emotionen. Leider sagt das nichts über mögliche Wirkmechanismen aus. Gedanken und Gefühle beeinflussen sich gegenseitig, und derzeit fehlt ein gut begründetes theoretisches Modell, das spezifische Vermutungen über die Zusammenhänge bei den Wirkungen von Meditation erlauben würde.

Meditation eignet sich vermutlich eher als Prophylaxe und nicht so sehr als Therapie. Es fällt auf, dass die Wirkungen von Meditation bei Kranken – in den vergleichbaren gemessenen Aspekten – immer kleiner sind als bei Gesunden, selbst wenn man nur Kontrollgruppen mit einbezieht, die keine spezifische Behandlung bekamen. In den Studien mit Kranken sind die Wirkungen von Meditation in etwa vergleichbar mit denen der herkömmlichen Therapieformen. Der therapeutische Einsatz von Meditation sollte weiter untersucht werden, vielleicht entdeckt man ja spezifische Wirkungen. Bei manchen psychischen Erkrankungen scheint Meditation nicht ratsam zu sein. Und sicher gibt es auch Patienten, die nicht an Meditation interessiert sind. Meditation bietet also keinen vollwertigen Ersatz für Psychotherapie, lässt sich aber in vielen Fällen als zusätzliche Maßnahme einsetzen. Angesichts der offensichtlich höheren Wirksamkeit von Meditation bei Gesunden empfiehlt es sich, Meditation als prophylaktische Maßnahme zu nutzen, um die mögliche Entstehung psychischer Probleme zu vermindern.

Meditation ist *nicht* nur eine besondere Form von Entspannungstraining. Bisher wurde Meditation häufig als eine besondere Form von Entspannungstraining betrachtet. Diese Sichtweise ist überholt. Viele Formen der Meditation bringen sicherlich eine gewisse Entspannung, aber die Vergleiche von Meditation und Entspannungstrainings bei Gesunden zeigen, dass darüber hinaus bei der Meditation weitere Mechanismen eine Rolle spielen müssen. Überdies ergaben die Ergebnisse einiger neuerer Studien, dass manche Formen von Meditation keineswegs entspannend wirken. Auch die alten indischen theoretischen Ansätze zur Wirkung von Meditation erwähnen *keine* explizit entspannende Wirkung (siehe nächstes Kapitel).

Unterschiedliche Meditationstechniken wirken tendenziell unterschiedlich. Trotz der universell positiven Wirkungen findet man auch Unterschiede in den Effekten bei den verschiedenen Arten von Meditation, was nicht überrascht. Bisher kann man allerdings nur wenige einigermaßen abgesicherte Aussagen machen. Bei vielen Aspekten scheinen die positiven Wirkungen stärker zu sein, wenn Meditation, oder genauer Achtsamkeitsmeditation, mit Körperübungen kombiniert wird, außer es geht darum, die Achtsamkeit selbst zu erhöhen. Es gibt einige Indizien dafür, dass Mantra-Meditation einen etwas höheren Effekt bei der Angstreduktion erzielt, oder dass die tibetische Vajrayana-Meditation *nicht* zu einem Entspannungszustand, sondern zu größerer Wachheit führt.

Die Wirkungen von Meditation sind *nicht* theoretisch abgesichert. Bei der Beschreibung der Ergebnisse wurde das vielleicht nicht so deutlich, aber die meisten Studien haben kaum eine theoretische Grundlage. Wenn beispielsweise bei einer Studie die Wirkung von Meditation bei Angstpatienten untersucht und festgestellt wird, dass sich die Angst vermindert, so wird jedoch kaum eine Begründung geliefert, *warum* Meditation die Angst vermindert und welche Mechanismen und Prozesse das verursachen. Ein Hinweis für diese Theoriearmut ist die schiere Vielfalt von Aspekten menschlichen Erlebens und Verhaltens, die bisher in Meditationsstudien, vor allem mit gesunden Teilnehmern, untersucht wurde. Gute Theorien machen sehr präzise Vorhersagen, die sich normalerweise nur auf wenige inhaltliche Bereiche beziehen: Man müsste also erwarten, dass nicht alles Mögliche – wie tatsächlich geschehen –, sondern nur wenige Aspekte menschlichen Erlebens und Verhaltens theoretisch begründet untersucht werden. Wenn es aber, wie in diesem Kapitel beschrieben und eher aus der (Theorie-)Not geboren, tatsächlich eine solch große Bandbreite positiver Auswirkungen gibt, dann müsste eine gute Theorie der Meditation auch entsprechende Vorhersagen machen. Und tatsächlich tun das einige alte indische Theorien, wie wir im nächsten Kapitel sehen werden.

Kapitel 3:
Warum und wie wirkt Meditation?

Wenn ich Vorträge zum Stand der Meditationsforschung halte und erfahrene Meditierende in der Zuhörerschaft sind, kommt irgendwann im Verlauf der Diskussion fast immer eine Bemerkung wie: «Das ist ja ganz interessant, was ihr Wissenschaftler so macht, aber eigentlich ist es nicht notwendig – ich habe an mir selbst erfahren, dass Meditation wirkt, wozu brauche ich da noch die Wissenschaft?» In dieser Bemerkung stecken zwei Annahmen: 1. Die Wissenschaft ist etwas Separates, das mit Meditation wenig oder nichts zu hat, und 2. Wissenschaftliche Erkenntnisse sind nicht bedeutsam für Meditierende. Was ist dran an diesen Behauptungen? Sicher, wenn Meditation wirkt, dann tut sie das auch, ohne dass wissenschaftliche Abhandlungen darüber geschrieben werden müssten. Aber: Theorien sind notwendig, um Prozesse und Zusammenhänge, die man beobachten kann, wirklich zu verstehen und präzise Vorhersagen machen zu können. Und: Die zwei Annahmen stimmen nicht, sondern beruhen auf einem weit verbreiteten Missverständnis darüber, was Wissenschaft ist. Sehen wir uns zunächst die erste Behauptung an. Ist Wissenschaft wirklich abgetrennt vom Alltagsleben? Wissenschaftler haben im Grunde dasselbe Ziel wie Laien: Sie wollen verstehen, wie die Welt «funktioniert». Der zentrale Unterschied zwischen ihnen liegt darin, mit welchen Methoden sie das versuchen und wie präzise ihre Fragen und ihre Erklärungen oder Theorien sind. Ich nehme an, dass auch die meisten Meditierenden daran interessiert sind, sich selbst zu verstehen. Wenn das stimmt, sind Meditierende selbst Wissenschaftler, die in jeder Meditationssitzung ihr eigenes Erleben und

Verhalten studieren, ohne sich vermutlich ihrer wissenschaftlichen Tätigkeit bewusst zu sein. Einige Studien, die untersuchten, wie präzise Menschen sich selbst beobachten können, zeigten, dass die Fähigkeit zur Introspektion im Durchschnitt bei Meditierenden stärker ausgeprägt ist: Meditieren ist also eine systematische Methode, um sich selbst besser kennenzulernen, oder, pointiert ausgedrückt: Meditieren heißt, Wissenschaft zu betreiben.[1]

Wie sollten vor über zweitausend Jahren die indischen Weisen, wie etwa der Buddha, zu ihren Einsichten gekommen sein, wenn sie nicht bei ihrer Innenschau außergewöhnliche Prozesse und Zustände wahrgenommen und interpretiert hätten?[2] Das gilt genauso für die aktuelle Meditationsforschung: Die Erfahrungen und Einsichten erfahrener Meditierender können und sollten auch heutzutage eine Grundlage für eine solide Theorienbildung zu den Wirkmechanismen von Meditation bilden. Wissenschaft und Meditieren haben sehr wohl etwas miteinander zu tun.

Zur zweiten Annahme: Kann es, falls Sie selbst meditieren, für Ihre eigene Meditationspraxis wichtig und nützlich sein, mehr über die wissenschaftlichen Erkenntnisse der Meditationsforschung zu wissen? Ich glaube schon. Es könnte ja sein, dass Sie Wirkungen von Ihrer Meditationspraxis erwarten, die nie zustande kommen werden; oder es treten welche auf, die Sie nicht erwartet haben und vielleicht nicht möchten (darüber mehr im nächsten Kapitel). Vielleicht wollen Sie zudem wissen, in welchen Bereichen Meditation besonders starke Wirkungen erzielt und welche Meditationstechnik bei Ihnen selbst am besten wirken würde? Wenn Sie (noch) nicht meditieren, können die Erkenntnisse der Wissenschaft auf jeden Fall eine solide Entscheidungsgrundlage dafür sein, ob Sie damit anfangen wollen oder nicht, und vielleicht dafür, welche Art von Meditation Sie lernen möchten.[3] Außerdem stecken, wie wir gleich sehen werden, zumindest in den indischen

Theorien Vorhersagen, die unser konventionelles Weltbild deutlich erweitern können. Die meisten Wissenschaftler und viele Laien werden vermutlich nicht so sehr durch praktische Erwägungen, sondern durch die pure Neugierde angetrieben: Es ist einfach spannend herauszufinden, wie und warum Meditation wirkt. Denn daran, dass Meditation tatsächlich wirkt, kann es angesichts der in Kapitel 2 zusammengefassten Forschungsergebnisse kaum mehr Zweifel geben.

In diesem Kapitel werde ich einen Überblick über die Theorien der Meditation geben. Tatsächlich existiert bislang keine allgemein anerkannte Theorie, und die meisten der bisherigen Studien wurden mehr oder weniger ohne theoretischen Hintergrund durchgeführt. Möglicherweise wird es wegen der Vielfältigkeit der Meditationstechniken eine einzige Theorie der Meditation nie geben. Trotzdem haben einige westliche Wissenschaftler zu erklären versucht, wie *die* Meditation funktioniert. Die meisten dieser Versuche beziehen sich allerdings ausschließlich auf das, was in der Literatur als *Achtsamkeitsmeditation* bezeichnet wird (siehe Kapitel 1). Die unter dieser Bezeichnung zusammengefassten Meditationstechniken werden hauptsächlich zu säkularen Zwecken benutzt, also dazu, Ängste zu vermindern, Depressionen zu lindern, Schmerzen erträglicher zu machen, besser mit unangenehmen Gefühlen umzugehen oder Leistung und Arbeitskraft zu steigern. Im Gegensatz dazu ist Meditation in den ursprünglichen indischen Ansätzen ein Bestandteil eines umfassenden Lebensplans mit dem Ziel der «Befreiung», «Erleuchtung» oder «die Welt so zu sehen, wie sie wirklich ist». Viele Meditierende können sich vermutlich am ehesten mit einem Mittelweg zwischen diesen beiden Positionen anfreunden.

Ich stelle Ihnen zunächst zwei Theorien zur Meditation vor, die in zwei bedeutenden indischen Erklärungsansätzen stecken, einer aus dem Hinduismus und einer aus dem Buddhismus. Diese spirituellen Traditionen enthalten Meditation als wichtigen Bestandteil, gehen jedoch inhaltlich weit darüber hinaus. Danach werde ich die bisherigen westlichen Ansätze darstellen und am Ende eine Bewertung aller theoretischen Ansätze abgeben.

Indische Erklärungsansätze

Viele der Meditationsarten, die heute im Westen verbreitet sind, haben ihren Ursprung im alten Indien und werden schon in Schriften erwähnt, die mehrere tausend Jahre alt sind. Und diese antiken Schriften enthalten tatsächlich Theorien darüber, warum und wie Meditation wirkt. Was genau diese Theorien sagen, wollte ich in einem längeren Forschungsaufenthalt in Indien im Jahr 2004 herausfinden. Ich hatte auf Anraten von Matthijs Cornelissen, den ich schon im letzten Kapitel erwähnt habe, dem Vice-Chancellor der Pondicherry University in Südindien geschrieben und angefragt, ob ich mein Forschungsfreisemester dort verbringen und, wenn ja, ob er mir einen Experten auf dem Gebiet empfehlen könne. Glücklicherweise beantwortete er beides positiv, und so lernte ich K. Srinivas, einen Professor aus dem dortigen Institut für Philosophie kennen, mit dem ich seitdem zusammenarbeite.

Allerdings erwies sich die Aufgabe anfangs als ziemlich schwierig, und das aus verschiedenen Gründen. Zunächst einmal sind die ältesten indischen Schriften, die sogenannten Veden, mehr als dreitausend Jahre alt und in einer antiken Form der Sanskrit-Sprache geschrieben.[4] Außerdem sind viele der Texte keine Prosatexte, sondern Hymnen und stark kondensierte Aphorismen, deren Bedeutung bei einer wörtlichen Übersetzung auf den ersten Blick oft rätselhaft ist. Diese Vieldeutigkeit zieht sich auch durch die neueren Interpretationen der Veden, die häufig als philosophische Systeme bezeichnet werden. Als ich das erste Mal versucht habe, mir aus einigen (englischen) Lehrbüchern zur indischen Philosophie einen Überblick über diese philosophischen Systeme zu verschaffen, war mein Eindruck: das totale Durcheinander. Verschiedene Autoren haben die Originaltexte ganz unterschiedlich übersetzt und kommen auf den ersten Blick zu deutlich voneinander abweichenden Schlussfolgerungen. Nach einigen Gesprächen mit K. Srinivas lichtete sich bei mir der Nebel jedoch, und es traten tatsächlich große Gemeinsamkeiten über die verschiedenen Lehrbücher hinweg zutage.

Ein anderes Problem betrifft die Inhalte der Schriften. Ich war vor allem an empirisch überprüfbaren psychologischen Theorien interessiert. Solche Theorien sind in den Schriften zwar enthalten, müssen jedoch erst aus den religiösen und philosophischen Aussagen herausgelöst, also die Psychologie von der Religion und der Philosophie getrennt werden. Aus den psychologischen Theorien schließlich galt es die für eine Theorie der Meditation relevanten Anteile herauszufiltern. Auch das war schwierig, erwies sich jedoch als etwas leichter für die frühen buddhistischen Schriften als für die hinduistischen Quellen. Das liegt daran, dass die buddhistischen Schriften kaum religiöse und metaphysische Inhalte haben. Sie beziehen sich zwar auf die Veden, doch die Fachwelt betrachtet sie meist als Gegenreaktion darauf.[5]

Als Erstes beschreibe ich Ihnen eine hinduistische «Meditationstheorie», die sich aus dem philosophischen Yoga-System ableiten lässt, das sich auf das *Yogasutra* bezieht. Danach stelle ich Ihnen die «Meditationstheorie» vor, die auf dem sogenannten *Pali-Kanon*, der ältesten schriftlichen Fassung buddhistischer Texte, beruht. Diese beiden Theorien decken einen großen Teil der indischen Ansätze zur Erklärung der Wirkung von Meditation ab. Dabei werden Sie sehen, dass man Meditation in beiden Erklärungsansätzen nicht für sich betrachten kann, sondern sie jeweils in einen größeren Zusammenhang eingebettet ist.

Meditationstheorie im Yoga-System (HINDUISTISCH)

Am 30. 6. 1780 schreibt Johann Wolfgang von Goethe an Charlotte von Stein: «Aber freilich tausend Gedanken steigen in mir auf und ab. Meine Seele ist wie ein ewiges Feuerwerk ohne Rast.» Wir kennen wohl alle, was Goethe hier als «Feuerwerk ohne Rast» beschreibt. Dieses Feuerwerk zur Ruhe zu bringen, wird in den ersten Versen des *Yogasutra* als das Ziel des Yogaweges beschrieben.[6] Das Yogasutra, eine Sammlung von Aphorismen, die in vier Kapitel gegliedert ist, wird üblicherweise einem indischen Weisen mit Namen Patanjali zugeschrieben und bildet den zentralen Text des philosophischen Systems, das als Yoga bezeichnet wird.[7]

Ein Kernbestandteil des Yogasutra, zu finden im zweiten und dritten Kapitel, ist der achtgliedrige Yogapfad, auch bekannt unter den Bezeichnungen Raja Yoga (königlicher Yoga) oder Ashtanga Yoga (achtgliedriger Yoga). Dieser achtgliedrige Yogapfad enthält verschiedene Techniken, die man als Meditation bezeichnen kann. Vieles jedoch, was heutzutage als «Yoga» gilt, ist erst in neuerer Zeit entstanden.[8] Bevor ich näher auf diese Techniken und den Rest des achtgliedrigen Yogapfades eingehe, erläutere ich einige zentrale theoretische Aussagen des Yoga-Systems, die aus dem Partnersystem Samkhya stammen.[9] Die wichtigsten Aspekte des Samkhya sind in Abbildung 3.1 zusammengefasst. Diese Yoga-Theorie ist notwendig, um zu verstehen, was genau das Ziel des Yogapfades und somit auch der Meditation ist, die den zentralen Teil dieses Pfades ausmacht. Außerdem kann man damit illustrieren, was geschehen muss, um dieses Ziel zu erreichen.

Im Yoga besteht jede Person aus zwei Komponenten. Die

eine, *Prakriti* (der gesamte untere Teil in Abbildung 3.1), meist mit «Natur» übersetzt, ist materiell und die andere, *Purusha*, häufig als «reines Bewusstsein» übersetzt, ist nichtmateriell.

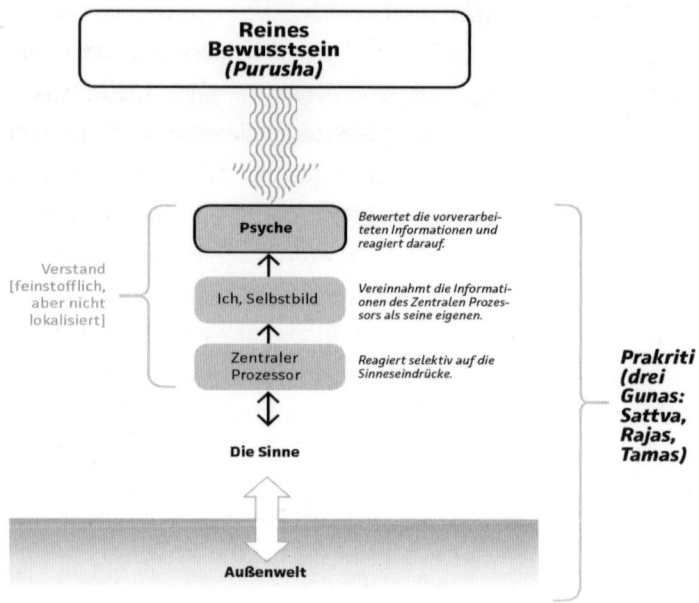

Abbildung 3.1 *Illustration der für eine Theorie der Meditation relevanten Teile der «Yoga-Theorie».*

Persönlichkeit und Informationsverarbeitung im Yoga

Sehen wir uns zunächst die materielle Komponente an. Jede Person wird gesehen als eine Mischung aus drei Qualitäten oder *Gunas*: *Sattva*, *Rajas* und *Tamas*. Dieses Persönlichkeitssystem ist für westliche Begriffe etwas ungewöhnlich. Es stellt vermutlich den Versuch der Urheber des Samkhya dar, charakterliche Unterschiede mit möglichst einfachen Prinzipien zu erklären. Mittlerweile wurden einige Fragebögen zu den drei Gunas entwickelt, und Studien, in denen diese Fragebögen benutzt wurden, zeigen zum Teil deutliche und plausible Zusammenhänge zwischen den «Mischungsverhältnissen» der Gunas und konventionellen psychologischen Messungen. Sattva wird oft mit «Klarheit» übersetzt, Rajas mit «Energie» und Tamas mit «Trägheit». Menschen mit einem hohen Anteil an Sattva haben laut dieser Theorie vorteilhafte Denkstile und Einstellungen, eine wohlmeinende innere Haltung anderen gegenüber, sind diszipliniert, ruhig und entspannt, verfügen über eine hohe Stresstoleranz und leben gesund. Wenn Rajas vorherrscht, hat die betreffende Person Probleme, sich zu entspannen, neigt zu Handlungen, die kurzzeitige Befriedigung bringen, jedoch langfristig möglicherweise ungünstig sind, tendiert dazu, ihre Energie zu verschwenden, und praktiziert eher einen ungesunden Lebensstil. Ein Vorherrschen von Tamas schließlich geht mit undifferenziertem Denken, Schwierigkeiten, sich zu motivieren, und der häufigen Erfahrung von negativen Emotionen einher, was zur Unzufriedenheit mit dem eigenen Leben und zur Vernachlässigung der Gesundheit führt. Diese Beschreibung macht schon ziemlich deutlich, welche Mischung erstrebenswert ist: Der Anteil von Sattva sollte möglichst hoch sein. Und das ist schon ein zu erwartender Effekt: Yoga und Meditation als sein zentraler Bestandteil erhöhen den Anteil von Sattva.[10]

Ein hoher Sattva-Anteil ist nicht der eigentliche Zweck des Yogapfades, kann jedoch wesentlich dazu beitragen, das Ziel zu erreichen, das am Anfang des Yogasutra erwähnt wird: Je höher der Sattva-Anteil, desto leichter können die Verstandesaktivitäten zur Ruhe gebracht werden. Diese Verstandesaktivitäten finden in den drei Teilen statt, aus denen im Yoga der Verstand besteht (siehe

Abbildung 3.1).[11] Die Gedankentätigkeiten werden im Yoga-System als materielle oder stoffliche Vorgänge angesehen. Allerdings sind die entsprechenden stofflichen Abläufe äußerst fein, vielleicht am ehesten vergleichbar mit den feinstofflichen Energieflüssen, wie sie in der chinesischen Medizin angenommen werden. Außerdem sind im Yoga diese Gedankenvorgänge nicht an einen bestimmten Ort, wie etwa das Gehirn, gebunden. Die Verbindung zur Außenwelt mittels der Sinne hält der Zentrale Prozessor, der alle Sinneseindrücke, sowohl von außen als auch innen, verarbeitet. Da er direkte Verbindungen mit den Sinnesorganen und somit mit der Außenwelt hat, werden seine Verstandesaktivitäten als die relativ «gröbsten» betrachtet. Der zweite Bestandteil, das Ich oder Selbstbild, beansprucht die vom Zentralen Prozessor verarbeiteten Inhalte als seine eigenen. Der feinstofflichste Teil des Verstandes, die Psyche, ist zuständig für Bewertungen und Entscheidungen. Zur Veranschaulichung ein Beispiel: Nehmen wir an, vor mir liegt ein Apfel. Das Resultat der Aktivität des Zentralen Prozessors könnte dann sein: «Da ist ein Apfel», während das Ich «denken» könnte: «ICH sehe einen Apfel.» Die Psyche schließlich könnte sich «fragen»: «Was mache ich mit dem Apfel?»[12]

Meditationsteil im Yogapfad

Warum sollen diese Aktivitäten des Verstandes mit Hilfe von Yoga und Meditation zur Ruhe gebracht werden? Nun nähern wir uns dem eigentlichen Ziel des Yoga, nämlich der Realisierung des reinen Bewusstseins. Laut der Yoga-Theorie kann Denken im Prakriti, im materiellen Teil der Person, nur durch die Verbindung mit dem nichtmateriellen Teil Purusha stattfinden. Allerdings bemerken Menschen normalerweise überhaupt nicht, dass Purusha existiert, obwohl es ihrem Denken unterliegt. So ist das Ziel des Yoga, einen bewussten Zugang zum Purusha, zum wahren Selbst oder zum reinen Bewusstsein zu bekommen und in diesem Zustand zu bleiben. Das bezeichnet man als Erleuchtung oder Befreiung. Nur im Zustand des reinen Bewusstseins oder wahren Selbst kann man die Welt so sehen, wie sie wirklich ist, und Befreiung von der eingeschränkt wahrgenommenen Welt erfahren.[13]

Allein die Psyche hat Zugang zum reinen Bewusstsein, allerdings nur dann, wenn sie selbst «gereinigt», also nicht durch Verstandestätigkeiten getrübt ist. Dafür müssen die Aktivitäten in allen drei Aspekten des Verstandes zur Ruhe gebracht werden. Und hier setzen die Meditationstechniken an, die drei letzten Glieder des Yogapfades. Klassischerweise handelt es sich dabei um drei Techniken, die oft als Konzentration, Meditation und Versenkung übersetzt werden. Die drei Techniken werden im Yogasutra zusammen als Bändigung oder Sammlung bezeichnet, was darauf hindeutet, dass sie eine Einheit bilden. Man könnte auch eine vierte Technik als Meditation bezeichnen, das Zurückziehen und Beherrschen der Sinne. Das Zurückziehen der Sinne wird geübt durch die Fokussierung auf einen Punkt im Körper und das willentliche Zurückziehen der Aufmerksamkeit von allem, was den Geist ablenkt. Im Yoga haben die Sinne zum einen Kontakt mit den Gegenständen, die sie wahrnehmen, und zum anderen zum Zentralen Prozessor (Abbildung 3.1). Wenn die Sinne nun den Kontakt zu den Gegenständen reduzieren oder abbrechen, führt das dazu, dass die Gedankentätigkeit im Zentralen Prozessor geringer wird und zumindest zeitweise zum Stillstand kommt. Die drei zentralen Techniken der Meditation lassen sich im Grunde als immer stärker verfeinerte Formen von fokussierter oder konzentrativer Meditation sehen. Die Technik der Konzentration auf ein Objekt soll dazu führen, dass die Meditierenden sich nur noch bewusst sind, dass sie meditieren, sich also auf ein Objekt konzentrieren. Im nächsten Schritt, der Meditation (im engeren Sinn), soll das Bewusstsein darüber, dass man meditiert, verschwinden, und im letzten Schritt, der Versenkung, soll auch das Ich-Bewusstsein verloren gehen und die Meditierenden sollen eins werden mit dem Meditationsobjekt. Das beharrliche Praktizieren von Konzentration, Meditation und Versenkung bringt also schließlich die Verstandestätigkeiten zum Stillstand. Und dies wiederum ist die Voraussetzung dafür, Verbindung zu seinem eigentlichen Selbst herzustellen und dann darin zu verweilen.[14]

Weitere Bestandteile des Yogapfades

Nun besteht der achtgliedrige Yogapfad nicht nur aus den Meditationstechniken, sondern zudem aus ethischen Regeln sowie Körper- und Atemübungen. Das erste Glied im achtgliedrigen Pfad ist die Haltung nach außen – was also sollte im Umgang mit anderen beachtet werden? Dazu zählen Behutsamkeit, Aufrichtigkeit, Bescheidenheit, Mäßigung oder Unbestechlichkeit. Das zweite Glied beschreibt Regeln für die Haltung nach innen: Reinheit, Dankbarkeit, Disziplin, Respekt, Achtung vor dem Höheren. Das dritte Glied im Pfad beinhaltet Körperübungen und das vierte verschiedene Atemübungen. Die letzten zwei Arten von Übungen werden oft als Vorbereitung auf den Meditationsteil im achtgliedrigen Yogapfad gesehen. Die oben erwähnte Übung des Zurückziehens der Sinne könnte man als Übergang zwischen den ersten vier und den letzten drei Gliedern des Pfades sehen.[15]

Vorhersagen

Die zentrale Vorhersage der Yoga-Theorie lautet: Das Ziel des Yoga, der Zugang zum reinen Bewusstsein oder die Erleuchtung kann erreicht werden, wenn der achtgliedrige Yogapfad erfolgreich zu Ende beschritten wird. Es sind auch Vorhersagen darüber möglich, was geschieht, wenn Praktizierende dem Pfad folgen, aber das

Ende noch nicht erreicht haben. Eine kennen Sie schon: Fortgesetzte Yogapraxis sollte bewirken, dass sich der Sattva-Anteil der Persönlichkeit erhöht und sich dadurch das Ausmaß unkontrollierter Gedankentätigkeit – heutzutage auch Mindwandering genannt – reduziert. Hierzu gibt es bislang kaum Studien; die Ergebnisse bestätigen diese Vorhersage allerdings.[16]

Das Yogasutra betrachtet die Unstetigkeit des Geistes als Ursache für das Leiden im Leben und nennt dafür insbesondere fünf Gründe, oft als leidvolle Spannungen oder Hindernisse bezeichnet. Es sagt voraus, dass diese Hindernisse durch Yogapraxis abnehmen.

Das erste Hindernis ist Nichtwissen, das heißt, die Dinge nicht so zu sehen, wie sie wirklich sind: Vergängliches wird für unvergänglich gehalten, das Reine für unrein, das Leidvolle für Freude und das Nicht-Selbst für das wahre Selbst. Dieses Nichtwissen gilt als Ursache der weiteren vier Hindernisse.

Das zweite Hindernis ist die Ichverhaftung: die fälschliche Identifikation des Ichs mit dem Körper oder der Psyche. Daraus entstehen Mögen und Nicht-Mögen. Sie führen zu den nächsten beiden Hindernissen: Begierde oder Gier nach dem, was man mag, und Hass auf das, was man nicht mag.

Das letzte der fünf Hindernisse schließlich ist der Selbsterhaltungstrieb oder das Festhalten am Leben.[17]

Was geschieht, wenn diese Hindernisse durch Yogapraxis abnehmen? Zunächst sollte das Ausmaß des Leidens im Leben geringer werden, oder mit anderen Worten: Yoga und Meditation führen aller Voraussicht nach zu erhöhter Zufriedenheit und mehr glücklichen Momenten im Leben. Durch eine verminderte Ichbezogenheit sollten weniger extreme emotionale Reaktionen ausgelöst und die Belange anderer stärker beachtet werden. Wenn Gier und Hass schwächer werden, sollte das das emotionale Wohlbefinden positiv beeinflussen. Das wiederum löst weitere angemessene Reaktionen auf Ereignisse jeder Art aus und könnte so längerfristig zu positiven Persönlichkeitsveränderungen führen. Und wenn die Angst vor dem Tod abnimmt, sollte sich das auf das Ausmaß an Gelassenheit und weiter auf die Gesamtpersönlichkeit auswirken. Die Hindernisse werden durch die Yogapraxis reduziert, deren zentraler Anteil aus konzentrativen Meditationstechniken besteht. Meditierende müssten also mit zunehmender Konzentrationsfähigkeit ihre Aufmerksamkeit immer besser steuern können.

Alle diese Effekte, sowohl emotionale als auch kognitive, müssten wiederum Auswirkungen auf die generelle kognitive Leistungsfähigkeit haben. Insgesamt betrachtet ist das eine generelle positive Vorhersage für nahezu alle psychologischen Aspekte, die man sich vorstellen kann. Und die in Kapitel 2 berichteten Effekte von Meditation, vor allem für Gesunde, stimmen tatsächlich mit einer solchen umfassenden positiven Vorhersage überein.

Das Yogasutra macht keine speziellen Vorhersagen darüber, was geschieht, wenn nur Teile des Yogapfades praktiziert werden wie beispielsweise ausschließlich Meditationstechniken. Andererseits ist Meditation ein zentraler Teil in der Beruhigung der Verstandesaktivität. Deswegen könnten alle Vorhersagen, die für den gesamten Yogapfad gemacht werden, im Prinzip auch für die alleinige Meditationspraxis gelten, möglicherweise etwas weniger ausgeprägt. Bisherige Forschungsergebnisse deuten tatsächlich darauf hin, dass beispielsweise spezielle Körperübungen die Effekte von Meditation verstärken können.[18] Der genaue Zusammenhang zwischen Meditation und Atem- und Körperübungen ist jedoch bislang nicht wirklich untersucht worden. Völlig unklar ist nach wie vor, welche Rolle das (Nicht-)Befolgen der ethischen Richtlinien spielt, die ja zentrale Bestandteile aller Yogapfade, auch der buddhistischen, sind.

② Meditationstheorie im frühen Buddhismus

Die im frühen Buddhismus enthaltene Meditationstheorie ist sicher nicht unabhängig von hinduistischem Gedankengut und hatte selbst einen starken Einfluss auf das hinduistische Denken. Es sollte Sie somit nicht verwundern, wenn Sie trotz der ausgeprägten Differenzen einige deutliche Ähnlichkeiten zwischen den beiden theoretischen Ansätzen entdecken.[19] Warum «früher» Buddhismus und nicht einfach «Buddhismus»? Im Buddhismus gab (und gibt) es im Laufe der Zeit viele Strömungen und Schulen, die sich teilweise deutlich voneinander unterscheiden. Die meisten Elemente des frühen Buddhismus, auf die ich mich im Folgenden beziehe, werden allerdings auch in späteren Schulen als zentral erachtet. Definieren lässt sich «früher Buddhismus», auch bekannt als Theravada-Buddhismus, durch die Quellen. Das sind die drei Teile des sogenannten *Pali-Kanons*.[20]

Meditationsteil, Ziele und Vorhersagen

Auch im Buddhismus steht Meditation nicht für sich alleine. Wie im achtgliedrigen Yogapfad sind die Meditationstechniken des frühen Buddhismus in einem Pfad mit acht Teilen, dem sogenannten *noblen achtfachen Pfad* enthalten. Die letzten drei Teile dieses Pfades können wieder als (Sammlungen von) Meditationstechniken betrachtet werden. Es sind dies: *rechtes Streben, rechte Achtsamkeit* und *rechte Konzentration*.[21] Rechtes Streben, manchmal als rechtes Bemühen oder rechte Einstellung übersetzt, bedeutet das Streben danach, ungünstige und schlechte Geisteszustände, wie etwa Begierde, Hass, Zorn oder Ablehnung, daran zu hindern, ins Bewusstsein zu kommen, sie wieder loszuwerden, wenn sie schon im Bewusstsein sind, und günstige und gute Bewusstseinszustände, wie etwa Freigebigkeit, Güte und Weisheit, zu kultivieren. In diese Kategorie würde beispielsweise die in Kapitel 1 beschrie-

MEDITATIONSTECHNIKEN

bene Kultivierung der Brahmaviharas fallen: Liebende Güte, Mitgefühl, Mitfreude und Gleichmut.

Die zweite Meditationstechnik im noblen achtfachen Pfad, rechte Achtsamkeit, ist im Grunde die Originalversion der Achtsamkeitsmeditation. Sie besteht in der Betrachtung der vier Bereiche der Achtsamkeit: des Körperlichen, der Gefühlstönung (positiv, negativ, neutral), des Bewusstseins und der Bewusstseinsobjekte (siehe Kapitel 1).

Rechte Konzentration schließlich, manchmal als rechte Sammlung übersetzt, besteht in der Konzentration auf ein einziges Phänomen wie etwa den Atem, ein visuelles Objekt oder ein Mantra (siehe Kapitel 1). Moderne, meist erst im letzten Jahrhundert eingeführte Versionen der letzten beiden Meditationstechniken werden oft als *Vipassana* oder Einsichtsmeditation und *Shamatha* oder beruhigende Meditation bezeichnet.[22]

Welches Ziel haben die in den noblen achtfachen Pfad eingebetteten Meditationstechniken? Im Grunde gibt es, wie im Yogapfad, nur eines: die Erleuchtung, im frühen Buddhismus als Nibbana (Sanskrit: Nirvana) bezeichnet. Das ist der einzige bedingungslose und unabhängige Zustand, und sein Erreichen bringt Befreiung von allem Unangenehmen oder Leiden. Alle physikalischen und materiellen Phänomene entstehen laut der buddhistischen Lehre in Abhängigkeit von vielfachen Bedingungen, und sie selbst sind wieder Bedingungen für weitere Phänomene: das Gesetz des abhängigen oder bedingten Entstehens.[23] Selbst wenn wir ab und zu für Momente Glück empfinden oder es uns insgesamt gutgeht, können wir die guten Phasen nicht festhalten. Aus eigener Erfahrung wissen wir, dass das Leben voller Leiden oder, etwas weiter gefasst, voller unangenehmer und unbefriedigender Erfahrungen und Schwierigkeiten ist (das alles sind Bedeutungen des Pali-Worts *Dukkha*). Und so lautet auch die erste von vier sogenannten *edlen Wahrheiten,* die die Grundlage der buddhistischen Lehre sind: Leben ist, insgesamt betrachtet, Unbefriedigtsein.[24]

Die zweite edle Wahrheit lautet, dass die Ursachen des Leidens Gier, Hass und Verblendung sind. Dass das Leiden vergeht, wenn die Ursachen erlöschen, sagt die dritte edle Wahrheit, und die vierte edle Wahrheit leitet uns hin zur Meditation: Zum Erlöschen des Leidens führt der edle achtfache Pfad. Damit haben wir schon eine Vorhersage: Meditation führt zu einer generellen Verminderung der unangenehmen Aspekte des Lebens und insbesondere zu einer Reduktion von Gier und Hass, sowie zu mehr Einsicht und vielleicht Weisheit. Wie könnte es denn aussehen, wenn jemand Nibbana erreicht hat? Der Meditationslehrer und Forscher Guy Claxton fasst es so zusammen:

> Personen, die diesen Zustand erreicht haben, werden von anderen tendenziell beschrieben als einfach, natürlich, authentisch und geradeheraus; heiter und friedvoll, aber trotzdem aufgeweckt, voller Leben und Vitalität; weise im Gebrauch von Sprache und ökonomisch und effektiv in ihren Handlungen; freundlich, sanft und rücksichtsvoll im Umgang mit anderen; scharfsinnig und intelligent. Sie fühlen sich in ihrem Körper wohl und in der Welt zu Hause. Sie scheinen das neurotische Gepäck, das der Rest von uns widerstrebend mit sich herumträgt, abgelegt zu haben: Angst, Irritation, Ärger, Bedauern, Schuld, Geiz, Gier, Eifersucht, Besitzen-Wollen und den Rest der vertrauten Sammlung.[25]

Wollen Sie Erleuchtung noch genauer definiert haben? Der frühe Buddhismus bietet eine ziemlich präzise Antwort auf die Frage, was Erleuchtung bedeutet. Erleuchtung, Erwachen, oder in anderen Worten, die Welt so wahrzunehmen, wie sie wirklich ist,

Beispiel für Person, die das Ziel erreicht hat

heißt nichts anderes als die direkte Einsicht in die sogenannten drei Daseinsmerkmale:

(1) Alles ist unbeständig und dem Wandel unterworfen (*Anicca*).

(2) Weil alles vergänglich ist, gibt es nichts, weder in der physikalischen Welt noch im Geist, das dauerhafte Befriedigung verschaffen könnte. Deswegen ist Leiden oder Unbefriedigtsein ein Merkmal allen Daseins (*Dukkha* – das kennen Sie schon als die erste edle Wahrheit).

(3) Und schließlich hat nichts eine unabhängige und unvergängliche Essenz – unser Bild von einem stabilen oder ewigen Selbst (wie z. B. der Purusha in der Yogatheorie) entsteht durch das Zusammenwirken bedingter Prozesse (*Anatta*).[26]

Sobald die Einsicht vorhanden ist, dass die Existenz universell durch Unbeständigkeit, Leiden und Nicht-Selbst gekennzeichnet ist, erlischt die Bindung an das Dasein, und Nibbana, der einzige bedingungslose Zustand, wird erreicht. Ein solches Bild der Realität erscheint vielleicht nicht als besonders erstrebenswert, aber nach Berichten von Personen, die Nibbana offensichtlich realisiert haben, ist sie die erfüllendste und glücklichste Erfahrung, die im Leben möglich ist. Wie man bereits an der Beschreibung einer erleuchteten Person (siehe das Zitat oben) erkennen kann, bedeutet die Einsicht in die drei Daseinsmerkmale nicht, dass Menschen, nachdem sie Nibbana erreicht haben, nichts mehr fühlen oder völlig anders denken. Vielmehr unterscheiden sie sich von normalen Sterblichen dadurch, dass sie den Phänomenen der Welt nicht mehr verhaftet sind, sondern frei von entsprechenden Bindungen agieren können.[27]

Zwei der drei Daseinsmerkmale, nämlich Unbeständigkeit und Nicht-Selbst, spiegeln sich wider in der Theravada-Theorie darüber, wie unser Denken und Bewusstsein funktioniert (Abbildung 3.2). Links in der Abbildung sehen wir den Bewusstseinsstrom, eine andauernde Abfolge von Bewusstseinsmomenten, angedeutet durch die übereinandergestapelten Kästchen mit dem Pfeil nach oben. In der Abbildung ist einer dieser unvorstellbar schnell hintereinander entstehenden Bewusstseinsmomente als eingefärbtes Kästchen gekennzeichnet. In jedem dieser Bewusstseinsmomente ist eine von sechs möglichen Formen von Bewusstsein aktiv. Im Grunde findet dabei jeweils eine bestimmte Form von Wahrnehmung statt, entweder unter Zuhilfenahme eines der fünf «normalen» Sinne oder des Verstands, der im frühen Buddhismus als Sinnesorgan betrachtet wird. Denken ist im frühen Buddhismus also auch eine Art von Wahrnehmung. Jedes Sinnesorgan hat spezifische Sinnesobjekte. So ist der Verstand auf mentale Objekte spezialisiert, das Auge auf materielle Formen, das Ohr auf Klang, die Nase auf Geruch, die Zunge auf Geschmack und der Körper auf Empfindungen, entweder auf der Haut oder im Körperinneren.

Zu einem bestimmten Bewusstseinsmoment ist immer nur eine Art von Bewusstsein aktiv – es findet also entweder Denken, Sehen, Hören, Riechen, Schmecken oder (Berühr-)Empfinden statt. Diese Bewusstseinsmomente bestehen somit aus verstandesbasierter oder körperbasierter Wahrnehmung (körperbasiert sind alle Bestandteile in dem gepunkteten Rechteck rechts unten in Abbildung 3.2). In jedem Bewusstseinsmoment können sowohl Informationen über den Körper und solche über mentale Aspekte enthalten sein. Der Körper und die in der Mitte abgebildeten mentalen Bestandteile sind Sammelbegriffe. Die gerade existierenden stofflichen Bestandteile, die den Körper zu einem bestimmten Zeitpunkt ausmachen, werden zusammengefasst als «Form» bezeichnet (rechts unten in der Abbildung). Die Bezeichnungen «Fühlen», «mentale Bestandteile» und «Wahrnehmung» bestehen auch jeweils aus mehreren Aspekten, von denen jeweils einer in einem Bewusstseinsmoment aktiv sein kann.

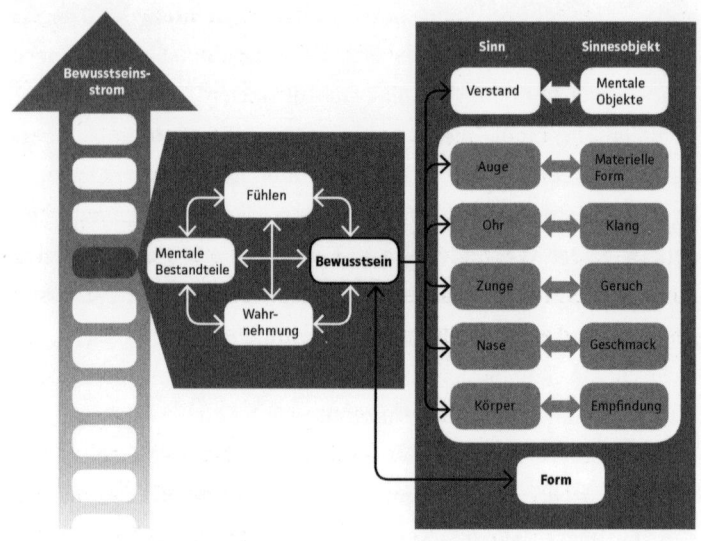

Abbildung 3.2 *Illustration der im frühen Buddhismus enthaltenen Theorie zur Verstandes- und Bewusstseinstätigkeit.*

Jeder Bewusstseinsmoment wird von einer Gefühlstönung begleitet, die angenehm, neutral oder unangenehm sein kann (Fühlen). Des Weiteren wird jeder Bewusstseinsmoment von einer speziellen Form von «Wahrnehmung» begleitet (manchmal auch als «Gedächtnis» übersetzt), die von der Lerngeschichte des Individuums (welche Erfahrungen wurden bisher gemacht) abhängt und mitbestimmt, was im nächsten Bewusstseinsmoment passiert. Bewusstsein, Fühlen und Wahrnehmung zusammen können eine Antwort auf die Frage «Was passiert hier?» geben. Fehlen noch die «mentalen Bestandteile». In diese Kategorie fallen unsere emotional gefärbten Reaktionen auf Objekte, sowie die Aktionen, die von diesen Emotionen ausgelöst werden. Mit ihrer Hilfe lässt sich die

Frage «Wie reagiere ich auf das?» beantworten. Auch diese gegenwärtig aktiven mentalen Bestandteile haben einen Einfluss darauf, was im nächsten Bewusstseinsmoment passiert.

Es gibt in dieser Theorie keine zentralen Steuermechanismen: Alles, was in einem bestimmten Bewusstseinsmoment geschieht, ist von den Geschehnissen in früheren Bewusstseinsmomenten abhängig. Die Verstandes- und Bewusstseinstätigkeit wird also nicht von zentralen Instanzen (wie beispielsweise einem «Selbst») gesteuert und enthält keine stabilen Elemente.[28]

Buddhistische «Temperamentenlehre»

Die Illusion der Stabilität von Persönlichkeitsmerkmalen kommt zustande, wenn sich Bewusstseinsmomente über die Zeit hinweg ähneln. Wenn also jemand wiederholt Bewusstseinsmomente voller Gier oder Hass an sich feststellt, beides «mentale Bestandteile», kann bei der Person selbst und bei anderen der Eindruck entstehen, die Person sei gierig oder hasserfüllt. Der Buddha hat dieses Beispiel in seinen Lehrreden benutzt, um sich besser verständlich zu machen. In einem berühmten mittelalterlichen buddhistischen Lehrbuch, dem Visuddhimagga (Pfad der Reinheit), werden die Aussagen des Buddha zu einer «buddhistischen Persönlichkeitstheorie» zusammengefasst. Diese Theorie liefert auch Meditationsanleitungen für Mönche, die bestimmte Schwierigkeiten haben, wie etwa, dass sie besonders viele Bewusstseinsmomente voller Hass und Gier erleben.[29]

Die buddhistische Persönlichkeitstheorie beinhaltet sechs Persönlichkeitstypen oder Temperamente, die vermischt sein können. Diese sechs Typen können in Positiv-negativ-Paare aufgeteilt werden: gierig / freigebig, aversiv (hasserfüllt) / gütig und unwissend (verwirrt) / weise. Die Meditationsanleitungen beziehen sich in der Regel auf die negativen Eigenschaften. So sollen Mönche

Meditationsanleitung je nach Persönlichkeit

mit gierigen Persönlichkeiten als Meditationsobjekte beispielsweise Alter, Krankheit und Tod benutzen, um sich zu verdeutlichen,
dass Besitz keine langdauernde Befriedigung verschaffen kann.
Mönche mit aversiven Persönlichkeiten sollten lernen, sich zu entspannen und Freude zu empfinden (nicht nur Leiden), und als Hilfe
dazu wird empfohlen, Liebende-Güte-Meditation zu praktizieren.
Schließlich sollten Mönche, deren Denken verwirrt ist, ihre Klarheit dadurch fördern, dass sie ihre Bewusstseinseindrücke innerlich benennen und konzentrative Meditation praktizieren, wie
beispielsweise die Konzentration auf den ein- und ausgehenden
Atem. Die generelle Vorhersage für die Ergebnisse dieser Meditationspraxis lautet: Durch Meditation sollte sich der Anteil der positiven Bewusstseinsmomente erhöhen. Gier sollte sich in Freigebigkeit verwandeln, Hass in Güte und Verwirrtsein in Weisheit.[30]

Weitere Teile des noblen achtfachen Pfades

Bislang habe ich Ihnen nur den Meditationsteil des noblen achtfachen Pfades näher erläutert. Die buddhistische Meditationspraxis
existiert jedoch nicht von den anderen Teilen getrennt. Auch die
anderen fünf werden als essenziell dafür betrachtet, um Nibbana
zu erreichen. Traditionellerweise wird der achtfache Pfad in drei
Teile eingeteilt: Meditation, Ethik und Weisheit.

Der Ethik-Teil umfasst rechte Rede, rechtes Handeln und
rechten Lebensunterhalt. Rechte Rede bedeutet, nicht zu lügen,
harsche, unhöfliche oder beleidigende Sprache zu vermeiden und
nicht schlecht über andere zu reden. Rechtes Handeln beinhaltet,
Leben jedweder Art nicht zu zerstören, nicht zu stehlen, nicht zu
betrügen, keine unangebrachten sexuellen Handlungen zu voll-
ziehen und anderen zu helfen, ein friedliches und gutes Leben zu
führen. Rechter Lebensunterhalt schließlich bedeutet, dass man
keinen Beruf ausüben sollte, der anderen Nachteile bringt oder Ver-

letzungen zufügen kann (wie beispielsweise Waffen herzustellen). Insgesamt haben diese drei ethischen Bestandteile des achtfachen Pfades das Ziel, ein angenehmes und gutes Leben sowohl für das Individuum als auch für die Gesellschaft zu ermöglichen.

Der Weisheits-Teil – traditionellerweise die ersten beiden Bestandteile des achtfachen Pfades – umfasst rechte Erkenntnis und rechte Gesinnung. Mit rechter Gesinnung (oder rechter Entschlossenheit) ist gemeint, dass die Praktizierenden sich darin üben sollten, ohne Habgier und ohne Hass zu sein und nichts für ihre Taten zu erwarten. Außerdem sollten sie Gedanken der liebenden Güte und Zuneigung für alle Lebewesen entwickeln. Man könnte somit auch diesen, im achtfachen Pfad nicht explizit als Meditation bezeichneten Bestandteil als Meditationstechnik bezeichnen.

Ähnliches gilt für den ersten Bestandteil des Weisheits-Teils, rechte Erkenntnis. Damit ist gemeint, dass die Praktizierenden versuchen sollten zu erkennen, wie die Dinge wirklich sind, was bedeutet, das zu verstehen, was in den vier noblen Wahrheiten zusammengefasst ist. Mit Verständnis ist nicht ein ausschließlich intellektuelles Verständnis, sondern ein tiefes intuitives Verständnis gemeint, das sich erst einstellen kann, wenn der Geist durch Meditation von allen Unreinheiten befreit ist. Hier wird deutlich, dass die Bestandteile des achtfachen Pfades nicht strikt aufeinander aufbauen, sondern voneinander abhängig sind und sich gemeinsam weiterentwickeln.[31]

Wie im Yoga-System beziehen sich die Vorhersagen des frühen Buddhismus auf die Praxis in ihrer Gesamtheit, also auf die Verwirklichung aller Bestandteile des achtfachen Pfades. Es scheint bislang keine Studie zu geben, die die Effekte des Pfades in seiner Gesamtheit oder die spezifischen Wirkungen einzelner Bestandteile geprüft hat. Allerdings lässt sich ähnlich wie im Yoga-System argumentieren, dass der Meditationsteil der zentrale Teil der Praxis ist, und deswegen alle Wirkungen in abgeschwächter Form zu erwarten sind, wenn sich Praktizierende ausschließlich auf diesen Teil konzentrieren.

Die zwei indischen Ansätze im Vergleich

Die zwei oben beschriebenen Theorien der Meditation decken weder alle theoretischen Aspekte des Yoga-Systems noch die des frühen Buddhismus ab. Darüber hinaus könnte man Yoga-Theorien erstellen, die deutlich über die im Yogasutra diskutierten Inhalte hinausgehen; und der Buddhismus beinhaltet viele zusätzliche, teilweise sich widersprechende Theorien. Trotzdem repräsentieren die beiden ausgewählten Ansätze zentrale Ideen zu einer Theorie der Meditation, die größtenteils auch für die verwandten Ansätze gelten.[32]

Die Theorien im Yoga-System und im frühen Buddhismus sind vor über 2000 Jahren entwickelt worden und müssen deswegen weder in allen Aspekten stimmen noch vollständig sein: Damals war z. B. kaum etwas über die Funktionsweise des Gehirns bekannt. Allerdings deutet einiges darauf hin, dass alle diese Theorien auf einer empirischen Grundlage beruhen, nämlich auf den Erfahrungen von Menschen, die die entsprechenden Techniken im damaligen sozialen und spirituellen Kontext praktiziert haben.[33] Um ihre Erfahrungen in eine Erklärung oder Theorie umzusetzen, konnten sie gar nicht anders, als die damals vorherrschenden Vorstellungen über die Welt miteinzubeziehen. Das ist nichts Außergewöhnliches: Auch heutzutage wird die Theorienbildung durch die gerade vorhandenen Methoden, Werkzeuge und Weltbilder stark beeinflusst.[34] Trotz dieser Einschränkungen bieten diese alten Theorien die vielleicht wichtigste und solideste Quelle für eine umfassende Theorie der Meditation: Man kann davon ausgehen, dass sie von zahllosen Generationen von Praktizierenden immer wieder überprüft worden sind, bevor sie im Yogasutra und im Pali-Kanon schriftlich fixiert wurden.

Rekapitulieren wir noch einmal, was die beiden Theorien über die Wirkung von Meditation sagen. Die zentrale Vorhersage, das zentrale Versprechen in beiden Theorien lautet: «Wenn du den vorgeschriebenen Pfad beschreitest, dann führt dich das zu Einsichten, die weit über Alltagserkenntnisse hinausgehen und dir Frieden und Befreiung von allen Ängsten und Sorgen bringen.» Das dürfte in eingeschränkter Form auch für den Fall gelten, dass nicht der jeweils gesamte Pfad, sondern nur ein Teil davon praktiziert wird, nämlich die Meditationstechniken. Sowohl im achtgliedrigen Yogapfad wie im edlen achtfachen Pfad des Buddhismus spielen Meditationstechniken *die* zentrale Rolle.

Über diese sehr allgemeine Vorhersage hinaus machen beide Ansätze explizit Aussagen über kurz- und mittelfristige Ergebnisse der Meditationspraxis: «Wenn du den Pfad übst, wird sich deine Persönlichkeit in vorhersagbarer Weise ins Positive ändern». Hier unterscheiden sich die beiden Theorien jedoch. Im Yoga-System lautet die Vorhersage, dass sich der sattvische Anteil (z. B. Klarheit) der Persönlichkeit erhöhen und sowohl der rajasische (z. B. Rastlosigkeit) als auch der tamasische Anteil (z. B. Trägheit) zurückgehen werden, und im frühen Buddhismus wird vorhergesagt, dass Geiz, Hass und Verwirrtheit durch Meditationspraxis reduziert und die jeweiligen Gegenteile, Freigebigkeit, liebende Güte und Weisheit, zunehmen werden. Sieht man sich jedoch genauer an, was im Yoga unter Sattva, Rajas und Tamas verstanden wird, dann erkennt man, dass es sich im Grunde um relativ ähnliche Vorhersagen handelt.

Im Yoga-System sind die Charaktereigenschaften – die drei Gunas – zwar modifizierbar, aber relativ stabil. Im Gegensatz dazu werden sie im Buddhismus eher als instabile Phänomene gesehen, die allerdings, weil sie üblicherweise wiederholt auftreten, auch als Persönlichkeitsaspekte betrachtet werden können. Nimmt man aus beiden Systemen weitere Vorhersagen hinzu, wie etwa die über die Ergebnisse des Übens der Brahmaviharas (liebende Güte, Mitgefühl, Mitfreude und Gleichmut), sowie über die Wirkungen von Konzentrationsübungen, so sind positive Auswirkungen in emotionalen, kognitiven und in Verhaltensaspekten zu erwarten. Diese globale Vorhersage ist tatsächlich – in der Regel ohne das Wissen, dass eine solche Vorhersage existiert – in der bisherigen Forschung zur Wirkung von Meditation untersucht und weitgehend bestätigt worden (Kapitel 2). Das sind die wichtigsten *gemeinsamen* Vorhersagen der beiden theoretischen Ansätze.

Bei den behaupteten Wirkmechanismen zeigen sich aber auch deutliche Unterschiede. Die Yoga-Theorie nimmt an, dass alle Menschen neben einem materiellen Teil, zu dem auch emotionale und kognitive Prozesse zählen (*Prakriti*), einen immateriellen Teil (*Purusha*) haben, den es zu entdecken und einzunehmen gilt. Dieser immaterielle Teil ist die eigentliche Realität, die erschlossen werden kann, wenn der Verstand zur Ruhe gebracht wird. Die oben schon erwähnten kurz- und mittelfristigen Wirkungen der Yoga-Praxis sind gewissermaßen nur Nebeneffekte der Beruhigung der Verstandestätigkeit. Das Ziel der Yoga-Praxis ist ein Verweilen in einem Zustand des reinen Bewusstseins (Purusha), in dem die Welt so erfahren wird, wie sie wirklich ist.[35]

«Die Welt so zu erfahren, wie sie wirklich ist»: Das ist auch das Ziel, das Praktizierende des frühen Buddhismus erreichen wollen. Die Beschreibung des Endzustands, Nibbana, unterscheidet sich nicht wesentlich von der Charakterisierung des reinen Bewusstseins im Yoga: Nibbana ist der einzige Zustand, der nicht durch andere Zustände bedingt ist – das Gesetz des bedingten Entstehens gilt hier nicht mehr. Auch das im Yoga angestrebte Verweilen im reinen Bewusstseins (Purusha) ist kein Bewusstseinszustand im herkömmlichen Sinn, in dem das Bewusstsein immer ein Bewusstsein von etwas ist, also ein Objekt hat. Es könnte sein, dass Nibbana und Purusha nur unterschiedliche Beschreibungen eines Zustands sind, der mit Worten nur schwer zu beschreiben ist.[36]

Die Welt so zu sehen, wie sie wirklich ist, bedeutet allerdings im frühen Buddhismus, die drei «Daseinsmerkmale» ungetrübt wahrzunehmen: Unbeständigkeit, Leidhaftigkeit und Nicht-Selbst (Leerheit). Dieser Aspekt wird im Yoga nicht erwähnt. Im Gegensatz zum Buddhismus gibt es ja hier auch ein ewiges Selbst (Purusha). Der Unterschied könnte damit zusammenhängen, dass sich Meditationstechniken in den beiden Traditionen voneinander unterscheiden. Während viel dafür spricht, Yoga-Meditation und die konzentrative buddhistische Shamatha-Meditation als sehr ähnliche Sammlungen von Techniken zu betrachten, finden sich Vipassana-Ansätze nicht ausdrücklich im Yogasutra. Der Kern der Vipassana-Meditation sind die vier Grundlagen der Achtsamkeit: Achtsamkeit auf Körper, Gefühlstönungen (positiv, negativ, neutral), Bewusstsein und Bewusstseinsobjekte. Diese Praxis scheint wie geschaffen dafür, Einsichten in die Verstandes- und Bewusstseinstätigkeit zu erreichen. Und wenn unsere Verstandes- und Bewusstseinstätigkeit tatsächlich der in Abbildung 3.2 skizzierten entspricht, dann müsste das zwangsläufig zur Erkenntnis von Unbeständigkeit und Nicht-Selbst führen. Vipassana scheint im Buddhismus tendenziell als die wichtigere Praxis betrachtet zu werden, und die meisten Vipassana-Ansätze beinhalten zwar Shamatha-Techniken, das heißt, Techniken, die auf die Beruhigung des Geistes abzielen, aber eher als Hilfe für die Achtsamkeitsübungen. Manche Vipassana-Ansätze kommen jedoch vollständig ohne diese Unterstützung aus.[37]

Sehr vereinfacht könnte man also sagen, dass es bei der Yoga-Meditation und der hauptsächlich durchgeführten Form der buddhistischen Theravada-Meditation um zwei Extreme geht: das Bewusstsein entweder maximal zu verengen (konzentrative Meditation) oder maximal zu erweitern (Achtsamkeitsmeditation). Möglicherweise führen diese unterschiedlichen Vorgehensweisen zu den unterschiedlich beschriebenen Endzuständen. Es könnte aber auch sein, dass diese Endzustände lediglich jeweils anders beschrieben sind, denn sowohl eine extreme Verengung wie Erweiterung des Bewusstseins könnte bewirken, dass unsere normale Bewusstseinstätigkeit zusammenbricht und den Weg frei macht für außergewöhnliche Erfahrungen. Wie dem auch sei: Die indischen Theorien über die Wirkung von Meditation unterscheiden sich deutlich von den bislang erarbeiteten westlichen Erklärungsansätzen.

Westliche Erklärungsansätze

Die meisten bisherigen westlichen Erklärungsansätze befassen sich mit Achtsamkeitsmeditation im westlichen Sinn, also damit, wie sich die Wirkung der unter diesem Begriff zusammengefassten Techniken (siehe Kapitel 1) auf unser Leben erklären lässt. Deswegen wird als Ziel von Meditation häufig Wohlbefinden, seelische Gesundheit oder ein therapeutischer Effekt genannt, selbst wenn ab und zu buddhistische Konzepte und Erklärungsansätze explizit benutzt werden oder unausgesprochen durchschimmern. Doch auch im Westen gibt es einige Erklärungsversuche, wie es zu spirituellen Erleuchtungserfahrungen, wie etwa einem universellen Einheitserlebnis, kommen kann. Eine relativ bekannte Erklärung befasst sich mit der Frage «Warum geht Gott nicht weg?»[38]

Warum Gott nicht weggeht

Der 1998 verstorbene amerikanische Psychiater Eugene d'Aquili und sein Kollege Andrew Newberg waren maßgeblich an der Entwicklung der sogenannten *Neurotheologie* beteiligt. Dieser Forschungszweig, auch bekannt als spirituelle Neurowissenschaft, versucht, religiöse Erfahrungen durch Gehirnfunktionen zu erklären. D'Aquili und Newberg waren insbesondere daran interessiert, wie mystische Einheitserfahrungen zustande kommen können. Sie argumentieren, dass Meditation, eventuell verbunden mit ausgedehntem Fasten und längerer Isolation, zu einer zunehmenden Blockierung der neuronalen Reize zu bestimmten Bereichen im Gehirn führt, vor allem auf der nicht-dominanten Seite.[39]

Ihrer Auffassung nach ist das betreffende Hirnareal (Teile des Parietallappens und angrenzender Gebiete) zuständig für die Trennung zwischen Selbst und anderen sowie für das Empfinden von Raum und Zeit. Wird nun der Zustrom der Reize zu diesem Gehirnareal weitgehend eingeschränkt oder unterbunden, führt dies zu einer Empfindung der Verbundenheit mit der ganzen Welt. Ihre kontrovers aufgenommene Hypothese belegen die beiden Wissenschaftler mit einigen Studien mit tibetischen Buddhisten und franziskanischen Nonnen.

Ihr neurologisches Argument verknüpfen d'Aquili und Newberg mit einem evolutionären, das heißt, sie erklären, warum die Möglichkeit des Gehirns, eine mystische Einheitserfahrung zu «produzieren», evolutionär gesehen sinnvoll ist. Evolutionäre Argumente müssen naturgemäß bei unseren Vorfahren ansetzen, denn die Evolution selegiert nur solche Entwicklungen, die in irgendeiner Weise für die Anpassung an die Umwelt und das Überleben nützlich sind – oder zumindest nicht abträglich. Das Nützlichkeitsargument von d'Aquili und Newberg bezieht sich auf Gruppen: Wenn sich der spirituelle Führer einer Gruppe in schwierigen Situationen in die Einsamkeit zurückzog, fastete und meditierte, erzeugte er eine mystische Einheitserfahrung, oder in anderen Worten, er erfuhr die unmittelbare Anwesenheit Gottes. Das war ein solch eindrucksvolles und überzeugendes Erlebnis, das ihn befähigte, der Gruppe eine Religiosität zu vermitteln, die ihren Zusammenhalt enorm stärkte. Der starke Zusammenhalt wiederum brachte dieser Gruppe einen evolutionären Vorteil gegenüber anderen Gruppen, die keinen entsprechenden charismatischen Führer hatten. Laut d'Aquili und Newberg ist diese spezifische Fähigkeit im Verlauf der Evolution jedoch nicht direkt selegiert worden. Es handelt sich vielmehr um eine sogenannte *Koadaptation*, das heißt, um eine evolutionäre Anpassung an einen anderen, für die Evolution «wichtigeren» Mechanismus: den Orgasmus, der evolutionär als zentral für Partnersuche und sexuelle Aktivitäten betrachtet wird. Wie auch der Orgasmus werden mystische Einheitserfahrungen häufig mit Ausdrücken wie Glückseligkeit, Entrückung, Ekstase oder Hochgefühl beschrieben. Die Einheits- oder Gotteserfahrung «benutzt» also gewissermaßen den schon vorhandenen Mechanismus des Orgasmus. Warum also geht Gott nicht weg? Weil die Möglichkeit, Gott zu erfahren – also die universelle Einheitserfahrung zu machen –, gewissermaßen fest in unser Gehirn «eingebaut» ist. Diese sehr interessante Hypothese ließe sich im Prinzip leicht empirisch überprüfen. Man müsste versuchen – falls sich das als technisch durchführbar und insbesondere als medizinisch und ethisch vertretbar erweist –, die entsprechenden Gehirnareale genau einzugrenzen und den Zustrom der Reize in diese Gebiete vorübergehend stark einzuschränken.[40] Wenn die Hypothese stimmt, müssten die Probanden sozusagen auf Knopfdruck eine Einheitserfahrung machen.

Entspannungsreaktion

Ein früher Versuch, zu erklären, wie Meditation wirkt, stammt von dem Kardiologen und Harvard-Professor Herbert Benson. Offenbar kam Bensons Einstieg in die Meditationsforschung durch die Hartnäckigkeit von Anhängern der Transzendentalen Meditation zustande, die 1968 an die Harvard Medical School kamen und die Wirksamkeit ihres Meditationsansatzes wissenschaftlich untersuchen lassen wollten. Sie ließen sich trotz anfänglichen Desinteresses der dortigen Wissenschaftler nicht abweisen, und schließlich willigte Benson ein, nachdem er Rücksprache mit dem Gründer der Transzendentalen Meditation, dem Maharishi Mahesh Yogi gehalten und der ihm zugesichert hatte, jedes Resultat zu akzeptieren. Aufgrund der Ergebnisse in den Studien mit den Meditierenden argumentierte Benson, dass Meditation zu einer «Entspannungsreaktion» führt, dem Gegenteil einer Stressreaktion (kämpfen oder fliehen): Sie ist nach Benson ein Entspannungstraining, das Stoffwechsel, Puls, Blutdruck und Atemfrequenz reduziert sowie die Aufmerksamkeits- und Entscheidungsfunktionen des Gehirns verbessert. Ursprünglich bezog sich Benson auf die Transzendentale Meditation (Haupttechnik: innerliche Wiederholung eines individuellen Mantras, siehe Kapitel 1), später subsumierte er unter Meditation einen Großteil der in Kapitel 1 beschriebenen Techniken.

Die entspannende Wirkung von Meditation wurde von Benson und Kollegen in vielen Studien festgestellt, und viele Meditationstechniken wirken offensichtlich entspannend. Aber das kann nicht die ganze Geschichte sein. In unserer eigenen Metaanalyse fanden wir, dass die Effekte von Meditation bei allen untersuchten Aspekten deutlich stärker waren als die von Entspannungstrainings, und mittlerweile liegen einige Resultate vor, die zeigen, dass bestimmte Formen von Meditation eher aktivieren als entspannen (siehe Kapitel 2).[41]

De-Automatisierung

Der vermutlich erste westliche Versuch, die Wirkmechanismen von Meditation wissenschaftlich zu erklären, stammt nicht von Benson, sondern von dem amerikanischen Psychiatrieprofessor Arthur Deikman, der selbst Zen- und Sufi-Meditationstechniken praktizierte. Er publizierte 1966 einen Artikel, in dem er argumentierte, dass Meditieren zu einer De-Automatisierung psychischer Prozesse führt. Er begründet das so: Im Laufe unseres Lebens, vor allem in unserer Kindheit, haben wir gelernt, Reize in unserer Umwelt und in uns selbst selektiv wahrzunehmen, – wir haben uns angewöhnt, in den meisten Alltagssituationen ohne großes Nachdenken zu reagieren. Diese Fähigkeit, Denk-, Gefühls- und Handlungsprozesse zu automatisieren, ist biologisch und evolutionär gesehen sehr sinnvoll, weil sie es uns erlaubt, unsere begrenzte Aufmerksamkeit auf die wichtigen Dinge des Lebens zu lenken. Wir erkennen schon als Kleinkinder andere Menschen, Tiere und Gegenstände, ohne dass wir jedes Mal mühsam aus der Mischung von Farb-, Geruchs-, Tast-, Hör- und möglicherweise Geschmackseindrücken konstruieren müssen, was in unserer Umgebung vor sich geht. Schon die Vorstellung, dass es nötig sein sollte, immer alle diese Informationen zu verarbeiten, kommt uns merkwürdig vor, weil wir das eben völlig automatisch machen. Was wir nicht tun ist, ausschließlich zu sehen, zu riechen, zu hören, zu spüren oder zu schmecken, uns also nur auf eine Sinnesempfindung zu konzentrieren. Genau das aber wird nach Deikmans Ansicht beim Meditieren (das er Kontemplation nennt) geübt. Bei Erwachsenen ist die Verbindung zwischen Gedanken und Gefühlen weitgehend automatisch geworden: Wenn unser Partner uns kritisiert, ärgern wir uns oft, ohne weiter zu überlegen, woher dieser Ärger kommt. Was geschieht in so einer Situation? Wir hören eine Lautfolge, die wir automatisch in Sprache übersetzen. Diese sprachlichen Reize interpretieren wir (z. B. als Kritik), und diese Interpretation wiederum aktiviert Gefühle (z. B. Ärger). Deikman argumentiert nun, dass die Automatisierung zumindest teilweise aufgehoben wird, wenn erstens die Aufmerksamkeit direkt auf die Sinneswahrnehmungen gerichtet ist, zweitens kein kontrolliertes analytisches Denken stattfindet und drittens die betreffende Person eine offene Haltung gegenüber den Sinneseindrücken einnimmt. Seiner Meinung nach ist das genau das, was beim Meditieren geschieht.[42]

Ein Rahmenmodell der Achtsamkeitsmeditation

Mittlerweile liegen verschiedene Modelle zur Wirkung der Achtsamkeitsmeditation vor, wobei «Achtsamkeitsmeditation» nicht immer genau definiert ist. Ein mittlerweile relativ bekanntes Modell stammt von der deutschen Meditationsforscherin Britta Hölzel und ihren Kollegen. Es enthält die meisten bisherigen Erklärungsansätze und die darin angenommenen Wirkungen und Wirkprozesse (Abbildung 3.3). Achtsamkeitsmeditation wird in ihrem Modell zunächst sehr nahe an dem originalen buddhistischen Ansatz beschrieben: die Aufmerksamkeit richtet sich auf die Wahrnehmung von Gedanken, Emotionen und Körperempfindungen, was häufig als offenes Gewahrsein bezeichnet wird. Allerdings wird bei der Beschreibung der empirischen Evidenz deutlich, dass auch andere Techniken wie Body Scan, Liebende-Güte-Meditation und insbesondere die fokussierte Aufmerksamkeit, die Konzentration auf Meditationsobjekte, als Aspekte der Achtsamkeitsmeditation aufgefasst werden.

In diesem Modell besteht das zentrale Ziel der Meditierenden darin, ihre Aufmerksamkeit auf den gegenwärtigen Wahrnehmungen zu halten und, wenn sie sich doch davon entfernt, sie wieder zurückzuführen, ohne die Vorgänge zu bewerten. Bei einer solchen Praxis kann man erwarten, dass sich die Regulierung aller mit Aufmerksamkeit verbundenen Faktoren verbessert (*Aufmerksamkeitsregulation* in der Abbildung). Weil der Fokus der Aufmerksamkeit häufig eine innere sensorische Erfahrung und damit ein Aspekt des Körpers ist, sollte sich durch Achtsamkeitsmeditation auch das *Körperbewusstsein* verbessern. Wenn während der Meditation Emotionen aufsteigen, versuchen die Meditierenden, sie nicht zu bewerten. Das führt möglicherweise zu einer (akzeptierenden) *Neubewertung* der Emotionen. Ein Achten auf die aktuelle Emotion lässt es nicht zu, vor ihr zu flüchten – die Meditierenden konfrontieren sich mit der Emotion, und diese *Konfrontation* kann die Auslöschung oder *Extinktion* einer unangenehmen Emotion zur Folge haben. Schließlich sollte das fortwährende Achten auf Gedanken, Emotionen und Körperempfindungen bewirken, dass sich die Perspektive auf das eigene Selbst ändert. Hier nehmen die Autoren klar Bezug auf eines der drei buddhistischen Daseinsmerkmale: das Nicht-Selbst. Als Mechanismus für die Änderung der Sicht des Selbst wird ein Prozess verantwortlich gemacht, den die Autoren als Metabewusstsein bezeichnen. Dieses Metabewusstsein scheint in etwa der von Deikman eingeführten und oben beschriebenen De-Automatisierung zu entsprechen. Außerdem wird angenommen, dass auch die Mitgefühls-Meditation, vor allem wenn die Meditierenden sie auf sich selbst richten, zu einer positiven Veränderung des Selbstbilds führt. Denn sie stärkt die Fähigkeit, die eigenen Gefühle zu steuern. Für alle diese Wirkungen der Achtsamkeitsmeditation werden sowohl zahlreiche Belege aus Selbstberichten von Meditierenden und den Ergebnissen empirischer Studien zum Erleben und Verhalten als auch Forschungsergebnisse zu gehirnphysiologischen Vorgängen angeführt (siehe Kapitel 2). Allerdings entsprechen die in diesen Studien durchgeführten Formen von Achtsamkeitsmeditation oft nicht der originalen buddhistischen Beschreibung: Modell und Befundlage sind also nicht völlig aufeinander abgestimmt, was vermutlich daran liegt, dass die meisten der Studien ohne ein bestimmtes theoretisches Modell als Basis durchgeführt worden sind.[43]

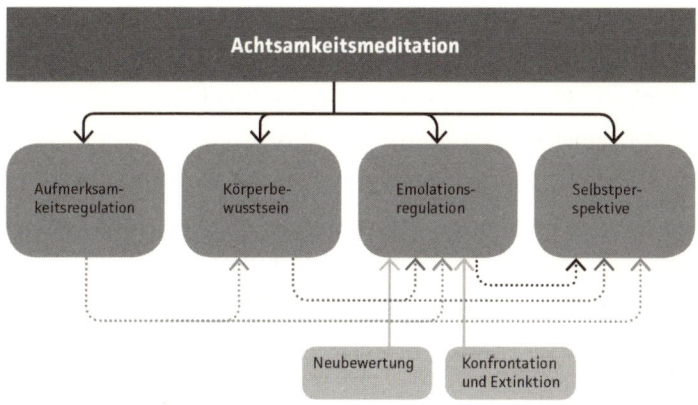

Abbildung 3.3 *Wirkmodell der Achtsamkeitsmeditation, visualisiert nach der Beschreibung in Hölzel et al. (2011).*

Neben den direkten Auswirkungen der Achtsamkeitsmeditation auf die vier Bereiche Aufmerksamkeitsregulation, Körperbewusstsein, Emotionsregulation (via Neubewertung sowie Konfrontation und Extinktion) und Selbstperspektive (Selbstbild) gibt es auch indirekte oder mittelbare Effekte: Aufmerksamkeitsregulation wirkt auf die anderen drei Bereiche, das Körperbewusstsein beeinflusst die Emotionsregulation und die Selbstperspektive, und die Emotionsregulation schließlich auch noch die Selbstperspektive (angezeigt durch die gepunkteten Verbindungen in Abbildung 3.3). Die Autoren beschreiben diese indirekten Wirkungen so: Während der Meditation treten häufig emotionale Reaktionen auf, ausgelöst durch Gedanken, Empfindungen, äußere Reize oder Gedächtnisinhalte. Die Meditierenden bemerken dann, dass es einen Konflikt gibt zwischen dem Auftauchen dieser Emotion und dem aktuellen Ziel, nämlich die Aufmerksamkeit auf dem gewählten Meditationsobjekt (z. B. dem Atem) zu halten. Dabei hilft ein sensibleres Körperbewusstsein, um die Begleiterscheinungen von Emotionen (z. B. Körperspannungen, erhöhter Puls, schnelle Atmung) zu spüren. Dieses Körperbewusstsein ist die Voraussetzung dafür, die Art der Emotion (z. B. Angst) genau zu identifizieren. Daraufhin setzen neue Verhaltensweisen ein, die dazu führen, anders als üblich mit der Emotion umzugehen, wie beispielsweise die Angst einfach wahrzunehmen anstatt zu versuchen, sie zu vermeiden oder zu verdrängen. Das Aufrechterhalten der Aufmerksamkeit und das Körperbewusstsein führen zur Konfrontation mit der Emotion. Dies wiederum kann zum Auslöschen und Neubewerten dieser Emotion führen. Anstatt in einer automatisierten Weise auf die interne und externe Umgebung zu reagieren, können die Meditierenden so die vorübergehende Natur des Selbst wahrnehmen.

Versuch einer umfangreicheren Synthese

Antoine Lutz und Richard Davidson, zwei prominente Meditationsforscher an der University of Wisconsin-Madison in den USA, hatten zusammen mit Kollegen schon einige Jahre vor Britta Hölzel ein Modell der Achtsamkeitsmeditation entwickelt. Sie benutzten damals «Meditation» als Synonym für «Achtsamkeitsmeditation» und argumentierten, dass die zwei wichtigsten Meditationsstile, die in vielen Formen der buddhistischen Meditation enthalten sind, zwei Klassen von Techniken zugeordnet werden können: fokussierte Aufmerksamkeit und offenes Gewahrsein. Unter fokussierter Aufmerksamkeit verstehen sie die andauernde Konzentration auf ein Meditationsobjekt, und offenes Gewahrsein bedeutet, unvoreingenommen alle Erfahrungen, die von Moment zu Moment auftreten, zu beobachten, ohne darauf zu reagieren. Das sind die beiden Komponenten, die auch später in dem Rahmenmodell von Hölzel und Kollegen aufgegriffen wurden (siehe oben).[44] Als Ziele der Meditation wurden nur säkulare angegeben, insbesondere Wohlbefinden (Wellbeing) und emotionale Balance. Die Autoren argumentieren, dass fokussierte Aufmerksamkeit beim Erreichen dieser Ziele dadurch hilft, dass sie die Intensität emotionaler Reaktionen herabsetzt, und dass offenes Gewahrsein zu einer erhöhten Körpersensitivität, zu einer Umwandlung kognitiver und emotionaler Gewohnheiten und zu einer veränderten realistischeren Wahrnehmung des eigenen Selbst führt.

Die nun schon langjährige Marktführerschaft des «Achtsamkeitsansatzes», vor allem in den USA, hängt sicher mit seinem nachgewiesenen Erfolg zusammen, mag jedoch auch an dem guten Marketing liegen sowie daran, dass sich ein Großteil der wissenschaftlichen Arbeiten in den letzten Jahren mit Achtsamkeitsmeditation befasst hat (siehe Abbildung 2.1 in Kapitel 2). Aufgrund des Booms in der Meditationsforschung werden seit einiger Zeit jedoch vermehrt auch andere Ansätze untersucht. Wahrscheinlich deswegen hat die Arbeitsgruppe um Davidson und Lutz nun vor kurzem ein erweitertes Erklärungsmodell der Meditation vorgeschlagen, das zwar weiterhin schwerpunktmäßig Meditationstechniken mit buddhistischem Hintergrund einbezieht, jedoch gegenüber dem Ursprungsmodell deutlich erweitert ist. An den Zielen von Meditation hat sich nichts geändert – das Hauptziel ist immer noch Wohlbefinden –, allerdings werden nun unterschiedliche Wirkmechanismen für unterschiedliche Meditationsformen angenommen.[45]

Die Autoren schlagen vor, Meditationsformen in drei Familien zusammenzufassen: die «Aufmerksamkeits-Familie» sowie die «konstruktive» und die «dekonstruktive» Familie (siehe Abbildung 3.4). Die Aufmerksamkeits-Familie entspricht im Wesentlichen dem, was sie in ihrem Vorgängermodell als «Meditation» oder «Achtsamkeitsmeditation» bezeichnet haben: Techniken der fokussierten Aufmerksamkeit und des offenen Gewahrseins. Sie nehmen nun auch direkte klinische Verfahren, wie beispielsweise MBSR, MBCT oder ACT (siehe Kasten in Kapitel 1) sowie die in der abendländischen Philosophie vorgeschlagene Kultivierung der Aufmerksamkeit mit in diese Kategorie. In die «konstruktive Familie» ordnen sie solche Verfahren ein, mit denen Gedanken und Emotionen systematisch verändert (konstruiert) werden können. Einige dieser Methoden verändern unsere Wahrnehmungen und Einstellungen, andere unsere Prioritäten und Werte und wieder andere unsere persönlichen Beziehungen. In diese Kategorie fallen beispielsweise die Liebende-Güte-Meditation und die Mitgefühls-Meditation, das Jesus-Gebet, das in vielen buddhistischen Schulen praktizierte Ablegen von Gelübden, Betrachtungen über den Tod und eine Vielzahl von westlichen psychotherapeutischen Ansätzen. Bleibt die dritte, die «dekonstruktive Familie» von Meditationsverfahren. Der Name für diese Kategorie stammt daher, dass dabei Wahrnehmungs-, Emotions- und Kognitionsprozesse erkundet oder auseinandergenommen (dekonstruiert) werden, um Einsicht in das eigene Selbst, die Anderen und die Welt zu erhalten. Dazu gehören kognitive Elemente achtsamkeitsbasierter Therapieformen, Vipassana-Meditation, Koan-Praxis und Shikantaza im Zen, einige tibetische Techniken und die Selbstbefragung (beispielsweis das Nachsinnen über die Frage «Wer bin ich?») im Advaita Vedanta. Unter diese dekonstruktiven Techniken fallen sowohl solche, in denen Meditierende eher Kontemplation betreiben, das heißt, analytisch über sich selbst nachdenken, als auch solche, in denen die eigenen Wahrnehmungen, Emotionen und Gedanken einfach nur

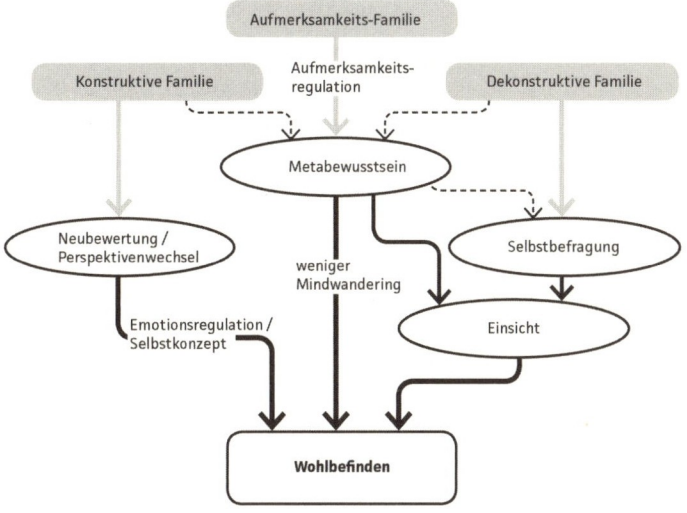

Abbildung 3.4 *Modell der «Meditationsfamilien» und ihren Auswirkungen, visualisiert nach der Beschreibung in Dahl et al. (2015).*

betrachtet werden, ohne sie zu analysieren. Experten in den jeweiligen Gebieten würden dieser Einordnung vermutlich nicht völlig zustimmen, aber die Autoren betonen, dass es sich hierbei um vorläufige Kategorien handelt und das gesamte Modell einen vorläufigen Charakter hat.

Wie wirken nun die drei Familien von Meditationsverfahren? Die Verfahren der Aufmerksamkeits-Familie dienen alle dazu, die Aufmerksamkeit zu verbessern und dadurch die Fähigkeit zu stärken, sich der Prozesse von Denken, Fühlen und Wahrnehmen bewusst zu werden. Diese Funktion der Aufmerksamkeit bezeichnen die Autoren als Metabewusstsein. Zur Veranschaulichung von Metabewusstsein liefern sie ein Beispiel: Stellen Sie sich vor, Sie sehen sich einen spannenden Film im Kino an. Die meiste Zeit sind Sie völlig eingetaucht in das Geschehen auf der Leinwand, und das kann so weit gehen, dass Sie sich nicht mehr bewusst sind, in einem Kino zu sitzen. Aber zwischendurch gibt es Momente, in denen Sie sich Ihrer Umgebung bewusst sind und auch dessen, dass Sie bewegte Bilder auf einer Leinwand sehen. In beiden Fällen ist Ihre Aufmerksamkeit auf den Film gerichtet, nur im zweiten Fall sind Sie sich darüber bewusst, dass Sie einen Film ansehen: Ihr Metabewusstsein ist aktiv. Dieses Metabewusstsein führt unter anderem dazu, dass die Meditierenden besser bemerken, wenn die Gedanken abschweifen, wenn also Mindwandering stattfindet. Weniger Mindwandering wiederum führt zu einem höheren Grad an Wohlbefinden.[46]

Sehen wir uns nun die Wirkungen der Techniken aus der dekonstruktiven Familie an. Die zentrale Aktivität dabei ist die Untersuchung der Natur und der Prozesse der eigenen bewussten Erfahrung, insbesondere derer, die mit dem Selbstbild zusammenhängen (Selbstbefragung in Abbildung 3.4). Diese Untersuchung funktioniert besser, wenn das Metabewusstsein stärker ausgeprägt ist. Das Ergebnis der Selbstbefragung sind Einsichten über sich selbst und die Welt. Die Autoren nehmen an, dass das Praktizieren der dekonstruktiven Techniken auch das Metabewusstsein stärkt, und umgekehrt kann das Metabewusstsein wieder Einfluss auf die dekonstruktiven Prozesse nehmen: Je stärker es entwickelt ist, desto wahrscheinlicher sind Einsichten. Wenn man sich selbst und die Welt besser versteht, führt das wieder zu einem höheren Grad an Wohlbefinden.

Und schließlich die dritte Kategorie, die Meditationstechniken der konstruktiven Familie. Das ist eine relativ heterogene Sammlung von Techniken, die jedoch alle zu einer Neubewertung von Wahrnehmungen, Prioritäten und Beziehungen führen können und es ermöglichen, die Welt und sich selbst aus einer anderen

Perspektive zu sehen. Ein Beispiel soll das illustrieren: Sie hören im Flugzeug ein Baby schreien. Sie könnten sich zunächst gestört fühlen und sich ärgern. Wenn Sie jedoch Ihre Perspektive wechseln und die Position der Mutter einnehmen, spüren Sie vielleicht Wärme und Mitgefühl, und das bringt Sie dazu, das Schreien des Babys umzuinterpretieren – die Erfahrung könnte sich ändern von einer, die das eigene Wohlbefinden beeinträchtigt, hin zu einer, in der Sie Zuneigung und Mitgefühl entwickeln. Wenn Sie nun das Mitfühlen mit Hilfe der Mitgefühls-Meditation systematisch kultivieren, dann wird die zweite Reaktion (Zuneigung und Mitgefühl) mit der Zeit automatisch. Dies wiederum führt zu einem höheren Ausmaß an Wohlbefinden.

Das PROMISE-Modell

Vor kurzem hat Juliane Eberth in ihrer Dissertation ein Modell entwickelt, das sich aus drei Quellen speist: bisherigen Modellen zur Achtsamkeitsmeditation, Informationen aus der buddhistischen Literatur und – das ist ein Novum – aus der Befragung erfahrener Meditierender in der buddhistischen Tradition. Die Auswertung dieser Befragung mittels qualitativer Methoden bildet das Kernstück des Modells. Es enthält fünf Schichten oder Schritte. Beginnen wir mit der Schicht ganz oben in Abbildung 3.5. Dort ist das konkrete Verhalten der Meditierenden in buddhistischen Traditionen beschrieben inklusive dessen, was sie abgesehen vom Meditieren noch tun – Kontakt mit Lehrern halten, buddhistische Schriften studieren und in ihrem Alltagsleben moralische und ethische Grundsätze beachten. Die zwei Arten von Meditation in dem Modell entsprechen mehr oder weniger der Aufteilung, die auch in anderen Modellen zur Achtsamkeitsmeditation besteht: die fokussierte Meditation entspricht in etwa der konzentrativen Technik und die Einsichtsmeditation dem offenen Gewahrsein. In den zwei

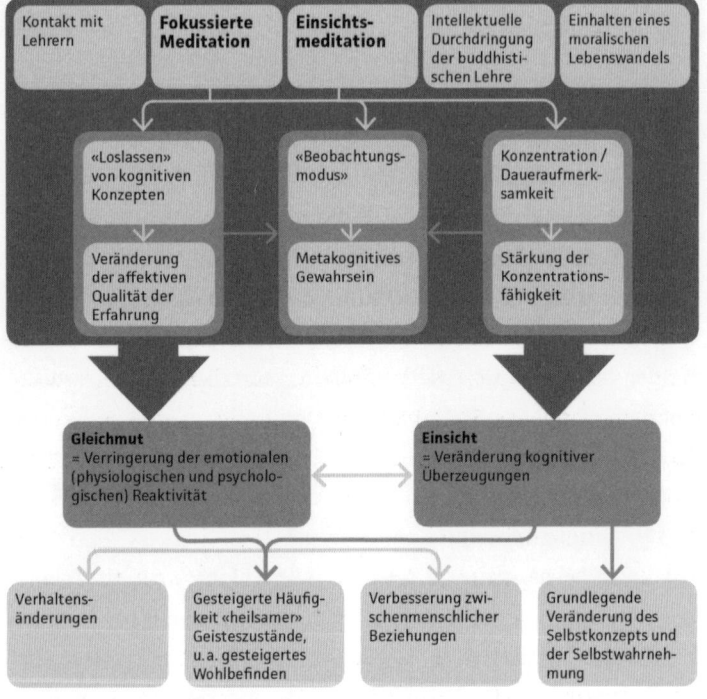

| Kontakt mit Lehrern | **Fokussierte Meditation** | **Einsichts-meditation** | Intellektuelle Durchdringung der buddhistischen Lehre | Einhalten eines moralischen Lebenswandels |

«Loslassen» von kognitiven Konzepten

«Beobachtungs-modus»

Konzentration / Daueraufmerk-samkeit

Veränderung der affektiven Qualität der Erfahrung

Metakognitives Gewahrsein

Stärkung der Konzentrations-fähigkeit

Gleichmut
= Verringerung der emotionalen (physiologischen und psychologischen) Reaktivität

Einsicht
= Veränderung kognitiver Überzeugungen

Verhaltens-änderungen

Gesteigerte Häufig-keit «heilsamer» Geisteszustände, u. a. gesteigertes Wohlbefinden

Verbesserung zwi-schenmenschlicher Beziehungen

Grundlegende Veränderung des Selbstkonzepts und der Selbstwahrneh-mung

Abbildung 3.5 *Das PROMISE (Process of meditation leading to Insight and serenity) Modell (Eberth, 2016).*

Schichten darunter sind unmittelbare (Schicht 2) und längerfristige (Schicht 3) Wirkungen der zwei Arten von Meditation so zusammengefasst, wie sie von den Meditierenden berichtet wurden. Beide Meditationstechniken führen in unterschiedlichem Ausmaß zum Loslassen von Erwartungen, Bewertungen und Überzeugungen, was längerfristig veränderte emotionale Reaktionen zur Folge hat. Außerdem erhöhen sie die Konzentration während der Meditation, was in einer dauerhaft verbesserten Konzentrationsfähigkeit resultiert. Und schließlich fördern sie die Einnahme eines «Beobachtungsmodus» zur eigenen Erfahrung, sich also wie ein Außenstehender zu betrachten, was langfristig das Metabewusstsein der Praktizierenden stärkt. Diese Wirkungen der formalen Meditationspraxis und Auswirkungen der anderen flankierenden Verhaltensweisen führen schließlich zu zwei hauptsächlichen Effekten: zu Gleichmut und Einsicht (Schicht 4 in Abbildung 3.5).

Sowohl Gleichmut als auch Einsicht haben Auswirkungen auf das psychische, soziale und spirituelle Wohlbefinden der Meditierenden. Einsichtsprozesse verändern zusätzlich die Selbstwahrnehmung und das Selbstbild. Im Gegensatz zu den bisherigen Modellen, zu denen bislang nur Plausibilitätsprüfungen vorliegen – also ein Vergleich der Vorhersagen mit davon weitgehend unabhängig ermittelten empirischen Resultaten –, ist das PROMISE-Modell schon getestet worden. Juliane Eberth hat im Rahmen ihrer Doktorarbeit in einer großangelegten Studie mit 102 erfahrenen Meditierenden in buddhistischen Traditionen Vorhersagen aus ihrem Modell empirisch überprüft und konnte die angenommenen Wirkmechanismen weitgehend bestätigen.[47]

Westliche Ansätze im Vergleich

Die von mir oben erläuterten westlichen Theorieansätze zur Meditation sind nicht vollständig; die nicht erwähnten scheinen jedoch nach meiner Einschätzung keine wesentlichen zusätzlichen Aspekte aufzuweisen. Es gibt einige Versuche, die theoretischen Ansätze zur Achtsamkeitsmeditation mit gehirnphysiologischen Modellen zu untermauern. Die entsprechenden Modelle sind jedoch sehr komplex, bislang relativ unscharf und argumentieren zudem im Wesentlichen mit Gehirnprozessen, die mit den psychologischen Prozessen in den Achtsamkeitsmodellen korrespondieren. Deswegen gehe ich nicht weiter auf sie ein.[48]

Auf den ersten Blick unterscheiden sich die westlichen Ansätze teilweise deutlich voneinander. Eine Kategorie für sich nimmt sicher der Warum-Gott-nicht-weggeht-Ansatz ein. Betrachtet man die anderen aufgeführten Modelle, so wird ein Trend deutlich: weg von generellen Wirkmechanismen wie der Entspannungsreaktion und dem De-Automatisieren hin zu einer differenzierteren Betrachtung. Selbst wenn mittlerweile feststeht, dass Meditieren nicht immer zu einem Entspannungszustand führt, so ist eine Entspannungsreaktion im Sinne von Herbert Benson vermutlich doch bei vielen Meditationstechniken zu erwarten, könnte somit durchaus einen zentralen Erklärungsmechanismus in einer Theorie der Meditation ausmachen. Die neueren Modelle erwähnen diese Wirkung kaum, alle greifen jedoch den von Deikman angenommenen Mechanismus der De-Automatisierung in der einen oder anderen Form auf: Das Metabewusstsein, das in allen Achtsamkeitsmodellen eine zentrale Rolle spielt, scheint dem Konzept der De-Automatisierung sehr ähnlich zu sein.[49]

Je spezifischer die Modelle sind, desto präzisere Vorhersagen lassen sich ableiten und desto besser sind sie empirisch überprüfbar. Das erweiterte Modell der US-Wissenschaftler um Davidson und Lutz ist im Wesentlichen eine Präzisierung und Erweiterung des Modells von Hölzel und ihren Kollegen. Hier sind beispielsweise die Liebende-Güte-Meditation und die Mitgefühls-Meditation von den übrigen Komponenten des «Achtsamkeitsmeditations-Komplexes» getrennt, und es wurde ihnen ein eigener Wirkmechanismus zugewiesen. Das ermöglicht deutlich genauere und besser überprüfbare Vorhersagen. Man könnte beispielsweise untersuchen, in welchem Ausmaß sich Veränderungen im Selbstbild ergeben, abhängig davon, ob (a) ausschließlich fokussierte Aufmerksamkeit und offenes Gewahrsein geübt wird, (b) eine Kombination von (a) mit Liebende-Güte-Meditation und

Mitgefühls-Meditation oder (c) ausschließlich die letzten beiden Techniken. Nach dem erweiterten Modell sollte Liebende-Güte-Meditation alleine starke Veränderungen im Selbstkonzept hervorrufen, während das nach dem einfacheren Modell eher nicht zu erwarten wäre. Mindwandering müsste dagegen nach dem erweiterten Modell deutlich stärker abnehmen, wenn Techniken aus der «Aufmerksamkeits-Familie» geübt werden als solche aus den anderen beiden «Familien». Ein großes praktisches Problem bei diesen Überprüfungen ist meiner Einschätzung nach jedoch die große Vielfalt und Heterogenität von Techniken in den drei «Familien», insbesondere das Einbeziehen von psychotherapeutischen Methoden. Das macht die Vorhersagen wieder deutlich unschärfer. Außerdem sind viele Meditationstechniken, vor allem solche mit hinduistischem Hintergrund, in diesem erweiterten Modell immer noch nicht berücksichtigt.

Das PROMISE-Modell hat zwar große Ähnlichkeiten mit den anderen beiden Modellen zur Achtsamkeitsmeditation, unterscheidet sich jedoch hinsichtlich seiner Entstehung deutlich von ihnen: Es beruht im Wesentlichen auf der methodisch aufbereiteten Selbstbeobachtung erfahrener Meditierender. Dabei kann man natürlich nicht ausschließen, dass auch erfahrene Meditierende dazu tendieren, das wiederzugeben, was sie aus Büchern wissen. Dieses Problem wurde in der Studie jedoch offen angesprochen, und die Grundlage des Modells waren überwiegend konkrete empirische Erfahrungen der Meditierenden. Ein großer Vorteil dieses Modells besteht darin, dass es, soweit mir bekannt, als einziges bisher direkt empirisch überprüft wurde.

Bewertung der bisherigen Ansätze

Bei der Bewertung der bisherigen theoretischen Ansätze zur Meditation sollte man überlegen, wie denn eine ideale Meditationstheorie aussehen müsste. Meditieren ist nicht nur für sich eine interessante Aktivität, sondern wird von den meisten Praktizierenden als Mittel zu einem bestimmten Zweck benutzt. Eine ideale Meditationstheorie sollte deshalb folgende Fragen beantworten können: «Was ist eigentlich Meditation?» – «Was sind Ziel und Zweck der Meditation?» und «Wie wirkt Meditation?» Der Überblick in Kapitel 1 hat gezeigt, dass es *die* Meditation nicht gibt und man schon aus Plausibilitätsgründen unterschiedliche Wirkungen für unterschiedliche Techniken erwarten kann (siehe Kapitel 2). Schließlich sollte eine gute Meditationstheorie auch die Frage beantworten: «Welche Art von Meditation wirkt bei wem?» Außerdem muss nachgewiesen werden, dass die vermuteten Wirkungen tatsächlich auftreten. Ein wesentlicher Faktor bei einer Meditationstheorie ist also: «Wie gut sind ihre Vorhersagen?»

Wie ist Meditation definiert?

Was Meditation bedeutet, ist in den beiden indischen Ansätzen ziemlich gut definiert. Im Yoga ist das die Beherrschung der Sinne und Verstandestätigkeiten (Samyama), die in den drei Schritten Konzentration (Dharana), Meditation (Dhyana) und Versenkung (Samadhi) erreicht werden soll, und im frühen Buddhismus sind die zwei zentralen Meditationsbestandteile rechte Achtsamkeit (Samma Sati) und rechte Konzentration (Samma Samadhi).

Die tatsächlich durchgeführten Techniken variieren etwas in den Ansätzen, können aber diesen Schritten und Bestandteilen recht gut zugeordnet werden. Das ist anders bei den westlichen Theorien. Einige frühe Untersuchungen fassen alle möglichen Meditationsformen unter einen globalen Meditationsbegriff zusammen, was mittlerweile nicht mehr haltbar ist. Auch die ersten zwei Erklärungsansätze zur Achtsamkeitsmeditation definieren Meditation eher ungenau.

Das oben beschriebene erweiterte Achtsamkeitsmodell mit seinen drei «Familien» von Meditationstechniken versucht, deren Vielfalt zu berücksichtigen. Dies führt jedoch zu einer großen Unterschiedlichkeit von Techniken, selbst innerhalb der einzelnen «Familien», was es schwierig macht, präzise Vorhersagen zu machen. Am klarsten scheint mir die Definition beim PROMISE-Modell zu sein, das sich eng an die ursprünglichen buddhistischen Meditationsbestandteile anlehnt.

Was ist das Ziel der Meditation?

Die generelle Antwort auf diese Frage lautet, dass man mit Meditieren wünschenswerte Effekte erreichen kann (und sei es nur die Einsicht, dass es nichts zu erreichen gibt).[50] Im Einzelnen unterscheiden sich die Antworten jedoch erheblich. In den säkularen westlichen Ansätzen der Achtsamkeitsmeditation kann man das Ziel wohl am zutreffendsten als Wohlbefinden (Wellbeing) charakterisieren, und in den indischen Ansätzen ist es die Erleuchtung oder Befreiung. Allerdings ist Erleuchtung schon in den zwei hier vorgestellten Ansätzen unterschiedlich beschrieben, obwohl beide behaupten, dass Praktizierende nach der Erleuchtung die Welt so sehen, wie sie wirklich ist.

Während Erleuchtung im traditionellen Yoga bedeutet, Zugang zum reinen Bewusstsein oder wahren Selbst zu bekommen und dort zu verweilen, wird sie im frühen Buddhismus als ein durch nichts anderes bedingter Zustand, Nibbana, beschrieben, in dem man unmittelbar die drei Daseinsmerkmale Unbeständigkeit, Leidhaftigkeit und Nicht-Selbst (Leerheit) erkennt. Insgesamt wird jedoch die Frage nach dem Ziel der Meditation in allen hier behandelten theoretischen Ansätzen klar beantwortet.

Welche Art von Meditation wirkt wie?

Eine unpräzise Definition dessen, was denn Meditation überhaupt ist, hat natürlich Konsequenzen für die Beantwortung der Frage, welche Art von Meditation wie wirkt. Wenn die Art der Meditation nicht klar umrissen ist, kann man ihr die Wirkung nicht mit Sicherheit zuschreiben, außer man nimmt an, dass alle Arten von Meditation die gleichen Wirkmechanismen besitzen. Bei allen Einschränkungen sind in Bezug auf die angenommenen spezifischen Wirkungen die Modelle der Achtsamkeitsmeditation am weitesten entwickelt. Aus ihnen lassen sich tatsächlich einige überprüfbare Vorhersagen ableiten. In den indischen Ansätzen ist Meditation relativ gut definiert, und den einzelnen Techniken sind zumindest teilweise spezifische Wirkungen zugeordnet. So wird im frühen Buddhismus erwartet, dass die Shamatha-Meditation (rechte Konzentration) zu einer Beruhigung des Geistes führt und die Vipassana-Meditation (rechte Achtsamkeit) zu Einsichten. Es ist jedoch nicht wirklich geklärt, welche Wirkmechanismen dabei ablaufen. Und die Frage, ob unabhängig von der jeweiligen Ausgestaltung der entsprechenden Meditationstechniken gleichartige Wirkungen erwartet werden können, bleibt bisher ohne zufriedenstellende Antwort.

Wenn ein Meditationsansatz mehrere Arten von Techniken enthält, stellt sich die Frage, wie entscheidend die Reihenfolge bei der Anwendung der Techniken ist. Im traditionellen Yoga ist diese Reihenfolge eindeutig vorgegeben. Im noblen achtfachen Pfad wird durch die Nummerierung der acht Glieder eine Reihenfolge suggeriert: rechte Achtsamkeit vor rechter Konzentration. In vielen

Schriften zur buddhistischen Meditation und auch in westlichen Arbeiten wird allerdings (meist nebenbei) erwähnt, dass Achtsamkeitsmeditation besser wirkt, wenn die Meditierenden vorher konzentrative Techniken geübt haben.[51] Was geschieht, wenn diese Reihenfolge nicht eingehalten wird? Außerdem werden in vielen Ansätzen mehrere Meditationstechniken miteinander kombiniert: Warum gerade diese Techniken? Was passiert, wenn man einige davon weglässt oder andere hinzufügt? Fragen dieser Art wurden in der Wissenschaft bislang kaum untersucht, und es ist zu hoffen, dass ihnen in Zukunft deutlich mehr Beachtung geschenkt wird.

Welche Art von Meditation wirkt bei wem?

Wenn ich mich mit langjährig Meditierenden unterhalte, stellt sich nicht selten heraus, dass sie im Laufe ihrer Meditationspraxis viele unterschiedliche Arten der Meditation ausprobiert und sich dann für eine bestimmte entschieden haben, weil sich die «am besten anfühlt». Welche Art von Meditation schließlich gewählt wurde, ist ganz unterschiedlich. Die plausibelste Vermutung, warum die Meditierenden ihre jeweils spezifische Wahl getroffen haben, ist wohl, dass diese Art von Meditation bei ihnen am besten wirkt oder ihnen am leichtesten fällt. Es wäre sicher wünschenswert, eine solche Entscheidung möglichst frühzeitig treffen zu können. Im Buddhismus gibt es wie bereits erwähnt einige Hinweise zur Auswahl von Meditationsobjekten zur Veränderung von bestimmten Charaktereigenschaften,. Es würde sich lohnen, einen entsprechenden Fragebogen zu den «buddhistischen Temperamenten» zu erstellen und die Vorhersagen zur spezifischen Wirksamkeit bei unterschiedlichen Persönlichkeitstypen zu überprüfen. Plausibilitätsgründe und die Interpretation bisheriger empirischer Befunde gestatten – vor allem für den klinischen Bereich – einige Vorhersagen. Patienten mit Aufmerksamkeitsdefiziten sollten von fokussierten Aufmerksamkeitsübungen profitieren, während Menschen mit Suchtproblematiken vermutlich mehr mit Techniken erreichen, die ein verbessertes Bewusstsein innerer Vorgänge schaffen. Bei Patienten mit einer Angstproblematik oder anderen emotionalen Störungen sollten Meditationsarten am besten wirken, die die Steuerung von Gefühlen trainieren. Insbesondere bei Angst und Depression dürfte es kontraindiziert sein, Meditationstechniken einzusetzen, die den Fokus verstärkt auf die Problematik richten (wie etwa offenes Gewahrsein). In diesen Fällen sollte man vermutlich eher zu Meditationstechniken raten, die einen sicheren «Haltegriff» anbieten, wie etwa Mantra-Meditation. Keine dieser Fragestellungen scheint bislang systematisch untersucht worden zu sein.[52]

Es könnte aber auch sein, dass bestimmte Meditationsansätze unabhängig von den persönlichen Voraussetzungen der Meditierenden wirken, wenn sie sich nur darauf einlassen. Einen sehr interessanten Selbstversuch dazu hat Divya Paracher durchgeführt (Kasten «Guru-Sishya-Beziehung»).

Guru-Sishya-Beziehung

Divya Paracher, eine junge Frau aus Südindien, die im Aurobindo Ashram in Pondicherry aufgewachsen ist, hat eine außergewöhnliche Studie durchgeführt. Sie wollte zunächst mehr über ihre eigenen Beziehungen zu ihren spirituellen Lehrern (Gurus) herausfinden, war jedoch bald generell an dem Verhältnis zwischen Schüler (Sishya) und Lehrer interessiert, vor allem daran, ob und wie sich diese Guru-Sishya-Beziehung bei verschiedenen spirituellen Lehrern anders darstellen. Dazu interviewte sie 19 langjährige Mitglieder in den vier vermutlich berühmtesten Ashrams Indiens über deren Beziehung zu ihrem Lehrer. Bei den Ashrams handelte es sich um ihren eigenen, den Aurobindo Ashram, sowie um die Ashrams von Sri Ramakrishna (und Swami Vivkananda, seinem bekanntesten Schüler), Sri Ramana Maharshi und Swami Sivananda. Bevor sie ihre Interviews in den anderen drei Ashrams durchführte, bereitete sie sich jeweils mehrere Monate vor, informierte sich über das Leben der jeweiligen Gurus, die alle bereits verstorben sind, las die jeweiligen spirituellen Texte, hörte sich Tonbandaufnahmen an und betrachtete Filme über die Gurus und Ashrams. Dann erst besuchte sie die Ashrams und lebte einige Zeit in der jeweiligen Gemeinschaft, während sie ihre Interviews durchführte. Sie fand viele Gemeinsamkeiten über die Ashrams hinweg, aber auch ausgeprägte Unterschiede. Das meines Erachtens interessanteste Ergebnis ihrer Studie – und der Grund, weswegen ich diesen Kasten hier eingefügt habe – ist aber Folgendes: Anfangs war Divya davon überzeugt, dass ihr Ashram, also der Aurobindo Ashram, einzigartig wäre und sich die anderen nicht mit ihm messen könnten. Nach der Studie war das deutlich anders: Ihre Offenheit führte dazu, dass sie das, was in den unterschiedlichen Ashrams gelehrt und praktiziert wurde, als unterschiedliche Aspekte eines größeren Ganzen sah. Sie kam zu dem Schluss, dass es im Grunde überall um das Gleiche ging, nämlich das (falsche) Ego aufzugeben, den Geist zur Ruhe zu bringen und zu lernen, die Gegenwart von etwas Größerem zu fühlen. Dieser Selbstversuch könnte darauf hindeuten, dass es, ein gewisses Maß an Unvoreingenommenheit vorausgesetzt, doch weniger wichtig ist, welchen Weg Meditierende praktizieren, wenn sie nach spiritueller Erkenntnis suchen.[53]

Wie gut sind die Vorhersagen?

Da der Großteil der Forschung zu den Wirkungen von Meditation weitgehend ohne theoretische Grundlage durchgeführt wurde, lässt sich die Frage nach der Güte der Vorhersagen oft nur indirekt beantworten. Mit Ausnahme der Überprüfung des PROMISE-Modells ist die empirische Befundlage zu den Achtsamkeitsmodellen meist von einer «post hoc»-Art, also man fragt sich: «Welche der bisher gefunden Ergebnisse könnten denn zu dem Modell passen?» Im Klartext: Die in den Modellen gemachten Vorhersagen sind bis jetzt kaum jemals systematisch untersucht worden. Das kann sich jedoch innerhalb kurzer Zeit ändern.

Diese post-hoc-Problematik existiert in der Hirnforschung zur Meditation in einem noch größeren Ausmaß (siehe den Abschnitt zu den Ergebnissen der Gehirnforschung in Kapitel 2). Das wiederum macht es zusätzlich schwierig, alternative Erklärungen für Unterschiede zwischen Meditierenden und Nicht-Meditierenden auszuschließen. Außerdem müssen Gehirnprozesse oder Unterschiede in Gehirnstrukturen immer interpretiert oder psychologischen Prozessen zugeordnet werden, und die Grundlagen für solche Interpretationen sind immer noch ziemlich fragil. Allerdings kann die Hirnforschung die psychologische Forschung gut ergänzen und Hilfestellungen bei der Konstruktion einer umfassenderen Theorie der Meditation liefern. So deuten neuere zusammenfassende Ergebnisse darauf hin, dass verschiedene Formen der Meditation sowohl gemeinsame als auch spezifische Wirkungen haben.[54]

Wie könnte es weitergehen?

In der letzten Zeit sind deutliche Fortschritte in der westlichen Theorienbildung, insbesondere zu den Wirkungen der säkularen Achtsamkeitsmeditation, gemacht worden. Zudem werden indische

Ansätze vermehrt zur Erklärung und Vorhersage von Wirkungen der Meditation herangezogen. Einen großen Schritt in diese Richtung geht das PROMISE-Modell. Vermutlich lohnt sich eine weitere Spezifizierung der beiden Meditationsteile rechte Achtsamkeit und rechte Konzentration, indem man die neueren Modelle zur Achtsamkeitsmeditation miteinbezieht. Abgesehen von den deutlich unterschiedlichen Zielen (Erleuchtung versus Linderung von Leiden) erfordern die zwei Gruppen von Ansätzen jedoch unterschiedliche Forschungsstrategien. In den indischen ist Meditation immer in eine spirituelle Tradition eingebettet, deren Beitrag zu den behaupteten Wirkungen bislang nahezu nicht untersucht wurde. In künftigen Studien könnte und sollte dieser ethische und spirituelle Kontext, wie im PROMISE-Modell nahegelegt, einbezogen werden.[55]

Ein gravierender Nachteil der indischen Ansätze ist, dass darin spezifische Wirkungen wenig herausgearbeitet sind. Die neueren westlichen Ansätze hingegen befassen sich mit solchen spezifischen Wirkungen und ermöglichen so genauere Fragestellungen. Hierbei könnte es helfen, Meditationstechniken aus ihren traditionellen und etablierten Zusammenhängen herauszulösen und sie isoliert sowie in systematisch variierten Kombinationen zu untersuchen. Für den Anfang wäre schon viel gewonnen, wenn in allen Studien, in denen die Wirkung von Meditation untersucht werden soll, die behaupteten Wirkungen theoretisch abgeleitet werden. Es würde sich zudem lohnen, über alternative methodische Vorgehensweisen bei Meditationsstudien nachzudenken und von Gruppenuntersuchungen vermehrt zu Einzelfalluntersuchungen überzugehen.[56] All das könnte die Entwicklung umfassender und präziser Theorien befördern und uns zu einem tieferen Verständnis der Wirkungen von Meditation führen.

Kapitel 4:
Nebenwirkungen und Risiken des Meditierens

Meditation wirkt universell positiv: Das war mein Fazit nach dem Überblick über die Forschungsergebnisse. Meditierende schnitten in nahezu allen untersuchten Aspekten im Durchschnitt besser ab als Nicht-Meditierende. Meditieren wirkt jedoch nicht bei jedem gleich, und was bei einer längeren Praxis geschieht, wird nur ab und zu in den betreffenden Studien erwähnt. Jede Art von Intervention hat Nebenwirkungen, und es hängt von den Umständen ab, ob und wie diese auftreten – Meditieren ist hier keine Ausnahme.

Bislang ist der Forschungsstand zu Risiken und Nebenwirkungen der Meditation sehr bescheiden. Es gibt kaum systematische Überblicksstudien, wohl aber eine Reihe von Fallstudien, in denen meist sehr auffällige und schwerwiegende Vorkommnisse berichtet werden. Besonders wenig erforscht sind Probleme, die durch zweifelhafte Meditationslehrer verursacht werden.[1]

«Normale» Probleme bei Meditationsanfängern

Mit dem Meditieren zu beginnen, ist ein bedeutsamer Eingriff in das Alltagsleben. Zunächst muss man Zeit dafür schaffen. Zum Zweiten bereitet die damit in der Regel verbundene ungewohnte Körperhaltung häufig Schmerzen. Drittens treten oft negative Gedanken und Emotionen ins Bewusstsein, mit denen man sich auseinandersetzen muss, und schließlich stellen sich die Meditationseffekte nicht selten langsamer ein als erwartet.

Die Zeit finden

Die Grundvoraussetzung, um überhaupt mit Meditieren anfangen zu können, ist, Zeit dafür zu reservieren. Das ist nicht so einfach. Die meisten Menschen haben relativ feste Tagespläne entwickelt, selbst wenn sie sich dessen nicht bewusst sind. So bleiben wir beispielsweise morgens lieber zehn Minuten länger im Bett oder beim Frühstück sitzen, weil wir herausgefunden haben, dass wir auch dann noch pünktlich zur Arbeit kommen. Wenn diese Zeiteinteilung reibungslos funktioniert, dann sind wir nur ungern bereit, sie zu ändern. Täglich zu meditieren ist ein deutlicher Eingriff in diese Zeitstruktur, der zunächst erhebliche Probleme bereiten und dazu führen kann, dass wir wieder damit aufhören – besonders wenn die positiven Wirkungen auf sich warten lassen. Da hilft in der Regel nur ein bewusster Entschluss, wie beispielsweise, sich gleich nach dem Aufstehen zwanzig Minuten täglich für das Meditieren zu reservieren und das für eine gewisse Zeitdauer durchzuhalten.

Körperliche Schmerzen

Viele Meditierende, die eine Form der Sitzmeditation praktizieren, haben anfangs mit unangenehmen Begleiterscheinungen des Sitzens zu kämpfen. Die meisten Meditationsansätze empfehlen, auf dem Boden zu sitzen, wobei ein Sitzkissen oder ein Bänkchen hilfreich sein kann. Selbst mit diesen Hilfen wird das Sitzen für viele nach einigen Minuten unangenehm, es treten irgendwo im Körper Schmerzen auf oder die Beine schlafen ein. Wenn die Schmerzen zu stark werden, sollte die Stellung natürlich geändert werden. Generell wird jedoch empfohlen, *mit* den Schmerzen zu sitzen, weil diese erfahrungsgemäß im Laufe der Zeit verschwinden oder zumindest deutlich nachlassen (siehe Kapitel 5). Das ist jedoch kein Problem, das nur beim Meditieren auftritt, sondern findet sich auch bei sportlicher Betätigung. Wer hat nicht schon unter Muskelkater gelitten?

Unangenehme Gedanken und Emotionen

Vermutlich tauchen bei allen Meditierenden – zumindest zu Beginn ihrer Meditationspraxis – Erinnerungen und Vorstellungen im Bewusstsein auf, die mit unangenehmen Gefühlen verbunden sind. Normalerweise versuchen wir diese Gedanken zu verdrängen. Meditieren steht dem entgegen, und deswegen würden die meisten Menschen diese Aktivität nie spontan ausführen, erst recht nicht über einen längeren Zeitraum hinweg. Nur dazusitzen und «nichts zu tun», wird manchmal als so unangenehm empfunden, dass jede Art von Ablenkung genutzt wird, sogar wenn sie unangenehm ist. So ergab eine kürzlich durchgeführte Studie mit amerikanischen Studierenden, dass über die Hälfte der Männer und immerhin ein Viertel der Frauen sich lieber einen (leichten) Elektroschock verabreichten, als 15 Minuten lang einfach nur ruhig zu sitzen und nichts zu tun.[2] Die Einsicht, dass unangenehme Gedanken nur Gedanken sind und unangenehme Emotionen eben nur Emotionen und nicht die Realität an sich, braucht Zeit. Um zu dieser Erkenntnis zu kommen, hilft es, nicht alleine, sondern mit einer Gruppe zu meditieren (siehe Kapitel 5). In längerdauernden Retreats ist es nicht ungewöhnlich, ab und zu Schluchzen zu hören oder Teilnehmer weinen zu sehen. Dieses Erlebnis macht es einem leichter, auch seine eigenen unangenehmen Erfahrungen zu akzeptieren und mit ihnen besser zurechtzukommen.

Unrealistische Erwartungen

Ein großes Problem sind unrealistische Erwartungen. Viele Medienberichte sowie die Werbebotschaften mancher «Meditationsinstitute» suggerieren, dass Meditieren ein schnell wirkendes Mittel gegen alle unsere Schwierigkeiten sei. Manchmal hat Meditieren tatsächlich schnelle Wirkungen, doch nicht selten verführen uns unsere Erwartungen dazu, Wirkungen zu «sehen», die nur in unserer Vorstellung existieren. Das bemerken wir natürlich über kurz oder lang und sind nicht selten frustriert darüber. Haben wir etwa eine Woche lang Liebende-Güte-Meditation praktiziert, können wir zwar versuchen, uns so zu verhalten, als empfänden wir positive Gefühle der ganzen Menschheit gegenüber – beispielsweise indem wir versuchen, immer zu lächeln. Dieses Verhalten wird sich allerdings sehr bald wieder ändern oder von anderen als unecht wahrgenommen werden, wenn die erwartete innere Wandlung nicht eingetreten ist. Obwohl die Ergebnisse in der Forschungsliteratur darauf hindeuten, dass Meditation schon innerhalb einiger Wochen deutliche Effekte haben kann, sind sich seriöse Lehrer einig, dass es große Tagesschwankungen gibt und lange Perioden, in denen sich keine wahrnehmbaren Veränderungen zeigen. Damit Meditationseffekte stabil werden, braucht es nach Ansicht erfahrener Meditationslehrer eher Jahre regelmäßigen Trainings als einen mehrwöchigen Kurs.[3]

«Normale» Probleme bei fortgeschrittenen Meditierenden

Bei Meditierenden mit einer mehrjährigen Praxis spielen die anfangs durch die Sitzhaltung hervorgerufenen körperlichen Probleme keine große Rolle mehr. Psychische Probleme sind jedoch gewissermaßen in alle traditionellen Ansätze «fest eingebaut». Viele anerkannte Schriften der entsprechenden spirituellen Wege weisen darauf hin, dass man, um das Ziel der Befreiung oder Erleuchtung zu erreichen, große Hürden überwinden muss, die häufig mit Ausdrücken wie «dunkle Nacht», «Tod» oder «Sterben» bezeichnet werden. Im Grunde geht es dabei immer um das Gleiche: das Aufgeben des (falschen) Egos.[4]

In Kapitel 3 haben wir gesehen, dass im frühen Buddhismus die Erleuchtung an die intuitive Wahrnehmung gekoppelt ist, dass unser Selbst gar nicht existiert. In der Psychiatrie könnte man darunter das Krankheitsbild der Depersonalisation verstehen. Diese Problematik ist mittlerweile erkannt und hat schon Niederschlag im Diagnosemanual der American Psychiatric Association gefunden, in dem klargestellt wird, dass entsprechende Erfahrungen bei Meditierenden nur dann als psychische Störung diagnostiziert werden sollen, wenn die Betroffenen die Kontrolle über diese Zustände verloren haben, verbunden mit Angst oder Abneigung gegenüber den meditativen Praktiken.[5]

Bislang scheint es einige Dutzend Fallberichte über ungünstige Nebenwirkungen des Meditierens zu geben, aber ich konnte nur drei systematische Befragungen mit größeren Stichproben zu diesem Thema finden. In allen drei Studien ging es nicht ausschließlich um negative Nebeneffekte des Meditierens, sondern um generelle Erfahrungen fortgeschrittener Meditierender.

Die erste Studie stammt von dem bekannten Meditationslehrer und Psychologen Jack Kornfield. Er befragte über 100 Teilnehmer in zweiwöchigen und 68 Teilnehmer in dreimonatigen Vipassana-Kursen. Sie wurden gebeten, alle zwei bis drei Tage einen kurzen Fragebogen auszufüllen, in dem sie unter anderem außergewöhnliche Erfahrungen seit dem letzten Interview mit dem Lehrer, das alle zwei Tage stattfand, angeben sollten. In fast der Hälfte der Fälle berichteten die an der Befragung teilnehmenden Meditierenden von großen Stimmungsschwankungen und Emotionen, wie etwa tiefer Trauer, starkem Ärger, aber auch großer Freude. Erfahrungen von Glückseligkeit und Entzücken erwähnten 95 % der Meditierenden in dem dreimonatigen Retreat und immerhin 40 % der Teilnehmer an den zweiwöchigen Kursen. Insgesamt ergab die Befragung eine große Vielfalt außergewöhnlicher Erfahrungen, die

Kornfield als übereinstimmend mit den Vorhersagen aus der buddhistischen Literatur interpretiert.

Eine zweite Studie stammt von Deane Shapiro, einem Pionier der amerikanischen Meditationsforschung. Auch er befragte erfahrene Meditierende, die an einem Vipassana-Retreat teilnahmen, allerdings umfasste diese Studie nur 27 Personen. Shapiro benutzte einen selbstentwickelten detaillierteren Fragebogen, in dem unter anderem ausdrücklich nach unangenehmen Erfahrungen gefragt wurde. Siebzehn der 27 befragten Meditierenden (62,9 %) gaben an, zumindest ein unangenehmes Erlebnis gehabt zu haben, und zwei (7,4 %) berichteten über starke negative Effekte.

In der dritten Studie befragte eine Londoner Forschergruppe 30 erfahrene männliche Meditierende in längeren Interviews nach ihren Erlebnissen. Die meisten Teilnehmer lebten in einem buddhistischen Zentrum in London. Von den 30 Männern gaben 11 an, schon einmal in psychotherapeutischer oder psychiatrischer Behandlung gewesen zu sein. Fast alle Befragten erwähnten negative Erlebnisse und sechs (20 %) berichteten von psychotischen Episoden. Fünf davon gaben an, vor dem Meditieren keine psychischen Probleme gehabt zu haben. Trotz negativer Erfahrungen bewerteten alle Befragten das Meditieren positiv. Die psychotischen Erfahrungen traten generell unter zwei Bedingungen auf: Erstens handelte es sich um weniger erfahrene Meditierende, die sehr fortgeschrittene Techniken praktizierten, und zweitens meditierten sie ohne Lehrer und nicht in einer Gruppe.[6]

Was bedeuten diese Ergebnisse? Zunächst ist unklar, wie repräsentativ diese Zahlen für die Gesamtheit der Meditierenden sind. Zumindest die Stichprobe in der letzten Studie könnte wegen des Vorerkrankungsanteils relativ spezifisch sein. Allerdings ist bislang wenig darüber bekannt, wie gut die Meditierenden mit der Gesamtbevölkerung vergleichbar sind. Außerdem könnte sich angesichts des derzeitigen Meditationsbooms schnell ändern, wer aus welchen Gründen meditiert. Wenn vermehrt Menschen anfangen zu meditieren, um psychische Probleme zu beheben, dann dürfte auch der Anteil von Meditierenden mit psychischen Schwierigkeiten steigen. Es wäre wichtig zu wissen, wie hoch die entsprechenden Anteile von vergleichbaren Personen sind, die nicht meditieren und psychische Probleme bekommen.[7]

Und, ganz wichtig: Das Auftreten von Schwierigkeiten ist in den spirituellen Traditionen «vorgesehen» – es handelt sich also meist um Wirkungen, die erwartet werden, nicht um unvorhergesehene Nebenwirkungen! Angesichts der vorliegenden Ergebnisse scheint der plausibelste Schluss, dass Meditation nicht krank macht – zumindest nicht mehr, als wenn die jeweiligen Personen nicht meditieren würden. Dafür spricht die generell positive Einstellung der Meditierenden, die in allen drei Studien berichtet wurde. Entscheidend dürfte sein, wie die Meditierenden mit Schwierigkeiten umgehen, was wiederum sehr davon abhängt, welche Unterstützung sie von Lehrern und Gruppenmitgliedern bekommen.

Besondere Vorsicht geboten: extreme Praktiken und psychische Vorerkrankungen

Aus den Zusammenfassungen der Fallstudien zu den negativen Auswirkungen von Meditation erhält man den Eindruck, dass insbesondere Meditierende gefährdet sind, die alleine, also nicht in einer Gruppe, und ohne Lehrer meditieren, sowie Meditierende mit psychiatrischen Vorerkrankungen.[8] Außerdem können Meditationspraktiken mit Fasten, Schweigen und wenig Schlaf unangenehme Auswirkungen haben.

Extreme Praktiken, wie sie beispielsweise in buddhistischen Klöstern in Südostasien geübt werden, die für alle Interessenten offen sind, können selbst dann problematisch sein, wenn ein Lehrer zur Verfügung steht. In vielen Fällen sprechen die dortigen Meditationslehrer kaum Englisch und verfügen über keinerlei psychotherapeutische Ausbildung. Außerdem sind die meisten von ihnen in einem Kloster aufgewachsen, und so ist ihnen die westliche Art, zu denken und Probleme zu verarbeiten, kaum vertraut. Sie haben nur begrenzte Möglichkeiten, das Auftreten von psychischen Schwierigkeiten bei westlichen Meditierenden zu diagnostizieren und therapeutisch einzugreifen. Ein Fallbeispiel soll das illustrieren (siehe Kasten «Post-meditativer Stupor»).

«Post-meditativer Stupor»

Deidre (Pseudonym), eine deutsche Lehrerin Anfang 40, nahm während einer beruflichen Auszeit an zwei Vipassana-Retreats (zwei und sieben Wochen) in Burma teil. Während ihres Aufenthalts im buddhistischen Kloster erlebte sie Perioden mit starker Angst und Ekelgefühlen, die sie mit ihren Eltern in Verbindung brachte. Sie hatte den Eindruck, dass der Mönch, der das Retreat leitete, mit ihr telepathisch in Verbindung stand und ihr Anweisungen gab. Als sie Angst bekam, verrückt zu werden, brach sie ihren Aufenthalt in Burma ab und flog zurück nach Deutschland. Kurz darauf suchte sie eine befreundete Ärztin auf, die sie in eine psychiatrische Klinik einwies. Die «Stimme» des Meditationslehrers teilte ihr mit, dass sie, um ihr Leiden zu überwinden, «sterben müsse», um «einen neuen Start ins Leben» zu gewinnen. Darauf verfiel sie in einen Stupor, wurde also vollkommen unbeweglich, aß, trank und sprach nicht mehr und wurde künstlich ernährt. Die Ärzte waren völlig ratlos. Über einen Bekannten hörte ein Kanadier, der über 20 Jahre in Burma als Mönch gelebt hatte, von der Geschichte und besuchte Deidre in der Psychiatrie. Nach zwei Stunden kehrte sie, die vorher drei Wochen im Stupor verbracht hatte, zu ihrem normalen Leben zurück. Der ehemalige Mönch hatte ihre außergewöhnlichen Erfahrungen als eine spezifische Stufe der entsprechenden Meditationsrichtung, umgangssprachlich als «dunkle Nacht» bezeichnet, diagnostiziert, ihr das mitgeteilt und deutlich gemacht, dass er sie nicht für verrückt hielt. Er kommunizierte zunächst mittels Ja / Nein-Fragen (Kopfnicken oder -schütteln) mit ihr und machte ihr klar, dass keinerlei Eile bestand und sie mit sich selbst geduldig und sanft umgehen solle. Es stellte sich heraus, dass Deidre die ganze Zeit mitbekommen hatte, was in ihrer Umgebung passierte, und sich ihrer eigenen Stimmungen und Emotionen voll bewusst war.

Diese Fallgeschichte verdeutlicht, dass es zur Therapie von Psychosen, die durch Meditation ausgelöst worden sind, sehr wichtig sein kann, erfahrene Meditierende der entsprechenden Richtung zu Rate zu ziehen.[9]

Meditation und Therapie

Verschiedene Arten von Meditation, insbesondere verschiedene Formen von Achtsamkeitsmeditation werden heutzutage, oft eingebettet in umfassendere therapeutische Maßnahmen, regelmäßig zur Therapie psychischer Probleme erfolgreich eingesetzt (siehe Kapitel 2). Einer dieser therapeutischen Ansätze, die Achtsamkeitsbasierte Kognitive Therapie (MBCT, siehe Kapitel 1), wird mittlerweile sowohl vom britischen National Institute for Health and Clinical Excellence als auch von der American Psychiatric Association für die Behandlung spezifischer Depressionsformen empfohlen.[10] Das ist ein starker Hinweis darauf, dass dieser und vermutlich auch ähnliche meditationsbasierte Therapieansätze als hilfreich bei leichteren Formen psychischer Erkrankung angesehen werden können. Immer noch umstritten ist jedoch der Einsatz von Meditation zur Behandlung von psychotischen Erkrankungen wie etwa der Schizophrenie. Bevor ich darauf eingehe, möchte ich jedoch kurz eine andere Problematik beschreiben, nämlich den Versuch, einer Therapie durch das Üben spiritueller Praktiken, wie etwa dem Meditieren, auszuweichen: «Spiritual Bypassing».

Meditation als Therapievermeidung: Spiritual Bypassing

Der Begriff Spiritual Bypassing wurde vor über 30 Jahren von dem amerikanischen Psychotherapeuten John Welwood, selbst ein erfahrener Meditierender, eingeführt und wird mittlerweile auch im Deutschen so verwendet. Er bedeutet, spirituelle Ideen und Praktiken wie das Meditieren zu nutzen, um sich nicht mit den eigenen unerledigten psychischen und emotionalen Problemen auseinandersetzen zu müssen. Wenn Meditierende sich selbst nicht mögen, chronisch unsicher und ängstlich sind, niemandem vertrauen, ein permanentes Gefühl eigener Unzulänglichkeit haben und keine befriedigenden sozialen Beziehungen aufbauen können, ist es sinnlos, auf direktem Weg zur Erleuchtung zu streben. Nicht ohne Grund haben im alten Indien die spirituellen Lehrer in der Regel eine sorgfältige Prüfung durchgeführt, bevor sie jemanden als Schüler angenommen haben. Außerdem empfehlen viele indische Texte, zunächst ein normales Leben zu führen, das heißt, eine Ausbildung zu machen, einen Beruf zu ergreifen und eine Familie zu gründen, bevor der «Pfad der Erleuchtung» beschritten wird.[11]

Natürlich kann Meditation bei psychischen und emotionalen Problemen hilfreich sein, aber nur, wenn die Meditierenden diese Probleme offen angehen. Spiritual Bypassing bedeutet dagegen, spirituelle Praktiken zu benutzen, um seinen Problemen auszuweichen, sich ihnen nicht zu stellen oder sie zu übertünchen. Welwood führt diese Vermeidungsstrategie auf frühkindliche Erfahrungen zurück, insbesondere auf fehlende oder mangelhafte elterliche Zuwendung, die zu einer unsicheren Eltern-Kind-Bindung führen und damit zu einer Tendenz, später im Leben enge Bindungen zu vermeiden. Ein wesentliches Ziel im Buddhismus, das durch Meditation erreicht werden kann, ist das Loslassen von Bindungen oder «Anhaftungen» jeder Art. Die erstrebte Freiheit oder Unabhängigkeit von Bindungen, das «Nichtverhaftetsein», ist jedoch kaum zu erreichen, wenn fundamentale Bedürfnisse nach Zuneigung und Angenommensein nicht erfüllt sind. Genauso wenig kann man etwa mit Hilfe der Liebenden-Güte- oder der Mitgefühls-Meditation Zuneigung für andere aufbauen, solange man sich selbst nicht mag. So ist die eigentliche Herausforderung in diesem Fall, die Erwartung aufzugeben, dass Spiritual Bypassing hilft. Stattdessen sollte man sich die eigenen Bedürfnisse eingestehen und sie ernst nehmen (ein Beispiel für ein erfolgreiches Loslassen dieser Erwartung ist im Kasten «Vom Mönch zum Meditationslehrer» beschrieben). Geschieht das nicht, kann sich dies auch ungünstig auf die übrigen Mitglieder der jeweiligen spirituellen Gemeinschaft auswirken. Personen mit unerfüllten Bedürfnissen sehen leicht Lehrer als Elternfiguren und versuchen dann, ihre besondere Zuneigung zu bekommen und dabei mit den anderen Gruppenmitglieder zu konkurrieren (für eine verwandte Problematik siehe den Abschnitt «Narzisstische und ausbeuterische Lehrer»).[12]

«Vom Mönch zum Meditationslehrer»

Jack Kornfield, der bekannte amerikanische Meditationslehrer, beschreibt eindrucksvoll seine eigene Geschichte des Spiritual Bypassing: «Meine ersten zehn Jahre systematischer spiritueller Praxis verliefen hauptsächlich unter der Kontrolle des Verstandes. Ich studierte, las und meditierte und führte das Leben eines Mönchs; dabei benutzte ich ständig die Kraft meines Denkens, um alles zu verstehen. Ich entwickelte Konzentration und Samadhi (tiefe Stadien mentaler Versunkenheit) und hatte alle möglichen Erkenntnisse. Ich erlebte Visionen, Offenbarungen und eine Reihe von tiefen Zuständen des inneren Erwachens. Im Verlauf der Entwicklung meiner Praxis wurde mein gesamtes Verständnis meiner Existenz auf den Kopf gestellt, und allmählich lernte ich die Dinge auf eine neue und klarere Weise zu sehen. Ich dachte, diese Erkenntnisse seien der Clou der Praxis, das, worauf es ankäme, und war sehr zufrieden mit meiner neuen Art des Weltverständnisses.»

Aber dann fügt er hinzu:

«Doch nachdem ich als Mönch in die Vereinigten Staaten zurückgekehrt war, brach alles in Stücke. ... Obwohl ich von meinem Kloster so klar, weiträumig und high zurückgekehrt war, entdeckte ich bald ..., dass mir die Meditation recht wenig für meine menschlichen Beziehungen gebracht hatte. Noch immer war ich emotional unreif und agierte die qualvollen Muster von Schuld und Angst, Anziehung und Ablehnung aus, von denen ich vor meiner buddhistischen Schulung gefangen gewesen war; nur dass nun noch der Horror dazu kam, diese Muster weitaus klarer zu sehen. Ich konnte die Meditation der Herzenswärme für tausend Wesen irgendwo in der Welt praktizieren, aber ich bekam fürchterliche Probleme damit, mich ganz auf einen Menschen hier und jetzt einzulassen. Ich hatte die Kraft meines Denkens in der Meditation eingesetzt, um schmerzhafte Gefühle zu unterdrücken, und allzu oft bemerkte ich nicht einmal, dass ich wütend, traurig, voller Sorgen oder frustriert war; es fiel mir erst viel später auf. ... Nun begann ein langer und mühsamer Prozess, in dem ich mich meinen Gefühlen wieder zuwandte, meine Aufmerksamkeit auf meine Beziehungsmuster richtete und lernte, meine Gefühle zu erleben und mit den gewaltigen Kräften menschlicher Beziehung umzugehen. ... Als ich ins Kloster ging, hatte ich gehofft, den Qualen meines Familienlebens und den Schwierigkeiten der Welt zu entkommen, aber natürlich folgten sie mir, wohin ich auch ging. Es dauerte viele Jahre, bis mir klar wurde, dass diese Schwierigkeiten Teil meiner Praxis waren.»[13]

Therapie von Psychosen

Während mittlerweile weitgehend Einigkeit darüber herrscht, dass Meditation bei der Behandlung von Depression und Ängsten sowie weiteren emotionalen und psychischen Problemen hilfreich sein kann, wird nach wie vor kontrovers diskutiert, ob sie sich zur Therapie von Psychosen wie der Schizophrenie eignet. Die britischen Mönche, Meditationslehrer und Forscher Edo Shonin und William van Gordon haben kürzlich den Stand der Forschung dazu zusammengefasst. Sie suchten zum einen nach Fallstudien, in denen Achtsamkeitsmeditation eine Psychose ausgelöst hatte, und zum anderen nach Studien, in denen Achtsamkeitsmeditation als Therapie bei Psychosen eingesetzt wurde. Sie fanden insgesamt sechs Studien, in denen das Auftreten von psychotischen Zuständen mit Achtsamkeitsmeditation verschiedenster Art in Verbindung gebracht wurde. Wieder handelte es sich, ähnlich wie bei den Ergebnissen in den systematischen Befragungen (siehe Abschnitt «Normale» Probleme bei fortgeschrittenen Meditierenden) weitgehend um Meditierende mit einer psychiatrischen Vorgeschichte, die sehr intensive Meditationsübungen betrieben hatten.

Shonin und Gordon fanden 11 Studien, teilweise Fallstudien, aber auch einige größer angelegte Untersuchungen, in denen achtsamkeitsbasierte Ansätze als Therapie für Menschen mit psychotischen Störungen eingesetzt wurden. Alle Studien dokumentieren eine teilweise deutliche Verbesserung der psychotischen Symptome. Die beiden Autoren ziehen deswegen eine vorsichtig positive Bilanz, geben jedoch einige Empfehlungen für den Einsatz entsprechender Therapiemethoden bei Menschen mit Psychosen: Die Meditationssitzungen sollten (a) kurz (höchstens 15 Minuten) und von einem Therapeuten geleitet sein, sie sollten (b) keine langen Schweigeperioden enthalten, (c) es sollten zusätzliche Instruktionen für «Ankertechniken» (z. B. Atemzüge zählen, Body Scan) gegeben werden, (d) die Therapiegruppen sollten klein sein (höchstens 10 Teilnehmer), mit der Möglichkeit zu Einzelgesprächen; (e) eher analytische Meditationstechniken (wie in manchen Vipassana-Ansätzen) sollten vermieden werden, (f) die Therapeuten sollten mindestens drei Jahre Praxiserfahrung haben, und (g) die Behandlungen sollten deutlich länger sein als die in den bisherigen Studien beschriebenen, die nur 4 bis 12 Wochen dauerten.[14]

Problematische Aspekte der Lehrer-Schüler-Beziehungen

Es ist schwierig, Meditation ohne Lehrer zu erlernen. Mittlerweile gibt es zwar viele Möglichkeiten, indirekt Anweisungen von Lehrern zu bekommen – etwa über Bücher, Audiodateien oder Videos –, aber die meisten Meditierenden bevorzugen aus guten Gründen die persönliche Unterweisung (siehe dazu Kapitel 5). Das daraus entstehende Lehrer-Schüler-Verhältnis empfinden die meisten fast immer als sehr positiv, es existiert jedoch, wie in jeder Beziehung, ein gewisses Potenzial für Probleme. Auf zwei davon gehe ich etwas näher ein: unerfahrene und narzisstische Lehrer.

Unerfahrene Lehrer

In den spirituellen Traditionen dauert es oft Jahrzehnte, bevor Meditierende von ihrem Lehrer die Erlaubnis bekommen, selbst andere in der Meditation anzuleiten. Diese Vorgehensweise gibt es in den neueren Formen der säkularen Achtsamkeitsmeditation nicht. Lehrer in achtsamkeitsbasierten Ansätzen können unter Umständen nur über 12 Monate Praxis und einen einzigen 8-wöchigen Einführungskurs als Qualifikation verfügen.[15] Bei manchen privaten Anbietern ist oft völlig unklar, welcher Ausbildung sie ihre Kompetenzen verdanken. Wenn Lehrer wenig Erfahrung haben, muss das nicht unbedingt heißen, dass sie keine guten Lehrer sind. Wenn die Meditationstechniken gut strukturiert sind – wie etwa im MBSR-Programm – und wenn Lehrer mit wenig Erfahrung unter der Supervision von erfahrenen Lehrern arbeiten, ist das wenig problematisch. Schwierigkeiten können jedoch auftreten, wenn unerfahrene Lehrer ohne Supervision und ohne Kontakte zu Therapeuten arbeiten, erst recht, wenn sie Schüler mit bestehenden psychischen und emotionalen Problemen unterrichten (siehe Kapitel 5).

Narzisstische und ausbeuterische Lehrer

Die Beziehung zwischen Meditationslehrern und ihren Schülern ist immer hierarchisch und kann sehr innig sein. Schüler bringen ihren Lehrern oft große Bewunderung entgegen. Das birgt für Lehrer mit narzisstischen Zügen die Gefahr, ihren Narzissmus noch zu verstärken. Ausgeprägte Narzissten sind gekennzeichnet durch ein aufgeblähtes Ego, das nach psychoanalytischer Lehrmeinung eigentlich der Kompensation eines extrem geringen Selbstwertgefühls ist, dessen Ursache wiederum in der frühen Eltern-Kind-Beziehung (insbesondere der Mutter-Kind-Beziehung) liegt. Die Folgen dieser Kompensation sind unter anderem eine unrealistisch positive Selbsteinschätzung, ausgeprägte Selbstzentriertheit, Berechtigungsdenken («das steht mir zu»), mangelnde Rücksichtnahme auf andere und die Unfähigkeit, echte Zuneigung zu empfinden. Um ihr falsches Selbstbild aufrechtzuerhalten, brauchen Narzissten die Bewunderung anderer Menschen. Dafür sind sie zu großen Anstrengungen bereit. Hört diese Bewunderung jedoch auf, ist das eine gewaltige Bedrohung für ihr Selbstbild. Sie reagieren äußerst empfindlich auf Kritik und als Verletzungen wahrgenommene Äußerungen, was sich meist in Wutausbrüchen und gnadenloser Abwertung der Kritiker entlädt. Narzissten verfügen häufig über eine sehr hohe, vor allem soziale Intelligenz, haben nicht selten Charisma und die Fähigkeit, die Welt für sich und für andere so zu interpretieren, dass sie ihren eigenen Bedürfnissen entspricht.

Wie können Meditationslehrer narzisstisch sein? Es wäre doch eher das Gegenteil zu erwarten: Mit fortschreitender Meditationspraxis sollte das Ego eigentlich immer «kleiner» werden (siehe die Beschreibung einer erleuchteten Person in Kapitel 3). Harald Walach, ein deutscher Meditationsforscher, argumentiert, dass es zu solch unglücklichen Entwicklungen kommen kann, wenn Menschen mit narzisstischer Persönlichkeitsstruktur starke spirituelle Erfahrungen machen, zum Beispiel Einheitserlebnisse haben. Während solche Erfahrungen normalerweise hilfreich sind, um auf dem spirituellen Weg weiterzukommen, führen sie bei Narzissten jedoch leicht zu einer weiteren Aufblähung des Egos, zu der Tendenz, an dieser Erfahrung festzuhalten und auf dieser Stufe «steckenzubleiben». Narzisstische Lehrer können dann ihre eigene Erfahrung als absolute Wahrheit betrachten, sehr dogmatisch werden und keine Kritik irgendwelcher Art mehr zulassen. Für die Schüler bleiben dann nur zwei Möglichkeiten: unbedingte Loyalität oder Trennung. Eine solche Situation hat noch eine besonders problematische Variante. Es gibt auch die Komplementärform des Narzissmus: Ein extrem geringer Selbstwert kann auch durch die Macht einer Person mit hoher Autorität kompensiert werden. Ein Schüler mit dieser Konstellation «sucht» gewissermaßen nach einem offen narzisstischen Lehrer, mit dem er sich identifizieren kann. Walach bringt einige Indizien dafür, wann es sich bei Schülern um diese Komplementärform handeln könnte: sich von anderen verletzt fühlen und zur selben Zeit sie beneiden, Arbeiten ohne Freude ausführen und das Gefühl von innerer Leere vor sich verbergen, seinen Impulsen nachgeben – Essen, Trinken,

Sex haben – meist in Misserfolgssituationen, und sich selbst von anderen distanzieren. Solche kompensatorischen narzisstischen Beziehungen – Schüler mit der Komplementärform des Narzissmus und Lehrer mit einem aufgeblähten Ego – können sehr stabil sowie kurz- und mittelfristig durchaus erfüllend sein, weil beide bekommen, was sie suchen. Längerfristig sind sie jedoch ausgesprochen ungünstig für beide Seiten, da die entsprechenden Persönlichkeitsdefizite stabilisiert werden. Diese Meditationslehrer machen keine Fortschritte, und ihre Schüler machen möglicherweise nicht nur keine Fortschritte, sondern sind zudem in Gefahr, emotional, finanziell und möglicherweise sexuell ausgebeutet zu werden.[16]

Ein Beispiel für einen sehr bekannten spirituellen Lehrer, bei dem eine solche Problematik öfter anekdotisch beschrieben wurde, ist der 2011 verstorbene Hindu-Guru Satyah Sai Baba, der mit Missbrauch von Jungen, undurchsichtigen politischen und finanziellen Geschäften und sogar Auftragsmorden in Beziehung gebracht wurde. Auch westliche buddhistische Lehrer scheinen nicht gegen das Problem gefeit zu sein (siehe Kasten «Krisen im San Francisco Zen Center»).[17]

Krisen im San Francisco Zen Center

In den 1980er Jahren gab es einige Krisen des Buddhismus im Westen, zwei davon ausgelöst durch das Verhalten von Zen-Meistern am San Francisco Zen Center. Die erste betraf Richard Baker, den Nachfolger von Suzuki Roshi, dem Gründer des Centers. Baker war eine geborene Führungspersönlichkeit, charmant, eloquent, aber im Gegensatz zu seinem Lehrer distanziert und kühl. Er baute Beziehungen zu einflussreichen Politikern und Künstlern auf, schuf ein Geschäftsimperium, in das er seine Schüler einbezog, und führte ein luxuriöses Leben, das im starken Gegensatz zu den Einschränkungen stand, die von den Schülern des Centers verlangt wurden. Er war immer seltener für seine Schüler ansprechbar und begann schließlich eine Affäre mit der Frau eines Gruppenmitglieds, was dazu führte, dass er als spiritueller Leiter des Centers zurücktreten musste.

Drei Jahre später – eine ganz andere Geschichte, die wieder ein großes Ego demonstriert: Der neue Leiter des Centers, Reb Anderson, wurde beim Joggen in der Nähe des Centers von einem Mann mit einem Messer bedroht. Anstatt mit Gleichmut zu reagieren, lief Anderson zum Center zurück, holte sich eine Pistole, die er einige Jahre vorher einem Selbstmordopfer abgenommen hatte, und jagte dem Angreifer hinterher. Als er vor einer nahegelegenen Wohnanlage einen Mann sah, den er für den Angreifer hielt, verfolgte er ihn in die Wohnanlage hinein. Die schockierten Anwohner holten die Polizei.[18]

Fazit

Die Ergebnisse der insgesamt etwa 25 mittlerweile vorliegenden Fallstudien zu den Nebenwirkungen des Meditierens liefern deutliche Hinweise darauf, dass Meditation tatsächlich starke negative Wirkungen haben kann, bis hin zur Auslösung von psychotischen Episoden.[19] Sehen wir einmal genauer hin. Zunächst die Zahlen: Mehreren tausend Studien, in denen anhand teilweise sehr großer Gruppen von Studienteilnehmern systematisch gezeigt wird, dass

Meditation positive Wirkungen hat, stehen deutlich weniger als hundert gegenüber, in denen anhand von Einzelfällen negative Auswirkungen beschrieben werden. Zudem lassen die Untersuchungen von Einzelfällen keine wirklich tragfähigen kausalen Schlüsse zu, im Gegensatz zu kontrollierten randomisierten Studien (siehe dazu den ersten Teil von Kapitel 2). So ist in den Fallstudien unklar, ob die betreffenden Personen mit ähnlichen Schwierigkeiten zu kämpfen gehabt hätten, wenn sie über einen längeren Zeitraum hinweg nicht meditiert, sondern andere fordernde Tätigkeiten verrichtet hätten. Trotzdem sind die Ergebnisse der Fallstudien ein Grund, vorsichtig zu sein, insbesondere wenn eine oder mehrere der oft dort genannten ungünstigen Bedingungen gegeben sind: anspruchsvolle Meditationstechniken, Praxis ohne Lehrer und Gemeinschaft sowie das Vorliegen einer psychiatrischen Vorerkrankung.

Aber selbst bei psychischen Problemen spricht im Prinzip nichts dagegen, sondern im Gegenteil einiges dafür, mit dem Meditieren anzufangen, am besten unter der Anleitung von erfahrenen Lehrern und Therapeuten. Trotz einiger weniger Fälle von problematischen Lehrern empfiehlt es sich immer, mit einem Lehrer zu beginnen. Man sollte jedoch keinesfalls versuchen, seine emotionalen Schwierigkeiten und psychischen Probleme zu ignorieren und sie auf der Meditations-Überholspur zu lösen: Spiritual Bypassing wird nicht funktionieren.

Die Ergebnisse zu den Schwierigkeiten, die bei langjährigen Meditierenden auftreten können, decken sich im Großen und Ganzen mit der entsprechenden spirituellen Literatur. Es geht in den hinduistischen und buddhistischen Ansätzen sowie den christlichen und islamischen mystischen Traditionen ja um nichts weniger, als die Sicht von sich selbst und der Welt fundamental zu ändern (siehe Kapitel 3). Man kann nicht erwarten, dass das ohne Schwierigkeiten vonstattengehen kann.

Insgesamt wissen wir im Moment noch wenig über Nebenwirkungen und Risiken des Meditierens, was sich vermutlich angesichts der laufenden Forschungsaktivitäten bald ändern wird. Zum jetzigen Zeitpunkt erscheint mir als das größte Problem, wenn nicht als der größte Fehler, wenn jemand, der an Meditation interessiert ist, gar nicht erst damit anfängt.

Kapitel 5:
Einige praktische Anregungen

nicht für relevant mich

Wenn Sie das Buch bis hierher gelesen haben, kennen Sie – im Wesentlichen – den aktuellen Forschungsstand zur Kraft der Meditation. Im ersten Kapitel haben Sie erfahren, dass es eine fast unüberschaubare Anzahl von Meditationstechniken gibt. Einige kommen in sehr vielen unterschiedlichen Ansätzen zur Meditation vor, wie etwa verschiedene Möglichkeiten, auf seinen Atem zu achten. Andere sind sehr speziell und werden in der gegenwärtigen Berichterstattung in den Medien kaum oder gar nicht erwähnt, wie etwa unterschiedliche Formen der Liebes-Meditation in Hinduismus, Islam und Christentum.

Sie wissen nach der Lektüre des zweiten Kapitels, dass im Grunde alle Arten von Meditation, die bisher wissenschaftlich untersucht wurden, positive Wirkungen haben: Meditieren hebt langfristig unsere Stimmung, führt zu einem besseren Umgang mit unseren Gefühlen, stärkt unsere positiven Persönlichkeitseigenschaften, verbessert unsere Konzentration und macht unser Denken klarer. Das Ausmaß, in dem Meditieren all das bewirkt, ist nicht spektakulär, aber deutlich messbar. Unterschiedliche Arten von Meditation unterscheiden sich in der Stärke dieser Wirkungen und darin, wie sie sich in unserer Gehirnstruktur und unseren Gehirnprozessen niederschlagen. Dass Meditieren Auswirkungen auf das Gehirn hat, ist mittlerweile recht gut belegt. Und schließlich – besonders interessant für die Älteren unter uns – gibt es erste Hinweise darauf, dass Meditieren das Gehirn langsamer altern lässt und möglicherweise das Leben zumindest ein wenig verlängern kann. Im Moment werden vor allem buddhistische Meditationsansätze wissenschaftlich untersucht. Über manche Arten von Meditation, wie die aus der christlichen oder islamischen Tradition, liegen bislang leider kaum Studien vor, und selbst hinduistische Ansätze sind mit Ausnahme der Transzendentalen Meditation in der Forschung immer noch stark unterrepräsentiert.

Vielleicht ist Ihnen beim Lesen der hinter den Meditationstechniken stehenden Theorien in Kapitel 3 erst so richtig klar geworden, dass die Ziele, die Meditierende verfolgen, recht unterschiedlich sein können. In den traditionellen Formen der Meditation geht es um nichts Geringeres, als den Sinn des Lebens zu finden. Die zentrale Annahme in den entsprechenden spirituellen Richtungen ist, dass es eine «wahre» Wirklichkeit jenseits der Wirklichkeit gibt, die wir üblicherweise wahrnehmen. Und außerdem: Wenn es gelingt, zu dieser anderen Wirklichkeit durchzudringen, dann ist das eine Erfahrung, die erfüllender ist als alles, was wir aus unserem «normalen» Leben kennen. Die Ziele, die die meisten Meditierenden verfolgen, die eine der vielen Formen von säkularer «Achtsamkeitsmeditation» betreiben, sind deutlich profaner: weniger Ängste, weniger Depressionen, bessere Konzentration, besser mit den Mitmenschen auskommen. Durch die Lektüre von Kapitel 3 ist Ihnen vielleicht zudem deutlich geworden, dass diese zwei unterschiedlichen Arten von Zielen sich nicht gegenseitig ausschließen. Und in der Tat scheinen sich die Ziele manchmal mit fortschreitender Meditationspraxis zu ändern.

Im vierten Kapitel haben Sie schließlich erfahren, dass Meditieren nicht immer und nicht für jeden ausschließlich positive Auswirkungen haben muss. Und selbst wenn sich mittel- und langfristig fast immer positive Wirkungen zeigen, kann es Perioden geben, in denen Meditieren mit negativen Erfahrungen und Emotionen verbunden ist. In der Regel liegt das an Problemen, die wir womöglich verdrängt haben, die jedoch durch das Meditieren ins

Bewusstsein geholt werden. Es kann auch daran liegen, dass wir extreme Praktiken ohne gute Anleitung üben, oder dass wir schon vorhandene Beziehungsmuster, wie etwa eine narzisstisch-symbiotische Beziehung, im Meditationskontext verstärkt ausleben. All das kann man nicht der Meditation selbst anlasten, aber es ist auf jeden Fall gut, darüber Bescheid zu wissen. Hinsichtlich der Nebenwirkungen von Meditation gibt es jedoch weiterhin ein deutliches Forschungsdefizit.

Wenn Sie bis jetzt nicht meditiert haben, überlegen Sie vielleicht, ob Meditieren etwas für Sie ist. Falls Ihre Antwort «ja» oder zumindest «vielleicht» lautet, lohnt es sich, das Buch zu Ende zu lesen. Dieses Buch ist, wie Sie sicher gemerkt haben, kein Meditationsratgeber, und deswegen werden Sie keine ausführlichen Ratschläge zu Techniken, Sitzpositionen oder spezifischen Meditationsansätzen finden. Hierzu existiert bereits eine große Zahl guter Bücher. Ich möchte Sie jedoch dazu anregen, sich eine Reihe von Fragen zu stellen, deren Beantwortung Ihnen eine erste Orientierung geben kann.

Wie finde ich die passende Art von Meditation?

Wenn Sie innerlich «ja» oder «vielleicht» gesagt haben, dann haben Sie das möglicherweise schon aus einem bestimmten Grund getan: «Ich möchte meditieren, weil ...» Das ist bereits eine gute Voraussetzung, die passende Art von Meditation zu finden.

Erleuchtung oder Therapie?
Sind Sie eher interessiert an spiritueller Weiterentwicklung, oder wollen Sie Meditation verwenden, um besser mit dem Leben zurechtzukommen? Wie viel Zeit sind Sie bereit zu investieren?

Nehmen Sie gerne an religiösen Ritualen wie etwa dem Verbeugen oder Rezitieren heiliger Texte in einer Gruppe teil, oder fühlen Sie sich davon eher gestört? Wenn Sie Antworten auf diese Fragen haben, dann können Sie die Art von Meditation, die für Sie geeignet wäre, schon deutlich eingrenzen.

Sie spielen mit dem Gedanken, Meditation als Hilfe bei emotionalen Schwierigkeiten oder psychischen Problemen einzusetzen? Kein Problem. Sie sollten sich nur im Klaren sein, dass Spiritual Bypassing (Kapitel 4) nicht funktionieren wird. Handelt es sich um größere Schwierigkeiten, dann sollten Sie nach einer Kombination von Therapie und Meditation suchen. Viele achtsamkeitsbasierte Verfahren wie MBSR, MBCT oder ACT (siehe Kapitel 1) sind für diesen Zweck geeignet. Häufig sind die Meditationslehrer, die solche Verfahren unterrichten, Therapeuten. Wichtig ist, behutsam vorzugehen und keine zu schnellen Erfolge zu erwarten.

Sie sind eher an spiritueller Weiterentwicklung interessiert? Dann könnte es ein guter Einstieg sein, einen mehrtägigen Einführungskurs mitzumachen, wie ihn mittlerweile viele hinduistische, buddhistische, islamische und in der letzten Zeit vermehrt christliche Zentren und Klöster anbieten. In nicht wenigen christlichen Klöstern werden beispielsweise Zen-Einführungskurse durchgeführt. Insbesondere, wenn Sie Schwierigkeiten mit einem «Direkteinstieg» in östliche Meditationsformen haben, kann eine solche Klosterumgebung hilfreich sein.

Generell ist es eine gute Idee, nicht allein mit dem Meditieren anzufangen, sondern in einer Gruppe und mit einem Lehrer. Zum einen kann es schwierig sein, festzustellen, ob Sie Techniken, die in Büchern beschrieben werden, wirklich richtig ausführen. Vor allem wenn es um Techniken geht, bei denen Sie Atem oder Körper beeinflussen (siehe Kapitel 1), würde ich davon abraten, allein zu üben. Wenn Sie mit einem Lehrer lernen, wird er oder sie auftretende Schwierigkeiten bemerken, und Unklarheiten lassen sich im direkten Gespräch ausräumen. Sie werden erfahren, dass unerwartete Probleme auftreten können, die in Meditationslehrbüchern womöglich nicht beschrieben sind und auf die Sie selbst spontan auch keine gute Antwort wissen. Dann erweist sich die Gruppe als eine unschätzbare Hilfe. Mit anderen Meditierenden über Probleme der Praxis zu sprechen, trägt oft zu ihrer Lösung bei.

Wenn Sie weder die Erleuchtung anstreben noch an schwerwiegenden emotionalen Problemen leiden, zudem nicht viel Zeit haben, aber entschlossen sind zu meditieren und immer noch nicht wissen, womit Sie anfangen wollen, können Sie als Einstieg eine Kombination von Verfahren ausprobieren. Eine solche bietet beispielsweise ein MBSR-Kurs. Der dauert nur acht Wochen, und danach haben Sie einen ersten Eindruck von Sitzmeditation, Gehmeditation, Body Scan und einigen anderen Achtsamkeitspraktiken. Hier ist noch eine andere pragmatische Vorgehensweise: Prüfen Sie zunächst, welche Angebote es an Ihrem Wohnort oder in der Nähe gibt. Mittlerweile sind vermutlich die meisten, wenn nicht alle Meditationszentren im Internet vertreten, so können Sie sich leicht einen guten Überblick verschaffen und Kontakte herstellen.

Der finanzielle Aspekt

Traditionellerweise verlangen die spirituellen Lehrer in Indien keine Bezahlung von ihren Schülern. Allerdings ist das auch nicht nötig, weil dort das ungeschriebene Gesetz gilt, dass die Schüler die Lehrer mit allem versorgen, was sie brauchen. Diese Tradition gibt es im Westen nicht, und so ist es verständlich und auch notwendig, dass die Lehrer, die finanziell nicht unabhängig sind, entlohnt werden. Die Höhe der Entlohnung kann jedoch sehr unterschiedlich ausfallen. Während Meditationslehrer in der säkularen

Achtsamkeitstradition manchmal sehr viel Geld verlangen, insbesondere wenn sie Kurse für eine wohlhabendere Klientel wie Banker oder Politiker geben, verlangen etwa Vipassana-Lehrer in der Regel keine Gebühren, weisen jedoch darauf hin, dass die Meditierenden nach ihren finanziellen Möglichkeiten spenden können. Bei fast allen traditionellen Meditationsangeboten gibt es Ermäßigungen für Personen, die über wenig Geld verfügen, oder die Möglichkeit, in den entsprechenden Institutionen im Haushalt, Garten oder in anderen Bereichen mitzuarbeiten und dafür kostenlos in der Gemeinschaft zu leben. Am Geld sollte es daher nicht scheitern, wenn Sie mit dem Meditieren anfangen möchten.

Wie finde ich den passenden Lehrer?

In allen spirituellen Traditionen ist ein wesentliches, wenn nicht *das* wesentliche Ziel der Meditationspraxis, sein (falsches) Ego aufzugeben. Gute Meditationslehrer sollten demnach keine zu starke Ausprägung in dieser Hinsicht zeigen, sollten also nicht übermäßig narzisstisch sein. Wie kann man das feststellen? Anzeichen für Narzissmus bei Meditationslehrern können ein Mangel an Humor sein, insbesondere die Unfähigkeit, über sich selbst zu lachen, ein hohes Maß an Dogmatismus, fehlende Diskussionskultur, Fehlen von Widerspruch in der Meditationsgemeinschaft, finanzielle, persönliche oder sexuelle Ausbeutung und das subtile Unterdrücken von Kritik.[1] Solche Anzeichen sind oft nicht sofort zu sehen, aber wenn Sie sich einige Zeit in einer Meditationsgruppe aufhalten, werden Sie sie bemerken. Es ist sowieso eine gute Idee, zu beobachten, wie sich die Meditationslehrer im Alltag verhalten und wie die Mitglieder der Gruppe miteinander umgehen.

Allerdings sind auch Meditationslehrer Menschen mit Schwächen, und selbst Heilige hatten ja nicht selten schwerwiegende Probleme mit sich herumzutragen. Manchmal benutzen Meditationslehrer besondere Verhaltensweisen, um Schüler zu irritieren oder sie aus der gewohnten Bahn zu werfen, um ihnen auf ihrem Weg weiterzuhelfen. Letztendlich wird es wohl häufig eine pragmatische Entscheidung sein, einen Lehrer zu wählen und bei ihm oder ihr zu bleiben. Wichtig können hier Faktoren sein wie Ortsnähe oder Erreichbarkeit. Stehen Sie vor einer Entscheidung für oder gegen einen Lehrer, fragen Sie sich am besten: «Fühle ich mich physisch, mental und spirituell bereichert, wenn ich in Gegenwart des Lehrers bin?»[2]

Was hilft mir, durchzuhalten?

Wir wissen aus den Metaanalysen (Kapitel 2), dass deutliche positive Wirkungen von Meditation üblicherweise bereits nach wenigen Wochen auftreten. Selbst diese wenigen Wochen müssen jedoch erst einmal durchgehalten werden. Und danach, etwa wenn der Einführungskurs zu Ende ist, kann es noch schwieriger werden. In Kapitel 4 habe ich die «normalen» Probleme bei Meditationsanfängern kurz diskutiert. Drei dieser Probleme, keine Zeit, körperliche Schmerzen und unrealistische Erwartungen, kann jeder mit etwas Entschlossenheit gut in den Griff bekommen und damit die Wahrscheinlichkeit erhöhen, nicht nach kurzer Zeit wieder aufzuhören.

Die Zeit finden

Es ist banal: Die nötige Zeit müssen Sie sich nehmen, sie wird nicht zufällig zur Verfügung stehen. Gibt es vielleicht etwas, was Sie jeden Tag machen und durch Meditieren ersetzen können? Können

Sie Tätigkeiten verkürzen? Wie schwierig ist es für Sie, etwas früher als gewöhnlich aufzustehen? Haben Sie eine gute Antwort auf eine dieser Fragen, ist das Problem schon gelöst. Im Prinzip funktioniert Meditieren zu jeder beliebigen Tageszeit. Wenn jedoch die Struktur fehlt, dann wird an vielen Tagen keine «freie» Zeit zur Verfügung stehen. Das Durchhalten fällt viel leichter, wenn man immer zur selben Zeit meditiert. Wenn Sie sich einen bestimmten Zeitraum reserviert haben, dann werden Sie auch an Tagen meditieren, an denen Ihre Lust darauf nicht so groß ist. Wie gesagt, in den meisten Fällen findet sich die freie Zeit nicht von alleine – es geht nicht ohne eine bewusste Entscheidung. Um Ihnen die Entscheidung zu erleichtern, hier ein Hinweis: Viele Meditationslehrer halten den frühen Morgen oder, mit Abstrichen, den späten Abend für die besten Zeiten.

Mit Schmerzen umgehen

Die ideale Sitzposition beim Meditieren, in allen indischen Traditionen empfohlen, ist der sogenannte Lotussitz, bei dem die Oberseiten der Füße auf die Oberschenkel des jeweils anderen Beins gelegt werden. Diese und verwandte Sitzpositionen sind sehr stabil und hilfreich, um sich zu sammeln und zu konzentrieren. Die meisten Menschen im Westen haben jedoch Probleme, auf dem Boden zu sitzen, insbesondere wenn dabei der Oberkörper gerade sein soll. Über längere Zeit hinweg eingenommen, ist eine solche Haltung geradezu prädestiniert dazu, Schmerzen hervorzurufen. Da hilft es nicht, zu hören, dass das nach ein paar Monaten viel besser sein wird. Oft können jedoch Sitzprobleme relativ schnell und einfach gelöst werden: Es kann einen großen Unterschied machen, ein Sitzkissen oder ein Bänkchen zu benutzen oder die Höhe der Sitzhilfe zu variieren. Und notfalls gibt es Stühle, auf denen es sich hervorragend aufrecht sitzen lässt. Manche Meditierende bauen sich einfallsreiche Sitzsysteme aus Decken, Kissen und Bänkchen, mit denen sie dann lange und gut sitzen können.

Nicht selten treten jedoch nicht nur Schmerzen an Füßen und Beinen auf, sondern an Körperstellen, deren Existenz Ihnen bis dahin nicht bewusst war. In diesen Fällen wirkt eine einfache Methode: den Schmerz beobachten. Wenn Sie das tun, werden Sie feststellen, dass der Schmerz häufig nicht an der ursprünglichen Stelle bleibt, sondern an andere Stellen wandert und irgendwann verschwunden ist. Meist kommt er jedoch bei der nächsten Meditationssitzung wieder. Viele Menschen haben körperliche Verspannungen, sei es aufgrund anatomischer oder krankheitsbedingter Einschränkungen oder aufgrund von Körperhaltungen, die sie sich im Laufe der Zeit angewöhnt haben. Diese wiederkehrenden Schmerzen können jedoch, wenn sie sich in erträglichen Grenzen halten, eine gute Meditationshilfe sein. Wir können Sie einfach zu Objekten unserer Beobachtung machen und werden dabei viel seltener durch andere Gedanken abgelenkt als bei einem anderen Meditationsobjekt. Dabei wird der Schmerz in der Regel allmählich weniger unangenehm und verschwindet fast immer nach einiger Zeit. Wenn nicht, dann wissen wir mittlerweile zumindest, dass Meditation chronische Schmerzen deutlich besser erträglich machen kann (siehe Kapitel 2).

Realistische Erwartungen aufbauen

Viele Studien zeigen, dass Meditation schon nach zwei bis acht Wochen deutliche positive Wirkungen haben kann. Es gibt sogar Studien, in denen behauptet wird, dass Meditieren schon nach einmaliger Anwendung hilft.[3] Bei Letzterem ist es sehr wahrscheinlich, dass es entweder ein kurzzeitig nur nach der Meditationssitzung auftretender Effekt ist oder der Placebo-Effekt, also die scheinbar zur Wirklichkeit gewordene Erwartung des Meditierenden. Wie jede Illusion ist auch diese nicht von Dauer. Meditation zielt auf grundlegende Veränderungen im Denken und Fühlen ab - das kann nicht in einer einzigen Sitzung erreicht werden. Es gibt, empirisch gut abgesichert, Grund zu positiven Erwartungen. Die positiven Änderungen jedoch, die beim Meditieren auftreten, brauchen lange, und die Tagesschwankungen in der Qualität der Meditation werden oft höher sein als die Wirkungen. Wenn Sie nicht zu viel erwarten, sind Sie nicht so schnell frustriert. Die gute Nachricht: Mit zunehmender Meditationspraxis nehmen die überzogenen Erwartungen ab und die positiven Effekte zu.

Und schließlich ...

Meditieren ist kein Wettkampf, weder mit anderen noch mit sich selbst, ganz im Gegenteil: Es ist eine ausgezeichnete Möglichkeit, sich besser kennen und mit der Zeit akzeptieren zu lernen. Vieles darüber, wie unterschiedliche Formen von Meditation wirken, wissen wir noch nicht. Was jedoch bekannt und in diesem Buch zusammengefasst ist, lässt nur einen Schluss zu: Es lohnt sich!

Anmerkungen

Kapitel 1:
Was ist Meditation?

1 Bei vielen Versuchen, zu definieren, was Meditation ist, wird betont, dass es sich nicht um Nachsinnen handelt, sondern eher darum, das übliche Denken *nicht* zu praktizieren. So lesen wir etwa bei Deane H. Shapiro, einem der Pioniere der westlichen Meditationsforschung: «Meditation bezieht sich auf eine Familie von Techniken, deren Gemeinsamkeit in einem bewussten Versuch besteht, die Aufmerksamkeit in einer nicht-analytischen Weise zu fokussieren, und einem Versuch, nicht im diskursiven nachsinnenden Denken zu verweilen» (Shapiro, 1982, S. 268). Ähnlich ist die Definition, die auf der Homepage der bekannten populärwissenschaftlichen Zeitschrift *Psychology Today* gegeben wird (www.psychologytoday. com / basics / meditation, Abruf Oktober 2015): «Meditation heißt, seine Aufmerksamkeit auf einen einzigen Referenzpunkt zu richten. Der Fokus kann dabei auf Atem, Körperempfindungen oder auf ein Wort oder Satz, bekannt als Mantra, gerichtet sein. In anderen Worten: Meditieren bedeutet, seine Aufmerksamkeit weg von ablenkenden Gedanken und hin auf den gegenwärtigen Moment zu richten.»

Mehr Hintergrundinformationen über die Geschichte und Problematik des Meditationsbegriffes liefern Chiesa und Malinowsky (2011) oder Schmidt (2014). Eine umfangreiche Sammlung der ursprünglichen Begriffe im Hinduismus findet man in Feuerstein (2001). Detaillierte Informationen zu den ursprünglichen Meditationstechniken im Buddhismus hat Shaw (2006) in ihrer Anthologie aufbereitet.

2 Die ersten beiden Beispiele sind zusammengefasste Eindrücke aus meiner eigenen Erfahrung und das dritte Beispiel stammt von meiner ehemaligen Doktorandin Maika Puta, der ich an dieser Stelle herzlich danken möchte.

3 Die Urheber der drei derzeit bedeutendsten Ansätze zur Vipassana-Meditation sind die burmesischen Meditationslehrer Mahāsi Sayādaw, Pa Auk Sayādaw und U Ba Khin. Die Version von U Ba Khin wurde allerdings erst durch seinen indischen Schüler S. N. Goenka in Indien und im Westen sehr bekannt. Diese drei Ansätze unterscheiden sich hauptsächlich darin, wie groß der Anteil der sogenannten *Shamatha*-Meditation ist, einer buddhistischen Meditationsform, die zu einer Beruhigung des Geistes führen soll (siehe Kapitel 3). Der deutsche Buddhismusexperte und Theravada-Mönch Anālayo hat diese drei Hauptarten, die alle erst im letzten Jahrhundert in Burma entwickelt wurden, miteinander verglichen und kommt zu dem Schluss, dass sie trotz ihrer Unterschiede weitgehend mit den alten buddhistischen Schriften (Pali-Kanon – siehe Kapitel 3) übereinstimmen (Anālayo, 2011; 2012).

4 Ospina et al. (2008) fassen die Techniken, die sie in ihrer großen Überblicksstudie analysiert haben, in fünf Kategorien zusammen: Mantra-Meditation, Achtsamkeitsmeditation, Yoga, Tai Chi und Chigong. Dieser Klassifikationsversuch gilt mittlerweile als zu grob betrachtet und es gibt in der Forschungsliteratur mehrere Vorschläge für genauere Klassifikationssysteme. Verbreitet ist eine Einteilung in *fokussierte Meditation* versus *offenes Gewahrsein* (z. B. Lutz et al., 2008). Unter fokussierter Meditation versteht man die andauernde Konzentration (Fokussierung) auf ein Objekt, wie etwa ein Wort (Mantra), ein imaginiertes Bild (z. B. ein Mandala) oder auch den Atem. Mit offenem Gewahrsein ist gemeint, dass die Meditierenden alle Sinneseindrücke sowie Gedanken und Gefühle, die auftauchen, wahrnehmen, aber nicht an ihnen haften bleiben (für eine erweiterte Version dieses Klassifikationssystems siehe Kapitel 3). In der letzten Zeit gibt es einige Versuche, Meditationstechniken nach ihren Wirkungen auf vorgegebenen Kategorien einzuteilen. Nash und Newberg (2013) argumentieren beispielsweise, dass man Meditationsarten in drei Kategorien einteilen sollte: solche, die zu positiven Auswirkungen auf der emotionalen Ebene führen, solche, die kognitive Funktionen verbessern, und solche, die darauf abzielen, einen Zustand, der frei ist von Gefühlen und Gedanken, zu kultivieren. Schmidt (2014) dagegen schlägt vor, vier andere Beschreibungskategorien zu verwenden: (a) wie in der jeweiligen Technik die Aufmerksamkeit reguliert wird (die Aufmerksamkeit spielt bei jeder Meditationstechnik eine wichtige Rolle), (b) die Motivation, die Meditierende mitbringen, (c) ihre Einstellung und (d) den praktischen Kontext der Meditation. All diese Vorschläge sind «Top-Down»-Vorgehensweisen, bei denen man schrittweise von all-

gemeinen Einteilungen zu immer spezielleren Details übergeht. Die Kriterien für die Klassifikation sind vorgegeben. Aber schon allein die sofort sichtbaren Unterschiede zwischen den Klassifikationssystemen machen klar, dass eine solche Zuordnung bisher nicht eindeutig gelungen ist (und vielleicht nie gelingen wird). Deswegen, und aus Gründen der leichteren Verständlichkeit, habe ich hier die umgekehrte Vorgehensweise gewählt – ich beginne also mit den grundlegenden Meditationstechniken (für ähnliche, allerdings etwas weniger umfassende Ansätze, teilweise mit Übungsanweisungen siehe Lutz et al., 2007; Ott, 2010; und Ricard, 2011).

5 Sich bei der Offenen-Gewahrsein-Übung auf den Körper zu konzentrieren, schlagen beispielsweise einige chinesische Zen-Meister vor (z. B. Sheng-Yen, 2002). Das «Abkippen» aus einer Meditationsstellung mit Hilfe einer Gebetskette zu registrieren, gehört zum Vipassana-Ansatz, der von dem burmesischen Theravada-Lehrer Mahasi Sayadaw entwickelt wurde. Das Benennen von Empfindungen ist im Theravada-Buddhismus sehr verbreitet. Aber auch Vertreter des Mahayana wie etwa der indische Zen-Meister AMA Samy schlagen diese Technik vor (z. B. Samy, 2005).

6 Ein Meditationsansatz, in dem die Beeinflussung des Atems eine zentrale Rolle spielt, ist der von dem bekannten Yogi Paramahansa Yogananda 1920 in den USA eingeführte Kriya Yoga (e.g., Yogananda, 1998). Der MBSR-(mindfulness based stress reduction)Ansatz wird ausführlich in Kabat-Zinn (2013) beschrieben (siehe auch Kasten *Achtsamkeitsmeditation*), und eine detaillierte Beschreibung der im Chigong angenommenen Energiebahnen findet sich beispielsweise in Liang und Wu (1997; 2006). Die sieben in unterschiedlichen hinduistischen und auch manchen (tantrischen) buddhistischen Meditationsformen hauptsächlich verwendeten Chakren sind (z. B. Feuerstein, 2001): Muladhara-Chakra (Wurzelchakra am unteren Ende der Wirbelsäule), Swadhisthana-Chakra (Sakralchakra, unterhalb des Bauchnabels), Manipura-Chakra (Solarplexuschakra), Anahata-Chakra (Herzchakra), Vishuddha-Chakra (Kehlchakra), Ajna-Chakra (Stirnchakra, «drittes Auge»), und Sahasrara-Chakra (Kronenchakra, auf dem Scheitel). Ähnliche feinstoffliche Zentren, auf die man mittels Meditation Einfluss nehmen kann, werden im Sufismus postuliert (z. B. Ernst, 2000, S. 107).

7 Eine detaillierte Beschreibung der TM-Methode findet sich in Shear (2006). Das Gayatri-Mantra geht auf die ältesten Teile der indischen Weisheitsschriften (Veden) zurück und gilt vielen Indern als das heiligste Mantra. Es lautet (Sanskrit):

> OM bhur bhuvah svaha
> tat savitur vareniyam
> bhargo devasya dhimahi
> dhiyo yo nah pracodayat

Das Gayatri-Mantra wird unterschiedlich übersetzt – hier ist eine Version (für diese und weitere Versionen und zusätzliche Erläuterungen siehe Trökes, 2004, S. 157–159): «OM. Die irdischen, atmosphärischen und himmlischen Sphären. Lasst uns den wunderbaren Sonnen-Geist des göttlichen Schöpfers (Savitri) betrachten. Möge er unser Denkorgan lenken, OM.»

Einen Überblick über verbreitete Mantras geben Schmieke und Swami (2007). Easwaran (2013) beschreibt ausführlich, wie er sich ein Leben mit (Mantra-)Meditation vorstellt. Erläuterungen zu Nama-Japa-Techniken sind in Ramakrishna Das (2003) oder Vandana (1992) zu finden. Eine Einführung in die Meditation im Judentum gibt Kaplan (1982). Einige Techniken der Wiederholung von Namen und Sätzen im Sufismus werden in Ernst (2000) beschrieben (siehe auch Schimmel, 2014), und eine ausführliche Behandlung des Rosenkranzbetens als Meditationsform gibt Bryan (1991).

Verbindungen zwischen christlichen und hinduistischen Ansätzen werden von Molleur (2009) diskutiert, und einen von ihr gelehrten zeitgenössischen Universitätskurs zur christlichen Mystik beschreibt Kristine Utterback (2013). Das zentrierende Gebet (centering prayer) wird ausführlich von Pennington (2006) erläutert (die Anweisung im Text stammt aus dem zitierten Kapitel, S. 250). Anthony de Mello (1984) beschreibt eine (teilweise) säkulare Form von Nama-Japa. Manche seiner Vorschläge gingen der katholischen Kirche allerdings zu weit, sodass die katholische Glaubenskongregation (unter Führung des damaligen Kardinals Ratzinger) zu dem Schluss kam, dass einige von de Mello publizierte Äußerungen mit dem katholischen Glauben unvereinbar sind und gravierenden Schaden anrichten können (siehe: http://www.vatican.va / roman_curia / congregations / cfaith / documents /

rc_con_cfaith_doc_19980624_demello_en.html, Abruf im Februar 2016).

8   Schon das *Vimuttimagga* (Pfad der Freiheit), ein Theravada-Text aus dem 1. Jahrhundert, dessen Urheberschaft dem Arahant (erleuchteten Mönch) Upatissa in Sri Lanka zugeschrieben wird (siehe Upatissa, 1961), gibt systematische Hinweise darauf, wie und wann bestimmte Meditationsobjekte verwendet werden sollen. So kann man bei Verwendung des Meditationsobjekts «Erde» (eines der vier Elemente) auf den Boden schauen oder einen Kreis auf den Boden zeichnen, bis das Vorstellungsbild von Erde auch innerlich entsteht. Dieses Vorstellungsbild soll sich dann in einen immer größer werdenden Raum ausdehnen, bis der ganze Vorstellungsraum davon ausgefüllt ist. Wir werden in Kapitel 3 sehen, dass es im Buddhismus keine wirklich stabilen Persönlichkeitseigenschaften gibt; aber schon der Buddha hat aus didaktischen Gründen manchmal eine «Temperamentenlehre» verwendet. Das *Visuddhimagga* (Pfad der Reinigung), das stark vom oben erwähnten Vimuttimagga beeinflusst ist, wurde von Buddhaghosa, ebenfalls einem Mönch aus Sri Lanka, um das Jahr 500 unserer Zeitrechnung verfasst (eine neue Übersetzung aus dem Pali findet sich beispielsweise in Buddhagosa, 2010) und legt die buddhistische «Temperamentenlehre» ausführlich dar. Eine zeitgemäße Fassung davon erläutert Kornfield (2008). In dieser Temperamentenlehre gibt es sechs Typen, die aus drei Positiv-negativ-Paaren entstehen. Oft werden nur die negativen Pole zur Beschreibung benutzt (Meditation führt dazu, dass sich die Meditierenden auf die positiven Pole zubewegen). Die Paare sind: Gier – Großzügigkeit, Hass – Güte und Verblendung – Weisheit (siehe hierzu auch Kapitel 3).

Einen Überblick über Meditationsobjekte im Hinduismus findet man bei Swami Sivananda (2000) oder Trökes (2004). Die Technik der Konzentration auf ein Objekt im tibetischen Buddhismus wird in Lutz et al. (2007) beschrieben.

9   Buddhaghosa (z. B. Buddhaghosa, 2010) hat das gesamte 9. Kapitel seines Visuddhimagga der Meditation mit den Brahmaviharas gewidmet. Die Brahmaviharas sind aber auch schon in Patanjalis Yogasutras erwähnt (Buch I, Vers 33; siehe Chapple, 2008; Feuerstein, 2001). Heutige Beschreibungen der Brahmavihara-Meditationsübungen findet man in Ricard (2011) und Alan Wallace (2006), die

beide hauptsächlich einen tibetisch-buddhistischen Hintergrund haben, aber auch bei Vertretern des Zen (e.g., Samy, 2002). Die Anleitung für die Liebende-Güte-Meditation im Text ist ein Ausschnitt aus Anweisungen des bekannten buddhistischen Mönchs Matthieu Ricard (Ricard, 2011, S. 109). Näheres zu den vermuteten Wirkungen der Gehmeditation findet man in Nhat Hanh und Anh-Huong (2008). Einzelheiten zur Tonglen-Praxis werden von Pema Chödrön beschrieben (Chödrön, 2001). Es gibt auch Meditationslehrende, die sich sehr stark auf *eine* Form der Brahmaviharas beschränken wie etwa Sharon Salzberg, die sich auf Liebende-Güte-Meditation konzentriert (z. B. Salzberg, 1995). Auch in christlichen Ansätzen zur Meditation gibt es ähnliche Praktiken wie beispielsweise die von Ignatius von Loyola vorgeschlagene jesuitische Praxis der «klugen Liebe» (Kiechle, 2010).

10 Die anderen beiden in der Bhagavad Gita beschriebenen Yogawege sind der Yoga des Werks (Karma-Yoga) und der Yoga des Wissens (Jnana-Yoga); und manchmal wird der Yoga der Meditation (Dhyana-Yoga) hinzugezählt (Goswami, 2015).

11 Die indische Bhakti-Bewegung hatte vermutlich ihren Ausgangspunkt schon vor unserer Zeitrechnung, weil sie detailliert in der Bhagavad Gita erwähnt wird, deren Entstehungszeit üblicherweise auf etwa 500 v. Chr. geschätzt wird. In Südindien wurde die Bhakti-Bewegung offensichtlich im 7. Jahrhundert populär (Wilden, 2013). Schimmel (2014) argumentiert, dass es Verbindungen zwischen Buddhismus, Islam, Christentum und Hinduismus bei der Entwicklung dieser Art von Mystik gab, meint aber, es sei schwierig festzustellen, welche Religion welche andere wie beeinflusst hat, weil die Einflüsse «gewissermaßen in der Luft lagen» (Schimmel, 2014, S. 17). Auch Boldt (2013) beschreibt Verbindungen zwischen christlicher Mystik und Sufismus. Hintergründe zur Bhakti-Bewegung finden sich in Paliwal (2005). Bekannte indische zeitgenössische Vertreter des Bhakti-Pfads waren Meher Baba (gest. 1969 – siehe Donkin, 2001) und A. C. Bhaktivedanta Swami Prabhupada (gest. 1977 – siehe Dwyer & Cole, 2007).

Das Liebesgedicht an Krishna ist aus Bhaktivedanta Swami Prabhupada (2002, S. 1444). Die spirituelle Beziehung zu Krishna, der höchsten Gottheit, können sowohl Frauen und Männer haben, weil davon ausgegangen wird, dass der spirituelle Körper (oder die Seele – die «Dienerin» im Gedicht) sowohl von Frauen als auch Männern weiblich ist. Das Gedicht von Rumi habe ich aus Vaughan-Lee (2006, S. 226) entnommen, und Gedichte von Theresa von Avila wie das im Text sind abgedruckt bei Alkofer (1963).

12 Eine kurze Einführung in den Integralen Yoga gibt Salmon (2006), und eine umfangreiche Sammlung von Meditationstechniken, die in diesem Ansatz empfohlen werden, findet man bei Huppes (2001). Weitere Einzelheiten lassen sich in den vielen Büchern Sri Aurobindos nachlesen, unter anderem in seinem Hauptwerk «The Synthesis of Yoga» (Aurobindo, 1996). Ähnliche Gedanken findet man im christlichen Kontext, etwa bei Ignatius von Loyolas «Gott in allen Dingen suchen und finden» (Kiechle, 2010) oder bei dem indischen Jesuitenpater Anthony de Mello (de Mello, 1984).

13 Die erste Beschreibung der Gehmeditation stammt aus dem Buch von Thich Nath Hanh und Anh-Huong Nguyen, 2008 (S. 30–31) und die zweite aus Kornfield (2008, S. 178–179).

14 Ausführliche Hintergrundinformationen zum Mevlevi-Orden und seinem «Gründer» geben Lewis (2008) und Schimmel (2003).

15 Es gibt viele unterschiedliche Ansätze zu Chigong und Tai Chi. Chigong wird manchmal als Überbegriff für Tai Chi gesehen (z. B. McCaffrey & Fowler, 2003), und manche neuere chinesische Quellen fassen mehr oder weniger alle Meditationsformen unter dem Begriff Chigong zusammen (z. B. Chen et al., 2010). Eine Einführung in die traditionelle taoistische Bewegungsmeditation geben Liang und Wu (1997, 2006). Ideen aus dem Taoismus haben im Übrigen den Zen-Buddhismus entscheidend mitgeprägt, was man gut in bekannten chinesischen Koan-Sammlungen sehen kann. Diese Sammlungen sind mittlerweile bekannter unter ihren japanischen Bezeichnungen, wie etwa *Mumonkan* (Torlose Schranke) und *Hekiganroku* (Niederschrift von der Smaragdenen Felswand; z. B. Gundert 1964; Sekida, 2005).

16 Die von ihm entwickelten Bewegungsmeditations-Techniken hat Osho in «Das orangene Buch» beschrieben (Osho, 2008).

17 Eine frühe Rezeption von Meditation im Rahmen von Psychotherapie fand beispielsweise durch die Psychoanalytikerin Geraldine Coster statt (Coster, 1932). Auch Carl Gustav Jung hat sich eingehend mit östlicher Meditation auseinandergesetzt (Jung, 1943).

18 Zu den Problemen einzelner Sufis mit Vertretern des konservativen

(hauptsächlich wahhabitischen oder salafistischen) Islam siehe Ernst (2000) und Schimmel (2014).

19 Eine Zusammenfassung der wichtigsten Punkte zur «Achtsamkeitsmeditations-Debatte» gibt Ajahn (thailändische Bezeichnung für einen respektierten Lehrer im Theravada-Buddhismus) Amaro (2015), und einen umfassenden Überblick über die von beiden Seiten vorgebrachten Argumente enthalten die Beiträge im Band 1 der 2011er Ausgabe der Fachzeitschrift *Contemporary Buddhism*. Die Problematik fehlender ethischer Richtlinien wird auch im Zen diskutiert (z. B. Samy, 2005).

20 Die Achtsamkeitsbasierte Stressbewältigung (MBSR) und die darin enthaltenen Meditationstechniken beschreibt ausführlich Kabat-Zinn (2013); Einzelheiten zur Achtsamkeitsbasierten Kognitiven Therapie (MBCT) findet man in Segal et al. (2002), und Hintergrundinformationen zur Akzeptanz- und Commitmenttherapie (ACT) geben Hayes et al. (2012). Für willkürlich herausgegriffene Beispiele aus der Forschungsliteratur, in denen MBSR als Achtsamkeitsmeditation (mindfulness meditation) bezeichnet wurde, siehe z. B. Davidson et al. (2003) oder Jain et al. (2007). Hier noch einige Beispiele für Studien, in denen der MBSR-Ansatz «angereichert» wurde: Zusätzlich auf achtsames Handeln im Alltag wurden beispielsweise die Teilnehmer der von Zylowska et al. (2008) durchgeführten Studie hingewiesen; zusätzliche Instruktionen zum Kultivieren und Aufrechterhalten positiver Emotionen erhielten die Teilnehmer in der Studie von Zautra et al. (2008), und zusätzliche Gruppendiskussionen fanden in der Studie von Galantino et al. (2005) statt. Beispiele für weitere Meditationsansätze/-techniken, die in der Forschungsliteratur unter dem Begriff Achtsamkeitsmeditation geführt werden, sind: Vipassana nach Goenka (Bowen et al., 2006), Shamatha (Zeidan et al., 2010), tibetisch buddhistische Praktiken (Ortner et al., 2007), verschiedene Formen von Vipassana und Zen (Ivanovski & Malhi, 2007), oder einfach nur auf den Atem achten (Zeidan et al., 2011). Die «Vielfalt» des Begriffs Achtsamkeitsmeditation wird auch in neueren Überblicksarbeiten sichtbar (z. B. Tang et al., 2015). Argumente dafür, wie Transzendentale Meditation Achtsamkeit vergrößert, liefern Tanner et al. (2007), und wie der Begriff Achtsamkeitsmeditation für hinduistische Yoga-Meditationstechniken benutzt wird, lässt sich auf vielen Websites im Internet nachlesen

(z. B. http://wiki.yoga-vidya.de/Achtsamkeitsmeditation, abgerufen im Januar 2016).

Einen Überblick über Achtsamkeitsfragebögen geben Bergomi et al. (2013) und Sauer et al. (2013). Die Toronto Mindfulness Scale stammt von Lau et al. (2006). Einen neueren Fragebogen zu dem Achtsamkeitskonzept von Ellen Langer haben Haigh et al. (2011) entwickelt. Das Beispiel für ein aus einem buddhistischen Hintergrund entwickeltes «eindimensionales» Achtsamkeitskonzept findet sich bei Brown und Ryan (2003) und das für ein «zweidimensionales» Konzept bei Bishop et al. (2004). Die fünfdimensionale Lösung (mit im Text etwas vereinfachten Dimensionen) stammt von Baer et al. (2006). Nachweise, dass die Fähigkeit zur Introspektion mit zunehmender Meditationspraxis zunimmt (dass man also besser wahrnimmt, wie es um die eigene Achtsamkeit bestellt ist), bieten Fox et al. (2012), und empirische Ergebnisse dazu, dass Anfänger und Fortgeschrittene offensichtlich die Fragen in Achtsamkeitsfragebögen entweder unterschiedlich verstehen oder anders bewerten können, liefern beispielsweise Belzer et al. (2012) und Grossman und van Dam (2011). Erstaunlich ist auch ein Ergebnis von Leigh et al. (2005), die fanden, dass Studierende, die rauchten und viel Alkohol tranken, höhere Achtsamkeitswerte hatten als solche, die das nicht taten.

Zur Kritik des Achtsamkeits-Konzepts siehe beispielsweise Grossman und van Dam (2011), Sharf (2014) und Alan Wallace (2006). Eine ausgezeichnete Beschreibung der Satipatthana Sutta mit ausführlichen Hintergrundinformationen gibt Anālayo (2010). Aber selbst im Buddhismus findet man keine umfassende Einigkeit darüber, was Achtsamkeit bedeutet. Die Satipatthana Sutta ist ein zentraler Teil des Theravada-Kanons (siehe Kapitel 3), aber spätere Entwicklungen wie etwa die Schulen des Mahayana-Buddhismus fassen das Achtsamkeitskonzept teilweise wieder anders auf (siehe z. B. Dunne, 2015).

Ein neuerer Versuch, das Problem der vielen Bedeutungen von Achtsamkeit, die teilweise erst durch Vertreter der neuen säkularen «Mindfulness-Bewegung» in den USA geschaffen wurden, in den Griff zu bekommen, stammt von Lutz et al. (2015). Diese Autoren schlagen ein Modell vor, in dem Achtsamkeit nicht mehr vorkommt, aber sieben Dimensionen, die häufig benutzt werden, um verschiedene Aspekte des gegenwärtig verwendeten Achtsamkeitsbegriffs zu beschreiben.

Die drei zentralen Dimensionen in dem Modell sind *Objektorientiertheit* (Ausmaß, in dem die Meditierenden sich eines bestimmten Objekts bewusst sind), *Dereifikation* (Ausmaß, in dem Gedanken, Gefühle und Wahrnehmungen als mentale Prozesse und nicht als akkurate Beschreibungen der Realität gesehen werden) und *Metabewusstsein* (Ausmaß, in dem man sich seiner eigenen Erfahrung bewusst ist). Es handelt sich hier um eine Darstellung von Zuständen. Der momentane Zustand eines Meditierenden wird dann definiert durch einen Punkt in dem siebendimensionalen Raum (also die Kombination bestimmter Werte auf den Dimensionen Objektorientiertheit, Dereifikation und Metabewusstsein etc.). Die Autoren argumentieren, dass so besser unterschieden werden kann zwischen den (Achtsamkeits-)Zuständen, die mittels unterschiedlicher meditativer Praktiken erzeugt werden. Allerdings geht so ein Modell natürlich weit über die Beschreibung von Achtsamkeit hinaus.

Einen Überblick über die Gegenbewegung, gewissermaßen die zweite Generation der Mindfulness-Bewegung, findet man in Shonin et al. (2015).

21 Eine umfangreiche Beschreibung des praktischen Kontexts von Meditation bietet Feuerstein (2001). Eine kurze Einführung in den tibetischen Buddhismus gibt Kapstein (2014), und Näheres zu den Praktiken im Advaita Vedanta lässt sich bei Paranjpe und Rao (2008) nachlesen.

Empfehlungen dafür, wie im Theravada-Buddhismus Meditationstechniken in Abhängigkeit der «Persönlichkeit» eingesetzt werden sollten, sind in dem um das Jahr 500 erschienenen *Visuddhimagga* zu finden (z. B. Buddhagosa, 2010). Eine moderne Version dieser Empfehlungen beschreibt Kornfield (2008).

Die Empfehlung, zunächst Meditationstechniken zur Förderung der konzentrierten Aufmerksamkeit und danach solche zum Kultivieren von offenem Gewahrsein zu verwenden, findet sich in vielen Publikationen, wie etwa in Lutz et al. (2007). Auch Thurman und Gray (2006) oder Alan Wallace (2006) empfehlen diese Reihenfolge und beschreiben zudem das Lampen-Simile.

22 Siehe Theumer (2016).

Kapitel 2:
Was bewirkt Meditation?

1 Dass die wissenschaftliche Forschung zur Transzendentalen Meditation Anfang der 1970er Jahre begann, kann man in wissenschaftlichen Datenbanken oder auf der entsprechenden Wikipedia-Seite nachlesen (de.wikipedia.org / wiki / Transzendentale_Meditation). Die Forscher arbeiteten unter anderem in den USA, z. B. an der *Maharishi University of Management (MUM)* (vormals *Maharishi International University, MIU*) und in der Schweiz und den Niederlanden an der *Maharishi European Research University* (MERU). Sie wurden somit zumindest teilweise von TM-Organisationen finanziert; aber auch hinter der Forschung zur Achtsamkeitsmeditation steckt mittlerweile viel Geld. Maharishi (großer Weiser) Mahesh Yogi (gest. 2008) wurde im Westen sehr populär, weil die Beatles eine Zeitlang bei ihm meditierten und er viele weitere prominente Schüler hatte, wie etwa die Beach Boys, Clint Eastwood, Mia Farrow und den Regisseur David Lynch.

2 Dialoge zwischen dem Dalai Lama und bekannten Neurowissenschaftlern, Philosophen, Physikern, Medizinern und Psychologen finden seit 1987 statt. Als Folge dieser Dialoge wurde 1990 das *Mind and Life Institute* gegründet, um regelmäßige Treffen zu Themen der Meditationsforschung zu organisieren – seit kurzem auch in Deutschland. Das Themenheft des *American Psychologist* erschien im Oktober 2015 («Special Issue: The Emergence of Mindfulness in Basic and Clinical Psychological Science»).

3 Der deutsche Meditationsforscher Ulrich Ott hat in seinem Buch *Meditation für Skeptiker* (Ott, 2010) eine ähnliche Grafik ab dem Jahr 1960 angefertigt. Er kommt zu dem Schluss, dass seit etwa dem Jahr 2000 ein Boom in der Meditationsforschung eingesetzt hat. Die Häufigkeitsdaten für die Abbildung 2.1 stammen aus der auch von Ulrich Ott benutzten Internet-Forschungsdatenbasis *Web of Science*. Wenn in einem Artikel das Wort «Meditation» (oder die Ausdrücke «Achtsamkeitsmeditation» oder «Transzendentale Meditation») auf Deutsch oder Englisch entweder im Titel, der Zusammenfassung oder in den von den Autoren anzugebenden «Schlüsselwörtern» vorkam, zählte die Datenbank das als Treffer. Das muss natürlich nicht heißen, dass in jedem der so gefundenen Artikel eine empirische Meditationsstudie beschrieben wird. Aber in vielen Artikeln werden die Ergebnisse aus

mehreren Studien berichtet. Andere Publikationen wie etwa Buchka-
pitel, Konferenzbeiträge oder Buchreviews und auch Publikationen
in anderen Sprachen habe ich nicht berücksichtigt. Insgesamt sollten
die Zahlen einen relativ guten (und nicht übertriebenen) Eindruck von
den Forschungsaktivitäten zur Wirkung von Meditation widerspiegeln.

4 Wie überall scheint es auch in der Meditationsforschung so etwas wie
Moden oder vorherrschende Strömungen zu geben. So wundert sich
beispielsweise der deutsche Meditationsforscher Stefan Schmidt, dass
es bisher nahezu keine empirischen Studien zur Wirksamkeit christ-
lich geprägter Meditationstechniken gib (Schmidt, 2014).

5 Dass Menschen Urteils-, Denk- und Gedächtnisfehler begehen, kann
mittlerweile in Tausenden von Studien nachgelesen werden (Über-
sichten z. B. in Hell et al., 1993; Kahneman et al. 1982; oder Piatelli-Pal-
marini, 1994).

6 Eine auch für Nichtspezialisten nachvollziehbare umfassende Einführung in Forschungslogik und Forschungsmethoden in Psychologie und Sozialwissenschaften finden Sie in Sedlmeier und Renkewitz
(2013).

7 Was genau in den einzelnen Beispielstudien gemacht wurde, kann
ausführlich in den folgenden Fachartikeln nachgelesen werden: Beispielstudie 1: Hjelle (1974), Beispielstudie 2: Jain et al. (2007), Beispielstudie 3: Miller et al. (2012), Beispielstudie 4: Hölzel et al. (2008), und
Beispielstudie 5: Weng et al. (2013).

8 Man ist sich in der Wissenschaft weitgehend einig, dass drei Voraussetzungen gelten müssen, damit ein Kausalschluss gezogen werden
kann, wie etwa: «Meditieren ist die Ursache für Gewichtsreduktion».
Die erste Voraussetzung ist, dass die Ursache *vor* der Wirkung kommen
muss: Die Gewichtsreduktion sollte erst *nach* dem Meditieren ein-
treten. Die zweite Voraussetzung ist, dass Ursache und Wirkung miteinander variieren müssen. Wenn man an der Ursache «dreht», sollte
sich gleichzeitig die Wirkung verändern: Wenn also Diabetiker meditieren, sollten sie ihr Gewicht reduzieren, wenn sie es nicht tun, dann
nicht. Und die dritte Voraussetzung für einen Kausalschluss ist, dass
andere Erklärungsmöglichkeiten für die Wirkung (außer der möglichen Ursache) ausgeschlossen werden müssen. Je besser das möglich ist, umso höher ist die sogenannte *interne Validität* einer Studie. Im

Grunde dreht sich der gesamte Absatz zu den Prinzipien der Meditationsforschung um das Thema interne Validität. Ohne Kontrollgruppe kann die interne Validität nicht gewährleistet werden. Je mehr das, was die Kontrollgruppe tut, dem entspricht, was die Experimentalgruppe tut, und je eher die Personen in der Kontrollgruppe denen in der Experimentalgruppe vergleichbar sind, desto höher ist die interne Validität. Die Vergleichbarkeit der Personen kann, wenn das möglich ist, am besten durch *Randomisieren*, d. h. die Zufallszuteilung der Studienteilnehmer zu den Gruppen erreicht werden. Das Randomisieren ist das Hauptkennzeichen eines richtigen Experiments. Studien, bei denen die Gruppen nicht zufällig aufgeteilt sind, werden üblicherweise als *Quasi-Experimente* bezeichnet, was bedeutet, dass die kausale Erklärungskraft möglicherweise eingeschränkt ist.

9 Fragebögen werden in der Psychologie häufig benutzt, um Fehlermöglichkeiten und Interpretationsprobleme, die in «normalen» Unterhaltungen und mündlichen Befragungen entstehen können, möglichst zu vermeiden. Im Gegensatz zu Fragebögen, wie man sie zahlreich in Illustrierten findet, liegen in der Regel mehrere Jahre Vorarbeit vor dem Zustandekommen eines wissenschaftlichen Fragebogens.

10 In der Wissenschaft nennt man dieses Prinzip *externe Validität*. Streng genommen reicht es nicht, wenn eine *Stichprobe*, das heißt, eine Auswahl der Studienteilnehmer aus einer bestimmten Population stammt, um die in der entsprechenden Studie gefundenen Ergebnisse auf die gesamte Population zu verallgemeinern. Die Stichprobe muss auch *repräsentativ* sein für die Population, aus der sie stammt. Das wird im Idealfall wieder mit Hilfe des Zufalls gewährleistet. Eine *Zufallsstichprobe* aus einer Population ist der beste Garant für die Repräsentativität der Stichprobe. Allerdings finden sich richtige Zufallsstichproben selten in der Forschung, schon allein aus praktischen Gründen. Man könnte zwar versuchen, weitgehend repräsentative Listen, wie Wählerverzeichnisse oder die Verzeichnisse von Einwohnermeldeämtern zu benutzen, aber das ist aus Datenschutzgründen in der Regel nicht möglich. Außerdem ist nicht auszuschließen, dass bei Teilen der entsprechenden Population, etwa bei Frauen versus Männern, die Teilnahmequote unterschiedlich sein könnte, was auch zu mangelnder Repräsentativität führen würde. Auch wenn die Teilnehmer für eine Meditationsstudie zufällig ausge-

sucht wurden, könnten trotzdem einige von ihnen überhaupt keine Lust haben, sich mit dem Meditieren zu befassen. Deswegen werden in der Regel logische Gründe oder Plausibilitätsargumente benutzt, um die Repräsentativität einer Stichprobe zu begründen. Häufig bleibt es jedoch den Lesern der jeweiligen Studien überlassen, sich ein eigenes Urteil darüber zu bilden.

11 Wenn Sie noch nie mit dem Urnenmodell zu tun hatten, klingt der beschriebene Vorgang vermutlich etwas befremdlich. Dieses Modell wird jedoch gerne von Statistikern benutzt, weil es Zufallsprozesse gut versinnbildlicht. Die Ergebnisse in der Abbildung wurden mit dem Simulationsprogramm aus Sedlmeier und Köhlers (2001) erzeugt.

12 Die genauen Berechnungen unterscheiden sich dann noch in Abhängigkeit davon, ob die zwei Gruppen gleich groß sind oder nicht, und es gibt verschiedene Möglichkeiten, Effektgrößen zu berechnen, die aber inhaltlich alle gleichwertig sind. Für weitere Einzelheiten zu Effektgrößen und deren Berechnung siehe z. B. Sedlmeier und Renkewitz (2013).

13 Ein mögliches Problem bei jeder Metaanalyse besteht darin, dass die Studien nicht wirklich exakt gleich sind. Das liegt unter anderem an «forschungspolitischen» Gründen: Es ist wenig lohnenswert, exakte Wiederholungen, sogenannte Replikationen, von Studien durchzuführen, weil die sich schwer publizieren lassen, und Publikationen sind das tägliche Brot für Forscher – publish or perish (publiziere oder gehe zugrunde). Trotzdem sind viele Studien ähnlich genug, um sie berechtigterweise in einer Metaanalyse zusammenzufassen. Zudem gibt es einige Methoden, um noch im Nachhinein feststellen zu können, ob eine solche Zusammenfassung zulässig war. Wenn nicht, kann man die Schätzung des Populationseffekts noch korrigieren. Heutzutage verwenden alle Metaanalysen solche zusätzlichen Prüfmethoden, und sie werden nur publiziert, wenn die entsprechenden Standards erfüllt sind (zu diesen Prüfmethoden und zu Varianten der Metaanalyse siehe Sedlmeier & Renkewitz, 2013; oder noch etwas ausführlicher Hunter & Schmidt, 2004).

14 Murphy et al. (1997) stellten die Bibliographie zusammen, die die Ausgangsbasis für unsere Metaanalyse (Sedlmeier et al., 2012) bildete. Unsere Metaanalyse umfasst zwar nur Studien bis einschließlich 2011,

aber es scheint bislang keine neuere Arbeit dieser Art zu geben, außer zwei relativ spezifischen Metaanalysen zu den Effekten von Liebende-Güte- und Mitgefühls-Meditation, deren Ergebnisse ich weiter unten berichte. Davor wurden einige Metaanalysen veröffentlicht, die jedoch teilweise schwerwiegende methodische Probleme aufweisen. Nahezu alle verwendbaren Studien aus den früheren Metaanalysen haben wir auch in unsere Analyse einbezogen, und die Studien, die dann noch fehlen, scheinen einen vernachlässigbaren Einfluss auf die Gesamteffekte zu haben (siehe Sedlmeier et al., 2014).

15 Für die 125 Zeitschriftenartikel fanden wir einen globalen Wert von $d = 0{,}56$ (siehe Kasten «Effektgrößen und Metaanalyse»). Wir haben das Verfahren der sogenannten Psychometrischen Metaanalyse angewandt (Hunter & Schmidt, 2004), bei dem berechnet werden kann, wie stark sich der Zufall auf die Variation der Effektgrößen auswirken sollte (siehe Kasten «Grundidee der Metaanalyse»). Wenn nun die Effektgrößen stärker variieren, das heißt, sich in größerem Ausmaß voneinander unterscheiden, als das rein durch Zufall zu erwarten ist, sollte man sie in inhaltlich sinnvolle Untergruppen von Studien aufteilen und für diese Untergruppen wieder die tatsächliche Variation mit der zufällig zu erwartenden Variation vergleichen. Diese Prozedur wird so lange durchgeführt, bis sich die zwei Arten von Variation sehr ähnlich sind. Erst dann kann die entsprechende gemittelte Effektgröße, das Hauptergebnis der Metaanalyse, sinnvoll interpretiert werden.

16 Es würde zu weit führen, auf alle diese Maße und die dahinterliegenden theoretischen Konstrukte einzugehen (Konstrukte sind Dinge, von deren Existenz wir ausgehen, die man jedoch nicht anfassen kann, wohl aber versuchen zu messen, wie etwa Intelligenz, Wahrnehmung, Gedächtnis, Angst, Motivation, etc.). Näheres hierzu können Sie in einführenden Psychologie-Lehrbüchern oder Büchern zu Intelligenz und Wahrnehmungspsychologie finden. Diese Auflistung soll nur illustrieren, dass die Auswirkungen von Meditation auf kaum ein psychologisches Konstrukt *nicht* untersucht worden sind.

17 Die genauen Werte für die Effekte (Auswahl) waren: «Beziehungsgüte»: $d = 0{,}89$, «Angst: Zustand»: $d = 0{,}80$, «Emotion: negativ»: $d = 0{,}73$, Emotionsregulation: $d = 0{,}35$, «Persönlichkeit, negativ»: $d = 0{,}37$, «Lernen / Gedächtnis»: $d = 0{,}43$, Achtsamkeit, Wahrnehmung und Auf-

merksamkeit (alle drei): $d = 0{,}58$. In der Originalarbeit (Sedlmeier et al., 2012) haben wir die Effektgröße r verwendet. Für dieses Buch habe ich die korrelativen Effekte aus Gründen der Vergleichbarkeit in das Standardabweichungsmaß d umgerechnet, das in vielen anderen Metaanalysen verwendet wurde (für weitere Hintergrundinformationen zur Äquivalenz von Effektgrößen siehe Sedlmeier & Renkewitz, 2013).

18 In Abbildung 2.3 wurden sogenannte 95 %-Konfidenzintervalle benutzt, was besagt, dass man zu 95 % sicher sein kann, dass das Intervall den tatsächlichen Wert in der Population (hier: die Population gesunder Erwachsener) beinhaltet. Hintergrundinformationen zu Konfidenzintervallen, inklusive solchen, wie sie in Metaanalysen verwendet werden, finden Sie in Sedlmeier und Renkewitz (2013).

19 Die These, dass Meditation nur eine besondere Form von Entspannungstraining ist, stellten Benson und seine Mitarbeiter schon in den 70er Jahren auf (Benson et al., 1974). Der globale Effekt von Meditation im Vergleich zu Entspannungstrainings war $d = 0{,}43$. Wie schon erwähnt (und wie in Abbildung 2.3 oben zu sehen), war der Effekt von Meditation im Vergleich mit allen Arten von Kontrollgruppen $d = 0{,}56$. In diesen 10 Studien entsprach der spezifische Beitrag des Entspannungstrainings also nur einem $d = 0{,}13$ (0,56 minus 0,43). Der spezifische Beitrag des Denktrainings war etwas größer: $d = 0{,}21$.

20 In der Metaanalyse von Eberth und Sedlmeier (2012) wurden Studien mit gesunden Probanden berücksichtigt, die bis März 2010 publiziert waren. Die durchschnittliche Effektgröße für alle Studien, in denen ausschließlich Sitzmeditation praktiziert wurde, betrug $d = 0{,}51$, und für die MBSR-Studien war es $d = 0{,}64$ (Unterschied zwischen Meditierenden und Nichtmeditierenden).

21 Bei weniger als drei Studien lohnt sich eigentlich eine Metaanalyse kaum, weil die Ergebnisse möglicherweise nicht sehr stabil sind, aber der Vollständigkeit halber: Wenn die Resultate auch für zwei Studien zusammengefasst werden, zeigen sich weitere positive Effekte für Stress, selbst berichtete Depressivität und für das Ausmaß positiver Emotionen. Der stärkste Effekt, der für das Selbst-Mitgefühl, entspricht ungefähr einem $d = 0{,}45$. Die Maße in dieser Studie (Galante et al., 2014) waren Wohlbefinden, Lebensqualität, Schmerz, Depression, Ängstlichkeit, Stress, Altruismus, Empathie, Mitgefühl, Achtsamkeit und «negative Effekte». Die Techniken in den aktiven Kontrollgruppen waren

Massage, Progressive Muskelentspannung, sich neutrale Bilder vorstellen, sich Gesichter vorstellen, an Diskussionsgruppen zu Gesundheitsthemen teilnehmen, Atemmeditation, Achtsamkeitsmeditation, konzentrative Meditation, kognitive Neubewertung (cognitive appraisal), und Improvisationstheater. Diese Vielfalt macht den Vergleich natürlich nicht leichter.

22 In dieser Studie von Zeng et al. (2015) war die Effektgröße für die Zunahme positiver Emotionen im Alltag für gesunde Teilnehmer im Durchschnitt $d = 0,4$ und damit etwas kleiner als in unserer Metaanalyse (Abbildung 2.3), in der alle möglichen Formen von Meditation hinsichtlich ihrer Auswirkung auf positive Emotionen untersucht wurden. Dies könnte darauf hindeuten, dass Liebende-Güte-Meditation oder Mitgefühls-Meditation im Vergleich zu anderen Meditationsarten keine spezifischen zusätzlichen positiven Auswirkungen auf Emotionen haben.

23 Der globale Effekt in dieser Metaanalyse (Wayne et al., 2014) entsprach ungefähr einem $d = 0,36$ und der Effekt für den Vergleich von Tai Chi und aktiven Kontrollgruppen für exekutive Funktionen einem $d = 0,5$.

24 Die Studie zu den möglichen unterschiedlichen Wirkungen der MBSR-Bestandteile wurde von Sauer-Zavala et al. (2013) durchgeführt und die zur Auswirkung auf die Immunabwehr bei älteren Menschen von Gallegos et al. (2013).

25 In der Studie von Amihai und Kozhevnivok (2014) praktizierten die Theravada-Meditierenden in einem thailändischen Kloster die Konzentration auf das Element Erde (Kasina-Meditation – eine Form der Shamatha-Praxis) und eine Form des offenen Gewahrseins (Vipassana). Die Vajrayana-Meditierenden, die in einem nepalesischen Kloster untersucht wurden, konzentrierten sich auf ein selbsterstelltes Gottesbild (Kyerim) und praktizierten Bewusstheit ohne Konzepte (Rig-pa), eine Form des offenen Gewahrseins. Das Ausmaß der Entspannung wurde mit Hilfe der (hochfrequenten) Herzfrequenzvariabilität gemessen, ein mittlerweile häufig eingesetztes Maß, das analysiert, wie stark die Intervalle zwischen Pulsschlägen variieren. Eine erhöhte Herzfrequenzvariabilität ist ein Zeichen einer stärkeren Tätigkeit des Parasympathikus und somit ein Indikator für Entspannung.

26 In der Leipziger Studie (Lumma et al., 2015) wurde ebenfalls die Herz-frequenzvariabilität als hauptsächliches Maß für Entspannung benutzt.

27 Auch hier wurden wieder 95 %-Konfidenzintervalle verwendet: Man kann also zu 95 % sicher sein, dass das Intervall den tatsächlichen Wert in der Population (hier: die Population erwachsener Patienten) beinhaltet.

28 Alle Effektgrößen zu Abbildung 2.5 und Abbildung 2.6 sind dem Online-Anhang zu dem Artikel von Goyal et al. (2014) entnommen. Für den Effekt von Meditation auf Stress bei unspezifischen Kontrollgruppen berichten die Autoren keine exakten Werte, weswegen dieser Aspekt in Abbildung 2.5 nicht auftaucht.

29 Die Werte in Abbildung 2.7 sind der *Figure 1* in Gotink et al. (2015) ent-nommen. Kontrollgruppen haben nur die normale Krankenhausbe-handlung bekommen (TAU: treatment as usual) oder erhielten ihr Training zu einem späteren Zeitpunkt (Wartelisten-Kontrolle).

30 Gotink et al. (2015) gehen in ihrem Artikel offensichtlich von 153 Meta-analysen aus, die sie jedoch aus verschiedenen Gründen nicht alle in ihre Analyse einbezogen haben, viele davon aus methodischen Gründen (siehe die Online-Zusatzdateien zu ihrem Artikel).

31 Für den Einsatz von Meditation zur Behandlung von Psychosen plä-dieren beispielsweise Bach et al. (2013). Mahnende Stimmen kommen unter anderem von Kennedy (1976), Lazarus (1976) oder Otis (1984). Für weitere Informationen zu diesem Thema siehe Kapitel 4.

32 Ein drastisches Beispiel für eine mögliche Fehlinterpretation bei einer durchaus üblichen Vorgehensweise illustrieren Bennett et al. (2009; 2011). Sie analysierten einen toten Lachs und fanden fMRT-Reaktionen, die darauf hinwiesen, dass der (tote) Fisch in der Lage war, mensch-liche emotionale Reaktionen zu erkennen. Das zentrale Problem der Technik scheint aber nicht an der Technik selbst, sondern am Fehlen einer guten Theorie darüber zu liegen, an welcher Stelle im Gehirn man bei einer bestimmten Fragestellung nachsehen sollte. Da das häufig unklar ist, sieht man an vielen oder allen möglichen Stellen nach und erhöht dadurch die Gefahr, dass Unterschiede gefunden werden, die durch zufälliges «Rauschen» zustande kommen oder die aus irgend-welchen anderen Gründen stark ausgeprägt sind (siehe hierzu Vul et al., 2009; Vul & Paschler, 2012).

Details zu ALE-Metaanalysen finden sich beispielsweise bei Eickhoff et al. (2009) oder Turkeltaub et al. (2002). Solche Analysen sind natürlich nur die «zweitbeste» Vorgehensweise, weil ja gewissermaßen ausgehend von den Effekten nach einer Theorie gesucht wird. Besser, und der wissenschaftlichen Methode eher entsprechend, wäre es, umgekehrt vorzugehen und auf Grund einer Theorie nach Effekten in bestimmten Gehirnarealen zu suchen. Theorien über Zusammenhänge zwischen Meditation und Vorgängen im Gehirn, aus denen man solche Vorhersagen verlässlich ableiten könnte, sind jedoch im Moment erst im Entstehen.

33 Die Zusammenfassung der EEG-Phasen während der Meditation ist bei West (1980) nachzulesen, und eine umfangreiche Zusammenfassung der EEG-Ergebnisse in Meditationsstudien – sowohl kurzfristige wie langfristige Effekte – findet man in Cahn und Polich (2006). In einer neueren Zusammenfassung (Lomas et al., 2015), in der die Auswirkungen von Achtsamkeitsmeditation (z. B. Vipassana und Zen) auf EEG-Muster meist bei erfahrenen Meditierenden untersucht wurden, fanden sich nur zwei einigermaßen einheitliche Effekte. Wenn das EEG während der Meditation mit dem EEG bei geschlossenen Augen außerhalb der Meditationsperiode verglichen wurde, zeigte sich einigermaßen stabil eine erhöhte Alpha-Aktivität und ein Trend für eine erhöhte Theta-Aktivität, sowohl für Gesunde als auch für Patienten. Das Auftreten von Theta-Wellen bei Zen-Meistern beschreibt Chiesa (2009). Über den möglichen Zusammenhang zwischen erhöhter Gamma-Aktivität und mystischen Erfahrungen kann man sich bei Ott (2010) informieren.

34 Zu den EKP-Effekten siehe Cahn und Polich (2006; 2009). Die Zusammenfassung von fMRT-Studien an der Sapienza-Universität in Rom wurde von Boccia et al. (2015) erstellt und der Vergleich zwischen den Auswirkungen von buddhistischen und hinduistischen Meditationstechniken von Tomasino et al. (2014). Die Metaanalyse zu den fMRT-Effekten für unterschiedliche Formen von Meditationsansätzen wird in Fox et al. (2016) beschrieben. In dieser Metaanalyse betrugen die durchschnittlichen Effektgrößen für die Zunahme von Aktivierungen $d = 0,59$ und die für eine Abnahme $d = -0,74$. Sie waren am größten für die Mantra-Meditation ($d = 1,48$ und $-1,11$) und am geringsten für die Liebende-Güte-Meditation ($d = 0,44$ und $-0,68$). Man kann jedoch

wegen methodischer Probleme in vielen Studien und der hohen Wahrscheinlichkeit der Selektion von Studien mit großen Effekten vermuten, dass die Werte insgesamt etwas überschätzt sind.

35 Die Vorlage für die Abbildung hat dankenswerterweise Kieran Fox zur Verfügung gestellt – die Abbildung ist der in Fox et al. (2014) nachempfunden.

36 Zu den langfristigen EEG- und EKP-Effekten siehe Cahn und Polich (2006) und zur MRT-Metaanalyse Fox et al. (2014). Der über alle Studien gemittelte globale Effekt in der Metaanalyse von Fox et al. (2014) betrug $d = 0{,}46$, wobei das womöglich eine Überschätzung des tatsächlichen Effekts ist, weil es einige Indikatoren dafür gibt, dass größere Effekte leichter publiziert wurden.

37 Verminderte Alterungseffekte in der grauen Substanz haben beispielsweise Luders et al. (2015) gefunden, sowie Villemure et al. (2015), Letztere allerdings bei Yoga-Praktizierenden, die neben Meditation zusätzlich Körper- und Atemübungen (Asanas und Pranayama) gemacht hatten. Über entsprechende Effekte für die weiße Substanz berichten Luders et al. (2011) und Laneri et al. (2016). Wie mit Hilfe des maschinellen Lernens das Gehirnalter bei MRT-Scans festgestellt wird, ist beispielsweise in Franke et al. (2010) beschrieben. Die 7,5 Jahre Unterschied im Gehirnalter von Meditierenden und vergleichbaren Nichtmeditierenden, wie auch den für Meditierende günstigen Zusammenhang zwischen Dauer der Meditationspraxis und negativer Abweichung vom «Normalalter» fanden Luders et al. (2016). Einen ähnlichen Zusammenhang konnte auch Karl Philipp Rumpf in seiner Dissertation aufdecken (Rumpf, 2016). Gard et al. (2014) haben die Ergebnisse aus 12 Studien zur Auswirkung von Meditation auf altersabhängige psychologische Prozesse wie Aufmerksamkeit, Gedächtnis, Verarbeitungsgeschwindigkeit zusammengefasst und Effekte gefunden, die – übereinstimmend mit den Befunden zur Gehirnalterung – auf verlangsamte Alterungsprozesse bei Meditierenden hindeuten.

38 Diese Schlussfolgerung wurde in der Studie von Alda et al. (2016) gezogen, die auch einen guten Überblick über die bisherige Forschung zu dem Thema liefert.

39 Eine fundierte kritische Diskussion der Ergebnisse der Hirnforschung zu den Wirkungen von Meditation findet sich bei Tang et al. (2015).

Kapitel 3:
Warum und wie wirkt Meditation?

1 Ergebnisse, die zeigen, dass Meditierende über bessere introspektive Fähigkeiten verfügen, berichten Barinaga (2003), Fox et al. (2012), Vago und Nakamura (2011) und van Vugt et al. (2012).

2 Buddha ist kein Name, sondern ein Titel und bedeutet übersetzt «Erwachter». Im Buddhismus gibt es viele Buddhas vor und nach Siddhartha Gautama, *dem Buddha*. Manchmal wird er als Shakyamuni Buddha bezeichnet, weil er aus der Adelsfamilie der Shakya stammte, oft jedoch nur als *der Buddha*.

3 Wenn Sie unter Anleitung eines Lehrers meditieren, können Sie natürlich argumentieren: «Ich halte mich einfach an das, was mein Lehrer sagt oder geschrieben hat – er (oder sie) wird schon wissen, was richtig ist.» Das ist in vielen Fällen wohl eine gute Strategie, aber selbst Meditationslehrer könnten der Ansicht sein, dass die Techniken, die bei ihnen selbst wirksam waren, auch bei allen anderen wirken müssen. Dafür jedoch, dass nicht jeder Ansatz für jeden optimal ist, gibt es zumindest anekdotische Evidenz: Vielleicht haben auch Sie selbst schon mehrere Ansätze zur Meditation ausprobiert? Siehe hierzu auch Hölzel et al. (2011) und den Abschnitt über die «buddhistische Persönlichkeitstheorie» in diesem Kapitel.

4 Sowohl Sanskrit als auch die mit ihm verwandte Sprache Pali haben eine eigene Schrift. Die Fachwissenschaftler benutzen deswegen bei der Transkription in die lateinische Schrift sogenannte diakritische Zeichen, verschiedene Zusätze, die in, über oder unter den Buchstaben eingefügt werden. Mittlerweile verzichten einige Fachtexte auf diese Zeichen, die das Lesen zusätzlich erschweren, und deswegen habe ich sie in diesem Buch auch nicht benutzt. Ich habe zudem den Gebrauch der Originalbegriffe im Haupttext auf ein Minimum beschränkt, werde jedoch die wichtigsten Begriffe jeweils in den entsprechenden Anmerkungen aufführen: Sanskrit-Begriffe für die im Yoga benutzten Ausdrücke und Pali-Begriffe für die im frühen Buddhismus verwendeten.

5 Die Veden (Sanskrit Veda = Wissen) bestehen aus einer Sammlung von Schriftstücken, deren Entstehungszeit nicht eindeutig datiert werden kann. Schätzungen darüber, wann der früheste Teil der Veden, die Rig Veda Samhita entstand, liegen zwischen 3500 bis 1200 vor Christus. Die vier Stränge von vedischen Schriften bestehen wieder aus jeweils vier

chronologisch geordneten Teilen, mit den sogenannten Upanishaden (auch Vedanta: Ende der Veden) als jeweils viertem Teilstück. Später wurden die Veden in verschiedenen sogenannten philosophischen Systemen ausführlich interpretiert und präzisiert (zu den Veden und den auf ihnen beruhenden philosophischen Systemen siehe Frawley, 2001; Hiriyanna, 2000/1932, Klostermaier, 2006; Sharma, 1960). Yoga ist eines dieser philosophischen Systeme. Es gibt insgesamt sechs Systeme, die sich auf die Veden beziehen und deswegen üblicherweise als *orthodoxe* Systeme bezeichnet werden, im Gegensatz zu den *heterodoxen*, die sich von den Veden absetzen, wie etwa der Buddhismus, der Jainismus oder das Charvaka-System, eine frühe materialistische philosophische Schule. Die sechs orthodoxen Systeme werden häufig als Paare behandelt. Das Partnersystem des eher praktisch ausgerichteten Yoga-Systems ist beispielsweise das eher theoretisch ausgerichtete Samkhya-System, auf das ich später im Text noch genauer eingehen werde.

6 Um Ihnen einen Eindruck von der oben angesprochenen Schwierigkeit beim Übersetzen der Texte aus dem alten Sanskrit zu geben, zitiere ich fünf Versionen der Übersetzung des zweiten Verses aus dem ersten Buch des Yogasutra, in dem das Ziel des Yogaweges beschrieben wird. Ich belasse es bei den originalen englischen Übersetzungen, damit sich die Ambiguität nicht zusätzlich erhöht:

1. Yoga is the restriction of the fluctuations of the mind-stuff (Woods, 1988).
2. Yoga is the «checking» of mental «involvement» (Whiteman, 1993).
3. Yoga is restraining the mind stuff (Chitta) from taking various forms (Vrittis) (Vivekananda, 2007).
4. Yoga is the control of the (moral) character of thought (Ranganathan, 2008).
5. Yoga is the stilling of fluctuations of thought and emotion (chitta) (Phillips, 2009).

Weitere unterschiedliche Übersetzungen dieses Verses ins Deutsche können Sie in dem sehr lesenswerten Buch «Yoga für Skeptiker» von Ulrich Ott (2013) nachlesen. Dort finden Sie viele praktische Übungsanleitungen und ausführliche Hintergrundinformationen zum Yogasutra.

7   Es gibt einige Indizien dafür, dass das Yogasutra *nicht* von einem einzigen Autor (Patanjali) stammt (siehe Whiteman, 1993), und Schätzungen über die Entstehungszeit des Textes (oder der Texte) reichen von irgendwann im zweiten Jahrhundert vor Christus, allerdings nicht früher als 147 vor Christus (Dasgupta, 2004), bis ins fünfte Jahrhundert unserer Zeitrechnung (Flood, 2004).

8   Das philosophische System Yoga ist nicht gleichbedeutend mit den Praktiken, die im Westen üblicherweise unter der Bezeichnung «Yoga» zusammengefasst werden. Abgesehen von dem im Folgenden beschriebenen achtgliedrigen Yogapfad, dem ein großer Teil des Yogasutra gewidmet ist, gibt es eine wachsende Anzahl von Techniken und Sammlungen von Techniken, die als Yoga bezeichnet werden (für einen Überblick siehe Feuerstein, 2001; 2006; Phillips, 2009). Die meisten etablierten Techniken sind im Yogasutra zumindest am Rande erwähnt. Sie haben alle dasselbe Ziel, nämlich diejenigen, die die Techniken praktizieren, von ihrer eingeschränkten Sicht der Welt zu befreien. Schon in der Bhagavad Gita, die von Experten generell als deutlich älter geschätzt wird als das Yogasutra, werden vier Arten von Yoga beschrieben, die auch in den Versen des Yogasutra erwähnt werden: Jnana-Yoga, Bhakti-Yoga, Karma-Yoga und manchmal auch Dhyana-Yoga (siehe Kapitel 1). Das Yogasutra erwähnt auch den Mantra-Yoga, den wir in Kapitel 1 schon kennengelernt haben, dort allerdings beschränkt auf den jeweiligen Aspekt, der als Meditation bezeichnet werden kann. Erwähnt wird zudem das Kultivieren der ebenfalls im Kapitel 1 beschriebenen Brahmaviharas (Liebende Güte, Mitgefühl, Mitfreude und Gleichmut). Es gibt jedoch einige Formen des Yoga, in denen wenig oder gar nicht meditiert wird und die im Yogasutra nicht erwähnt werden. Diese sehr unkonventionellen Formen von Yoga werden häufig unter der Bezeichnung Tantra Yoga zusammengefasst. In manchen dieser Formen werden die Regeln, die für die konventionellen Yogaarten gelten, systematisch verletzt, wie etwa kein Fleisch zu essen oder sich sexueller Aktivität zu enthalten. Dieses systematische Brechen von Regeln hat jedoch dasselbe Ziel wie alle anderen Arten von Yoga: den Geist von der eingeschränkten Weltsicht zu befreien und dem Yogi zu Einsicht und Befreiung zu verhelfen.

9   Das Samkhya-System wird auf einen mythenumrankten Weisen namens Kapila zurückgeführt. Die frühesten Werke zu diesem System,

dessen Entstehung auf das zweite Jahrhundert vor Christus geschätzt wird, sind jedoch verlorengegangen, und deswegen wird ein späteres Werk, nämlich die etwa 200 nach Christus von Ishvaraskrishna verfasste *Samkhya Karika*, als authentischer Text betrachtet, der die Essenz der Samkhya-Philosophie zum Ausdruck bringt (Dasgupta, 1997, Raju, 1985). Mehr Hintergrundinformationen über die in Samkhya und Yoga enthaltenen psychologischen Theorien, deren Verhältnis zur aktuellen Forschung und ein umfangreiches Literaturverzeichnis zu dem Thema finden Sie in Sedlmeier und Srinivas (2016).

10 In den Schriften ist nicht genau angegeben, wie hoch der Sattva-Anteil werden kann. Auch im Idealfall sind immer noch Anteile von Rajas und Tamas vorhanden. Einen Überblick über die vorhandenen Fragebögen und Forschungsergebnisse sowie ausführliche Hintergrundinformationen zu den drei Gunas geben Puta und Sedlmeier (2015). Erste Nachweise dafür, dass (Mantra-Meditation den Sattva-Anteil erhöht, finden sich in Wolf und Abell (2003), sowie in der Dissertation von Maika Puta (Puta, 2016).

11 In Ermangelung eines besseren Ausdrucks wurde in Abbildung 3.1 der Sanskritbegriff *Chitta* mit *Verstand* übersetzt, und die *Verstandestätigkeiten* sind eine Übersetzung von *Chitta Vrittis*. Der Gebrauch einiger Begriffe, wie etwa der des Begriffs Chitta, ist über die indischen Systeme hinweg nicht ganz einheitlich. Während im Yoga Chitta als umfassender Begriff für die mentalen und geistigen Bestandteile gebraucht wird, wird derselbe Ausdruck in späteren philosophischen Systemen, insbesondere dem Advaita Vedanta, einer speziellen und sehr bekannten Form des Vedanta-Systems, eher im Sinn von «Gedächtnis» gebraucht (siehe Paranjpe & Rao, 2008; Raju, 1985).

12 Der *Zentrale Prozessor* ist eine Übersetzung des Begriffs *Manas*. *Ich, Selbstbild* ist die Übersetzung von *Ahamkara* und *Psyche* steht für den Sanskrit-Ausdruck *Buddhi*. Der oben beschriebene Vorgang funktioniert natürlich nur, wenn schon Wissen über die Welt vorhanden ist und die Person ein eigenes Gedächtnis hat sowie Wünsche und Ziele. All das ist ausdrücklich Bestandteil des kognitiven Systems im Yoga, jedoch nicht unbedingt notwendig für eine Theorie der Meditation. Weiterführende Informationen dazu liefern Sedlmeier und Srinivas (2016).

13 Das reine Bewusstsein unterscheidet sich vom Alltagsbewusstsein unter anderem dadurch, dass es kein Objekt hat (deswegen «rein»). Alle unsere normalen Bewusstseinstätigkeiten sind immer auf irgendein Objekt gerichtet: Wir sind uns immer eines Schmerzes, eines Gefühls oder eines Gedankens usw. bewusst.

14 Das sind die Originalbegriffe: Pratyahara (Zurückziehen der Sinne), Dharana (Konzentration), Dhyana (Meditation) und Samadhi (Versenkung). Dharana, Dhyana und Samadhi werden im Yogasutra zusammen als Samyama (Bändigung, Sammlung, Beherrschung der Sinne) bezeichnet. Es ist sicher etwas verwirrend, dass «Meditation» sowohl als übergreifender Begriff (im gesamten Buch) und als Begriff für eine Meditationstechnik (Dhyana) gebraucht wird. Das macht aber auch die in Kapitel 1 schon angesprochene Schwierigkeit des Meditationsbegriffs deutlich.

In Samkhya und Yoga wird angenommen, dass der Purusha einer Person mit den Purushas aller anderen Personen verbunden ist. Außerdem haben nach einigen späteren Interpretationen auch Tiere und Pflanzen Purusha. Daraus lässt sich ableiten, dass durch den Zugang zum reinen Bewusstsein eine Verbundenheit mit der ganzen Welt erfahren werden sollte, was in einigen publizierten Erleuchtungserfahrungen berichtet wird (z. B. Bucke, 1961; Kapleau, 1989). Eine solche Erfahrung stimmt mit den Vorhersagen anderer aus den Veden abgeleiteter indischer Systeme überein, die annehmen, wie etwa Advaita Vedanta, dass es eine ultimative Realität gibt, Brahman, in der alle Wesen miteinander verbunden sind. Das Verhältnis zwischen Brahman und dem ewigen individuellen Anteil, dort Atman genannt, ähnelt dem Verhältnis zwischen dem Meer (Brahman) und den einzelnen Wellen (jede Welle ein Atman). In Ansätzen, in denen ein persönlicher Gott angenommen wird, wie etwa Krishna im Bhakti-Yoga (siehe das einführende Beispiel in Kapitel 1), betrachtet man den Atman als Teil eines Paramatman («höchster Atman»). Das Ziel des Bhakti-Yoga ist die totale Verbindung des Atman mit dem Paramatman, in diesem Fall Krishna (siehe z. B. Schmiem Kumar, 2010).

15 Die Originalbegriffe lauten: Yama (Haltung nach außen), Niyama (Haltung nach innen), Asana (Körperübungen) und Pranayama (Atemübungen).

16 Puta (2016) fand, dass der Sattva-Anteil von Meditierenden sich innerhalb von etwa zwei Monaten deutlich erhöhte. Ein Zusammenhang zwischen Meditationserfahrung und Ausmaß des Mindwandering wurde beispielsweise von Hasenkamp et al. (2011) und Mrazek et al. (2013) gefunden.

17 Das sind die Originalbezeichnungen: Kleshas (Hindernisse), Avidya (Nichtwissen), Asmita (Ichverhaftung), Raga (Begierde), Dvesha (Hass) und Abhinivesha (Selbsterhaltungstrieb).

18 Zur Erinnerung: In Kapitel 2 haben wir die Ergebnisse einer Metaanalyse beschrieben, in der wir (Eberth & Sedlmeier, 2012) die Effekte von reiner Sitzmeditation mit MBSR (siehe Kapitel 1), also eine Kombination von Meditation und Körperübungen (sowie weiteren Übungen), verglichen haben. Wir fanden, mit Ausnahme von Achtsamkeit, die sich mit reiner Sitzmeditation stärker erhöhte, einen generellen Vorteil für die Kombination von Meditation und Körperübungen (und weiteren Bestandteilen).

19 Raju (1985) argumentiert, dass die früheste erhaltene Schrift zum Samkhya-System, die schon oben erwähnte *Samkhya Karika* von Ishvaraskrishna, erst nach dem Auftreten des Buddhismus geschrieben wurde und deren Inhalte vermutlich von ihm beeinflusst wurden. Whiteman (1993) hat Einflüsse des Buddhismus auf das Yogasutra nachgewiesen. Und generelle Einflüsse des frühen Buddhismus auf den Hinduismus diskutieren Dasgupta (1997) und Upadhaya (1968).

20 Der Pali-Kanon heißt so, weil er in der Pali-Sprache verfasst wurde, einer mit dem Sanskrit verwandten Sprache, die vermutlich nie von einer größeren Gruppe von Menschen gesprochen wurde, auch nicht vom Buddha selbst. Sie wurde jedoch benutzt, um die buddhistischen Texte von den in Sanskrit verfassten hinduistischen Texten abzusetzen (Lingwood, 1985). Der Kanon wurde auf dem ersten buddhistischen Konzil (vermutlich um das Jahr 543 vor Christus) zusammengestellt, zunächst nur mündlich überliefert und wahrscheinlich erst im ersten Jahrhundert vor Christus niedergeschrieben (de Silva, 1990). Er ist bekannt unter der Bezeichnung «Drei Körbe» (Tripitaka). Im ersten «Korb» (Vinayapitaka) finden sich die Ordensregeln, im zweiten (Suttapitaka) die Lehrreden des Buddha, und der dritte Korb (Abhidhammapitaka) enthält die sogenannten «höheren Lehrreden», die erst etwa 200 Jahre nach dem Tod des Buddha zusammengestellt wurden. Das Abhidhamma wird oft als *die* buddhistische Psychologie betrachtet

(z. B. Trungpa, 1975). Der Theravada- (Schule der Ältesten) Buddhismus wurde lange von Vertretern des zeitlich späteren Mahayana (großes Fahrzeug) als Hinayana (kleines Fahrzeug) bezeichnet. Diese Bezeichnung wird von Vertretern des Theravada- jedoch als diskriminierend abgelehnt und heutzutage kaum mehr verwendet. Zu den vielen Strömungen im Buddhismus siehe z. B. Harvey (2004). Hintergrundinformationen zum Theravada-Buddhismus finden Sie in den folgenden Büchern: Bodhi (2013), de Silva (2005), Kalupahana (1992), Olendzki, 2010, und, mein Favorit, Rahula (1959).

21 Die Pali-Ausdrücke: Samma Vayama (rechtes Streben), Samma Sati (rechte Achtsamkeit) und Samma Samadhi (rechte Konzentration).

22 Heutzutage gibt es ein großes Angebot von Theravada-Meditationstechniken, in denen rechte Achtsamkeit und rechte Konzentration sowie die Kultivierung der Brahmaviharas in unterschiedlichen Mischungsgraden vorkommen. Am verbreitetsten sind verschiedene Formen von Vipassana. Manche von ihnen beinhalten überhaupt keine Shamatha-Techniken, aber in manchen spielen sie eine wichtige, oft vorbereitende Rolle. Insgesamt können jedoch diese neueren Ansätze in der Regel recht gut auf die Aussagen in den ursprünglichen Texten zurückgeführt werden (Anālayo, 2012). Ein leicht lesbares Einführungsbuch in die Vipassana-Meditation ist Gunaratana (2015), und einen umfassenden Einblick in die Shamatha-Meditation vermittelt Alan Wallace (2006).

23 Pali: Paticcasamuppada (Gesetz des abhängigen oder bedingten Entstehens).

24 In der buddhistischen Fachliteratur wird kontrovers diskutiert, was Dukkha wirklich bedeutet. Wörtliche Übersetzungen sind beispielsweise «hart zu ertragen», «danebenliegen», «frustrierend», und viele Buddhismusexperten meinen, dass die übliche Übersetzung als «Leiden» nicht den Kern der Bedeutung widerspiegelt (siehe Mikulas, 2007, S. 9; Chapter 2 in Rahula, 1959; Schwartz & Clark, 2006, S. 122). Eine häufige englische Übersetzung von Dukkha ist «unsatisfactoriness».

25 Das Zitat ist aus Claxton (1986). Es kann als eine zeitgenössische Beschreibung der Charakterisierung einer erleuchteten Person aus den buddhistischen Suttas betrachtet werden. Walpola Rahula, ein schon verstorbener buddhistischer Mönch und Buddhismusexperte aus Sri Lanka, hat die Aussagen direkt aus den Suttas folgendermaßen zusammengefasst (Rahula, 1959, S. 43): «Jemand, der die Wahrheit, Nirvana, realisiert hat, ist das glücklichste Geschöpf auf der Welt. Er ist frei von allen ‹Komplexen› und Obsessionen, Sorgen und Schwierigkeiten, die andere quälen. Seine mentale Gesundheit ist perfekt. Er bereut nichts, was in der Vergangenheit geschehen ist, und brütet nicht über die Zukunft nach. Er lebt völlig in der Gegenwart. Deswegen genießt er alles im reinsten Sinn ohne Selbst-Projektionen. Er ist fröhlich, genießt das Leben, ohne Angst, heiter und konfliktfrei. Weil er frei ist von selbstsüchtiger Begierde, von Hass und von Unwissenheit, Dünkelhaftigkeit und Stolz und all solchen ‹Verunreinigungen›, ist er rein und sanft, voller universaler Liebe, Mitgefühl, Wohlwollen, Sympathie, Verständnis und Toleranz. Er unterstützt andere völlig uneigennützig, weil das Selbst in seinen Gedanken nicht vorkommt. Er gewinnt nichts, häuft nichts an, nicht einmal irgendetwas Spirituelles, weil er frei ist von der Illusion des Selbst und frei vom Durst, etwas zu werden.»

26 Um Anatta zu erklären, wird oft das «Karrensimile» benutzt: Was ist ein (Ochsen-)Karren? Ist es die Deichsel? Ist es die Achse? Sind es die Räder? Sind es die Zügel? Es ist offensichtlich, dass ein Wagen nichts von alldem ist, sondern deren Kombination, die keine unabhängige oder eigenständige Existenz besitzt. Weitere Informationen zu den drei Daseinsmerkmalen, manchmal als Grundtatsachen des Lebens bezeichnet, und ihrem Zusammenhang mit der Erleuchtung finden sich beispielsweise in Anālayo (2003, S. 102 ff) und Premasiri (2008, S. 97).

27 Siehe hierzu beispielsweise Anālayo (2003, S. 264) oder die Beschreibung von Erleuchtungserfahrungen in Kapleau (1989).

28 Im frühen Buddhismus werden mögliche mentale und emotionale Zustände in fünf sogenannte Daseinsfaktoren oder Aggregate (fünf Khandhas) aufgeteilt. In jedem Bewusstseinsmoment kann jedes der fünf Aggregate aktiv sein und dem Bewusstseinsmoment eine eigene Tönung und Inhalte beifügen. Der körperliche Aspekt, Form (Rupa) in der Abbildung 3.2, beinhaltet sowohl die physikalische Außenwelt als auch den eigenen Körper und die Sinnesorgane. Das Aggregat Bewusstsein (Vinnana) und die anderen drei verbleibenden Aggregate werden als nicht materiell betrachtet und unter der Bezeichung Nama

zusammengefasst (deswegen werden alle fünf Aggregate zusammen oft als Namarupa bezeichnet). Jeder Bewusstseinsmoment wird von einem von drei möglichen Zuständen des Aggregats Fühlen (Vedana) begleitet und von einer Wahrnehmung (Sanna), die Gedächtnisinhalte von Sinneswahrnehmungen, Bildern, Ideen oder Konzepten beinhalten kann, die mit dem gegenwärtigen Bewusstseinsmoment in Verbindung stehen. Das Aggregat Mentale Bestandteile (Sankharas) schließlich enthält (richtige) Emotionen, Willensakte, Aktionen, zugrundeliegende persönliche Tendenzen und gelernte Reaktionen. Alle Aggregate sind in einem bestimmten Bewusstseinsmoment aktiv, sind aber nicht permanent, sondern in einem ständigen Wandel begriffen. Die Kombination der Zustände der einzelnen Aggregate zu einem bestimmten Bewusstseinsmoment ist abhängig von den früheren Kombinationen, denn nach dem Gesetz des bedingten Entstehens (Paticcasamuppada) entstehen alle physikalischen und mentalen Phänomene in Abhängigkeit von vielfältigen Bedingungen und Ursachen.

29 Es existieren viele Übersetzungen des Visuddhimagga in verschiedene Sprachen im Internet. Eine neuere Übersetzung ins Englische ist Buddhagosa (2010), und eine sehr verständliche zeitgenössische Darstellung der «buddhistischen Persönlichkeitstheorie» kann man in Kornfield (2008) nachlesen.

30 Ähnliche Anleitungen, also spezifische Übungen für unterschiedliche Charaktertypen von Meditierenden, existieren in den buddhistischen Kommentaren auch im Zusammenhang mit der Praxis der vier Grundlagen der Achtsamkeit (Achtsamkeit auf Körper, Gefühle, des Bewusstseins und der Geistesobjekte; z. B. Anālayo, 2003, S. 24–25).

31 Der Vollständigkeit halber hier noch die Zuordnungen der deutschen Ausdrücke zu den Pali-Wendungen: rechte Rede (Samma Vaca), rechtes Handeln (Samma Kammanta), rechter Lebensunterhalt (Samma Ajiva), rechte Einsicht (Samma Ditthi), und rechtes Denken (Samma Sankappa).

32 Für eine deutlich weiter gefasste Konzeption des Yoga-Systems, das neben dem Yogasutra viele andere Quellen wie etwa die Upanishaden und die Bhagavad Gita sowie spätere Schriften mit einbezieht, siehe etwa Phillips (2009) und für eine Übersicht zu den buddhistischen Ansätzen siehe Harvey (2004).

33 Siehe hierzu beispielsweise Aurobindo (2001), Jayatilleke (1963) oder Jitatmananda (2004).

34 Gigerenzer (1991) hat das schön an einigen Beispielen herausgearbeitet.

35 Es gibt keine einhellige Lehrmeinung darüber, ob Yogis, die diesen Zustand erreicht haben, noch am Alltagsleben teilnehmen können und sollten, aber einige prominente Lehrer wie Swami Vivekananda, Rama Tirtha und Sri Aurobindo argumentieren, dass das durchaus möglich und erstrebenswert ist (siehe Sedlmeier, 2014).

36 Eine weitere Gemeinsamkeit zwischen Yoga und frühem Buddhismus besteht in der Annahme, dass die in beiden Ansätzen enthaltene Vorstellung von Wiedergeburten oder Reinkarnationen mit dem Erreichen dieses Zustands ihr Ende haben.

37 Siehe hierzu beispielsweise Gunaratana (2015) und Sayadaw (1991).

38 Es liegen in westlichen Fachzeitschriften und Fachbüchern einige detaillierte Beschreibungen spezifischer östlicher Meditationsansätze unter Einbeziehung westlicher psychologischer Gesichtspunkte vor. So erklären Lutz et al. (2007) einen tibetisch-buddhistischen Ansatz der Meditation, und Grabovac et al. (2011) befassen sich mit den in einem spezifischen burmesischen Vipassana-Ansatz behaupteten Wirkmechanismen.

39 Bei Rechtshändern ist die linke Gehirnhemisphäre dominant (weil viele Nervenverbindungen gekreuzt sind – die linke Gehirnhälfte ist also beispielsweise für die Bewegung der rechten Hand zuständig), bei Linkshändern ist es tendenziell die rechte, aber die Dominanz ist bei Linkshändern nicht so stark ausgeprägt wie bei Rechtshändern.

40 Hintergrundinformationen zu diesem theoretischen Ansatz finden sich in d'Aquili und Newberg (1993; 1998; 2000) und sehr ausführlich in Newberg et al. (2002). Als Evidenz für ihre Hypothese betrachten die Forscher die Ergebnisse in Newberg et al. (2001; 2003). Widersprechende Befunde finden sich beispielsweise in Beauregard und Paquette (2006). D'Aquili und Newberg machen an verschiedenen Stellen deutlich, dass ihre Erklärung für starke spirituelle Erfahrungen natürlich nichts über die Existenz oder Nichtexistenz Gottes aussagt.

41 Zu einem möglichen Zusammenspiel zwischen Entspannung und Aktivierung in der buddhistischen Meditationspraxis siehe auch Britton et al. (2014). Bensons Einstieg in die Meditationsforschung

wird im Internet beschrieben (https://en.wikipedia.org / wiki / The_ Relaxation_Response). Die ursprünglichen Beschreibungen der Entspannungsreaktion sind zu finden in R. K. Wallace et al. (1971), Benson et al. (1974) und Benson und Klipper (1974). Von Bensons Buch (in späteren revidierten Versionen war er oft der alleinige Autor) gibt es viele Auflagen, und er entwickelte auch eine eigene, an die Transzendentale Meditation angelehnte Technik, allerdings mit einem «säkularen» Mantra, wie z. B. «Eins», «Eins», «Eins» …

42 Die ursprünglichen Artikel sind Deikman (1966a, 1966b), und Hintergrundinformationen liefert Wenk-Sormaz (2005).

43 Der Artikel zum Modell ist Hölzel et al. (2011). Andere Modelle, in denen Teile dieses Modells behandelt werden, stammen beispielsweise von Arch und Craske (2006), Baer (2003), Brown et al. (2007), oder Shapiro et al. (2006).

44 Die Unterscheidung zwischen fokussierter Aufmerksamkeit und offenem Gewahrsein wurde schon einige Zeit vorher so ähnlich von Ornstein (1972) und Goleman (1977) vorgenommen. Vermutlich geht diese grundsätzliche Unterteilung, die dann in alle weiteren Modelle der Achtsamkeitsmeditation in Varianten mit aufgenommen wurde, zurück auf die zwei Meditationsteile des noblen achtfachen Pfades: die rechte Achtsamkeit (Samma Sati) und die rechte Konzentration (Samma Samadhi).

45 Das Vorgängermodell ist detailliert beschrieben in Lutz et al. (2008) und das erweiterte Modell in Dahl et al. (2015).

46 Der Ausdruck «Metabewusstsein» wird in diesem Modell ähnlich wie in dem von Hölzel et al. (2011) benutzt, und die Autoren betonen, dass Konzepte wie «kognitives Distanzieren», «kognitive Defusion», und «Dezentrieren» sehr eng verwandt sind mit «Metabewusstsein».

Einige mittlerweile sehr bekannte Forschungsergebnisse (z. B. Killingsworth und Gilbert, 2010; Smallwood et al., 2009) deuten darauf hin, dass ein hohes Ausmaß an Mindwandering eher unglücklich macht. Es gibt bislang allerdings keine allgemein verbindliche Definition von Mindwandering. Die meisten Autoren benutzen den Ausdruck im Sinne von «selbst generierte mentale Aktivität», wie beispielsweise Tagträume, Fantasien, reizunabhängige Gedanken und Gedanken, die nichts mit der Aufgabe zu tun haben, mit der jemand gerade beschäftigt ist. Inzwischen gibt es vermehrt Befunde, die darauf hindeuten, dass Mindwandering auch positive Effekte haben kann (für eine Zusammenfassung der Probleme und Befunde siehe Callard et al., 2013).

47 Das PROMISE-Modell und seine Überprüfung ist beschrieben in Eberth (2016). Die Abbildung 3.5 ist eine vereinfachte Version einer Abbildung aus ihrer Dissertation.

48 Ein guter Überblick über den gegenwärtigen Stand von gehirnbasierten Meditationsmodellen findet sich in Vago und Silbersweig (2012). Zur Problematik der Suche nach den zugrundeliegenden Gehirnprozessen siehe auch Tang et al. (2015).

49 Der ursprünglich von Deikman angenommene Mechanismus der De-Automatisierung findet sich in ähnlicher Form unter Bezeichnungen wie «Dezentrieren», «kognitives Distanzieren», «Deliteralisierung», «Metabewusstsein», «Disidentifikation von innerer Erfahrung» und «reduzierter Reaktivität auf Gedankeninhalte», «Beobachterperspektive» etc. in vielen Erklärungsansätzen zur Achtsamkeitsmeditation. Einen Überblick über die Verwendung dieser Konzepte sowie über potenzielle Verbindungen zu anderen Bereichen der psychologischen Forschung geben Bernstein et al. (2015).

50 Diese Einsicht findet sich zum Beispiel im *Herzsutra*, dem vielleicht bekanntesten Sutra des Mahayana, das in vielen Zen-Gemeinschaften täglich rezitiert wird (Sutra ist das Sanskrit-Äquivalent zu dem Pali-Ausdruck Sutta, also eine Lehrrede des Buddha – der Mahayana benutzt im Gegensatz zum Theravada Sanskrit und nicht Pali).

51 Diese Meinung, dass Konzentration *vor* Achtsamkeit geübt werden soll, findet sich in vielen Quellen – einige Beispiele: Batchelor (2016), Gunaratana (2015), Hölzel et al. (2011) oder Lutz et al. (2008).

52 Einige weitere Hinweise für eine charakterspezifische oder problemspezifische Auswahl von Meditationstechniken finden sich in Hölzel et al. (2011).

53 Nahezu alle indischen Richtungen des Yoga und der Meditation sind in Klöstern oder Ashrams organisiert. Die engeren Schüler der jeweiligen Gurus wohnen permanent in diesen Ashrams, in gewisser Weise vergleichbar mit den Mönchen in europäischen Klöstern. Divya Paracher hat die Ergebnisse ihrer Studie bisher nur teilweise publiziert, nämlich nur für die Ergebnisse der Befragung im Aurobindo Ashram (Paracher, 2015), bereitet aber eine umfangreiche Publikation über alle Befragungen vor.

54 Wie schon in Kapitel 2 erwähnt, fanden Fox et al. (2016), dass in den von ihnen zusammengefassten Studien bei Meditierenden, unabhängig von der Art der Praxis, nahezu immer das Insula-Areal aktiviert war, das in der Literatur oft mit Körperkontrolle, Atembewusstsein und der Beobachtung des eigenen Denkens in Beziehung gebracht wird (auch hier spielt natürlich das Zuordnungsproblem eine gewisse Rolle). Darüber hinaus deuten die je nach Meditationsart unterschiedlich aktiven Gehirnregionen auf unterschiedliche psychologische Prozesse bei den unterschiedlichen Meditationsformen hin.

55 Siehe auch Sedlmeier et al. (2014).

56 Siehe Sedlmeier et al. (2016).

Kapitel 4:
Nebenwirkungen und Risiken des Meditierens

1 Das Forschungsdefizit könnte sich jedoch schon in den nächsten Jahren deutlich verringern. Im Moment untersuchen zwei Arbeitsgruppen systematisch die negativen Auswirkungen von Meditation. Eine davon leitet Willoughby Britton aus den USA (www.cheetahhouse.org) und die andere Ulrich Ott in Gießen. Beide Gruppen können im Rahmen der Forschungsprojekte von Meditierenden mit Problemen kontaktiert werden. Einen Überblick über den aktuellen Forschungsstand zu dem Thema geben Tremmel und Ott (2016). In ihrem Kapitel nennen sie einige Anlaufstellen, an die sich Meditierende wenden können, wenn Probleme auftauchen. Eine davon sind die Heiligenfeld Kliniken, die sich laut Autoren auf spirituelle Krisen spezialisiert haben, und eine andere das Netzwerk für Spirituelle Entwicklung und Krisenbegleitung, das unter anderem eine Liste von Therapeuten bereitstellt, die qualifiziert sind, bei spirituellen Krisen zu helfen (www.senev.de / therap.htm). Eine Webseite zum gegenseitigen Austausch Meditierender (auf Englisch) findet man bei Dharma Overground (www.dharmaoverground.org).

2 Die Elektroschock-Studie wird berichtet in Wilson et al. (2014). Ein stark abgemildertes, aber möglicherweise verwandtes Phänomen, das jederzeit im Alltag beobachtbar ist, könnte das permanente Nutzen von Smartphones sein.

3 Siehe hierzu beispielsweise Shonin et al. (2013a).

4 Beispiele für solche Schriften sind «Die dunkle Nacht der Seele» von Johannes vom Kreuz (Johannes vom Kreuz, 2015), Tson-kha-pas «Great Treatise» (Tsong-kha-pa, 2000) oder, ein neuerer buddhistischer Text, die Beschreibung des Durchschreitens der Einsichtsstufen von Mahasi Sayadaw (Sayadaw, 1973). Für weitere Verweise siehe Kornfield (1979).

5 Das Diagnosemanual der Amercian Psychiatric Association ist publiziert in American Psychiatric Association (2013). Die Problematik diskutieren auch Lukoff (1985) und Lukoff und Turner (1998).

6 Die Referenzen für die systematischen Studien zu Nebeneffekten bei erfahrenen Meditierenden sind Kornfield (1979), Shapiro (1992) und Lomas, Cartwright, et al. (2015). Die meisten Meditierenden in der Londoner Studie gehörten der buddhistischen Vereinigung «Friends of the Western Buddhist Order» (FWBO) an, die kürzlich in «Triratna Buddhist Community» umbenannt wurde.

7 In einer repräsentativen Umfrage im Rahmen des Bundesgesundheitssurveys (BGS) 1998 / 99 mit über 4000 Teilnehmern stellte sich heraus, dass nahezu ein Drittel der deutschen Bevölkerung in den 12 Monaten vor Durchführung der Umfrage von mindestens einer psychischen Störung betroffen war (Jacobi et al., 2004). Insgesamt scheinen psychische Probleme also auch in der Normalbevölkerung durchaus verbreitet zu sein.

8 Zusammenfassungen von Fallstudien über schwerwiegende Nebenwirkungen des Meditierens finden sich in Kuijpers et al. (2006), Lustyk et al. (2009), Perez-De-Albeniz und Holmes (2000) und Shonin et al. (2014a).

9 Die Fallbeschreibung fußt auf einem Poster von Pritchard und Hoffmann (2013) und einer Unterhaltung, die ich im Jahre 2013 mit Sean Pritchard geführt habe.

10 Siehe hierzu Shonin et al. (2013b).

11 Zu den Vorbedingungen für die Annahme von Schülern für verschiedene Yogawege siehe Feuerstein (2001). Die vier traditionellen Stadien des Lebens (Ashramas), die in vielen Büchern über den Hinduismus beschrieben werden, sind Student (Brahmacharya – Wissen erwerben), Haushaltsvorstand (Grihastha – Nachkommen zeugen, ein gottgefälliges Leben führen, sein Wissen weitergeben), Waldbewohner (Vanaprastha – Familienpflichten an Kinder weitergeben, über Leben und Werte reflektieren) und Asket (Sannyasa – Lösen aller weltlichen Verbindungen, den Yogapfad im engeren Sinn beschreiten).

12 Weitere Hintergrundinformationen zum Spiritual Bypassing finden sich in Fossella (2012) oder Masters (2010).

13 Die Zitate sind aus Kornfield (2009, S. 22–24).

14 Der Überblick über möglicherweise durch Achtsamkeitsmeditation ausgelöste Psychosen und Studien zur Behandlung von Psychosen findet sich in Shonin et al. (2014a). Für ein Beispiel einer erfolgreichen Behandlung eines Patienten mit Schizophrenie und Spielsucht mit einem eigenen Therapieprogramm siehe Shonin et al. (2014b).

15 Siehe hierzu Mental Health Foundation (2010) und Shonin et al. (2014c).

16 Narzissmus muss nicht unbedingt negativ sein. Mittlerweile unterscheiden die meisten Fachleute zwischen einem durchaus gesunden Narzissmus, der beispielsweise die Fähigkeit zur Selbstbehauptung einschließt, und dem pathologischen Narzissmus, um den es im Text geht, wobei der Übergang wohl eher fließend ist. Obwohl einiges an anekdotischen Berichten vorliegt, gibt es anscheinend bislang kaum Forschungsliteratur zur Rolle von Narzissmus im Lehrer-Schüler-Verhältnis in spirituellen Traditionen. Die einzige Quelle, die ich dazu finden konnte, stammt von Walach (2008). Wink (1991) argumentiert aufgrund einer empirischen Analyse von Narzissmus-Skalen, dass es zwei unterschiedliche Arten von Narzissmus geben muss, was mittlerweile als gesichert gilt. Die entsprechenden Dimensionen nennt er *Grandiosität-Exhibitionismus* und *Vulnerabilität-Sensitivität*. Diese zwei Aspekte von Narzissmus könnten sich in der Lehrer-Schüler-Beziehung gegenseitig ergänzen. Etwas mehr Literatur existiert zur Problematik von narzisstischen Therapeuten, was ja, da Meditation immer häufiger in psychotherapeutischen Settings eingesetzt wird, durchaus relevant ist (z. B. Leahy, 2001; MacDonald, 2014; Miller, 1979). Einen generellen Überblick über das Thema Narzissmus geben Kernberg und Hartmann (2006) und Ritter und Lammers (2007).

17 Einen anekdotischen Bericht über Satya Sai Baba findet man in dem spannenden Buch von Wirth (2006). Beispiele für problematische Verhaltensweisen buddhistischer Lehrer werden von Campbell (1997) und Coleman (2001) berichtet.

18 Die zwei Beispiele sind noch etwas ausführlicher beschrieben in Coleman (2001, S. 166–168).

19 Auf die Zahl 25 kam ich wie folgt: Tremmel und Ott (2016) haben die

Anzahl der von Kuipers et al. (2007) und Lustyk et al. (2009) berichteten Arbeiten auf 14 geschätzt. In Perez-De-Albeniz (2000) werden noch drei weitere Arbeiten zitiert, wobei jedoch nicht deutlich hervorgeht, ob es sich um Originalarbeiten oder Interpretationen anderer Arbeiten handelt. Nimmt man dann noch die 6 in Shonin et al. (2014b) zitierten Studien dazu, macht das insgesamt 23 Fallstudien. Es können natürlich einige mehr sein, da die letzte Quelle auf 2014 datiert ist. Aber das verändert das generelle Argument nicht.

Kapitel 5:
Einige praktische Anregungen

1 Die Beschreibung der narzisstischen Kennmerkmale stammt aus Walach (2008).
2 Diese Empfehlung geben Shonin et al. (2014d).
3 Ein Beispiel für eine solche Studie: Bowen et al. (2012).

Literaturverzeichnis

ALDA, M., PUEBLA-GUEDEA, M., RODERO, B., DEMARZO, M., MONTERO-MARIN, J., ROCA, M., & GARCIA-CAMPAYO, J. (2016). Zen meditation, length of telomeres, and the role of experiential avoidance and compassion. *Mindfulness*, 1–9.DOI 10.1007 / s12 671-016-0500-5.

ALKOFER, A. (1963) (Hg.). *Sämtliche Schriften der hl. Theresia von Jesu*, Band 6 (3. Aufl.). München: Kösel.

AMARO, AJAHN (2015). A holistic mindfulness. *Mindfulness*, 6, 63–73.

American Psychiatric Association (2013). *Diagnostic and statistical manual of mental disorders: Fifth edition. DSM-5*. Arlington (VA): American Psychiatric Association.

AMIHAI, I., KOZHEVNIKOV, M. (2014). Arousal vs. relaxation: A comparison of the neurophysiological and cognitive correlates of Vajrayana and Theravada meditative practices. *PLoS ONE*, 9(7): e102 990. doi:10.1371 / journal.pone.0 102 990.

ANĀLAYO, BHIKKHU (2003). *Satipaṭṭhāna: The direct path to realization*. Chiang Mai, Thailand: Silkworm Books.

ANĀLAYO, BHIKKHU (2010). *Der direkte Weg – Satipaṭṭhāna* (aus dem Englischen übersetzt von I. M. Bruckner und S. C. A. Fay). Stammbach: Beyerlein & Steinschulte.

ANĀLAYO, BHIKKHU (2011). The development of insight – A study of the U Ba Khin Vipassana meditation tradition taught by S. N. Goenka in comparison with insight teachings in the early discourses. *Fuyan Buddhist Studies*, 6, 151–174.

ANĀLAYO, BHIKKHU (2012). The dynamics of Theravāda insight meditation. In Kuo-pin Chuang (Ed.), *Buddhist Meditation Traditions: An International Symposium*. Taiwan: Dharma Drum Publishing Corporation, S. 23–56.

ARCH, J. J., & CRASKE, M. G. (2006). Mechanisms of mindfulness: Emotion regulation following a focused breathing induction. *Behaviour Research and Therapy, 44*, 1849–1858.

AUROBINDO, SRI (1996). *The synthesis of yoga*. Twin Lakes, WI: Lotus Light Publications.

AUROBINDO, SRI (2001). *Record of yoga*. Pondicherry, India: Sri Aurobindo Ashram Press.

BACH, P., GAUDIANO, B. A., HAYES, S. C., & HERBERT, J. D. (2013). Acceptance and commitment therapy for psychosis: Intent to treat, hospitalization outcome and meditation by believability. *Psychosis, 5*, 166–174.

BAER, R. A. (2003). Mindfulness training as a clinical intervention: A conceptual and empirical review. *Clinical Psychology: Science and Practice, 10*, 125–143.

BAER, R. A., SMITH, G. T., HOPKINS, J., KRIETEMEYER, J., & TONEY, L. (2006). Using self-report assessment methods to explore facets of mindfulness. *Assessment, 13*, 27–45.

BARINAGA, M. (2003). Studying the well-trained mind. *Science, 302*, 44–46.

BATCHELOR, M. (2016). Meditation: Practice and experience. In M. West (Ed.). The psychology of meditation: Research & Practice (S. 27–47). Oxford: Oxford University Press.

BEAUREGARD, M., & PAQUETTE, V. (2006). Neural correlates of a mystical experience in Carmelite nuns. Neuroscience Letters, 405, 186–190.

BELZER, F. SCHMIDT, S., LUCIUS-HOENE, G., SCHNEIDER, J. F., ORELLANA-RIOS, C. L., & SAUER, S. (2013). Challenging the construct validity of mindfulness assessment – A cognitive interview study of the Freiburg Mindfulness Inventory. *Mindfulness, 4*, 33–44.

BENNETT, C. M., BAIRD, A. A., MILLER, M. B., & WOLFORD, G. L.

(2011). Neural correlates of interspecies perspective taking in the post-mortem Atlantic salmon: An argument for proper multiple comparisons correction. *Journal of Serendipitous and Unexpected Results, 1,* 1–5.

BENNETT, C. M., MILLER, M. B., & WOLFORD, G. L. (2009). Neural correlates of interspecies perspective taking in the post-mortem Atlantic salmon: An argument for multiple comparisons correction. *NeuroImage, 47* (Suppl 1), 125.

BENSON, H., BEARY, J. F., & CAROL, M. P. (1974). The relaxation response. *Psychiatry, 37,* 37–46.

BENSON, H, & KLIPPER, M. Z. (1974). *The relaxation response.* New York: Wings Books.

BERGOMI, C., TSCHACHER, W., & KUPPER, Z. (2013). The assessment of mindfulness with self-report measure: existing scales and open issues. *Mindfulness, 4,* 191–202.

BERNSTEIN, A., HADASH, Y., LICHTASH, Y., TANAY, G., SHEPHERD, K., & FRESCO, D. M. (2015). Decentering and related constructs: A critical review and meta-cognitive processes model. *Psychological Science, 10,* 599–617.

BHAKTIVEDANTA SWAMI PRABHUPADA, A. C. (2002). *Sri Caitanyacaritamrta.* Los Angeles: Bhaktivedanta Book Trust.

BISHOP, S. R., LAU, M., SHAPIRO, S., CARLSON, L., ANDERSON, N. D., CARMODY, J., ... & DEVINS, G. (2004). Mindfulness: A proposed operational definition. *Clinical Psychology: Science and Practice, 11,* 230–241.

BOLDT, J. (2013). *Gotttrunkene Poeten: Juan de la Cruz und die Sufi-Mystik.* Münster: Lit Verlag.

BOCCIA, M., PICCARDI, L., & GUARIGLIA, P. (2015). The Meditative Mind: A comprehensive meta-analysis of MRI studies. *BioMed Research International.* Article ID 419 808, doi. org / 10.1155 / 2015 / 419 808.

BODHI, BHIKKHU (2013). *A comprehensive manual of Abhidhamma: The Abhidhammattha Sangaha of Ācariya Anuruddha.* Onalaska, WI: BPS Pariyatti Editions.

BOWEN, S., HAWORTH, K., GROW, J., TSAI, M., & KOHLENBERG, R. (2012). Interpersonal mindfulness informed by functional analytic psychotherapy: Findings from a pilot randomized trial. *International Journal of Behavioral Consultation and Therapy, 7,* 2–3.

BOWEN, S., WITKIEWITZ, K., DILLWORTH, T. M., CHAWLA, N., SIMPSON, T. L., OSTAFIN, B. D., ... & MARLATT, G. A. (2006). Mindfulness meditation and substance use in an incarcerated population. *Psychology of Addictive Behaviors, 20,* 343–347.

BRITTON, W. B., LINDAHL, J. R., CAHN, B. R., DAVIS, J. H., & GOLDMAN, R. E. (2014). Awakening is not a metaphor: The effects of Buddhist meditation practices on basic wakefulness. *Annals of the New York Academy of Sciences, 1307,* 64–81.

BROWN, K. W., & RYAN, R. M. (2003). The benefits of being present: Mindfulness and its role in psychological well-being. *Journal of Personality and Social Psychology, 84,* 822–848.

BROWN, K. W., RYAN, R. M., & CRESWELL, J. D. (2007). Mindfulness: Theoretical foundations and evidence for its salutary effects. *Psychological Inquiry, 18,* 211–237.

BRYAN, D. B. (1991). *A Western way of meditation: The rosary revisited.* Chicago Loyola University Press.

BUCKE, R. M. (1961). *Cosmic consciousness.* Secaucus, N. J.: Citadel Press. (Original work published 1901)

BUDDHAGHOSA, BHADANTĀCARIYA (2010). *The Path of purification (Visuddhimagga).* (B. Ñāṇamoli, translated from the Pali language). Kandy, Sri Lanka: Buddhist Publication Society.

CAHN, B. R., & POLICH, J. (2006). Meditation states and traits: EEG, ERP, and neuroimaging studies. *Psychological Bulletin, 132,* 180–211.

CAHN, B. R., & POLICH, J. (2009). Meditation (Vipassana) and the P3a event-related brain potential. *International Journal of Psychophysiology, 72*, 51–60.

CALLARD, F., SMALLWOOD, J., GOLCHERT, J., & MARGULIES, D. S. (2013). The era of the wandering mind? Twenty-first century research on self-generated mental activity. *Frontiers in Psychology, 4*: 891. doi: 10.3389 / fpsyg.2013.00891.

CAMPBELL, J. (1997). *Göttinnen, Daikinis und ganz normale Frauen. Weibliche Identität im Tibetischen Tantra.* Zürich: Theseus.

CHAPPLE, C. K. (2008). *Yoga and the luminous: Patanjali's spiritual path to freedom.* Albany: State University of New York Press.

CHEN, K. W., COMERFORD, A., SHINNICK, P., & ZIEDONIS, D. M. (2010). Introducing Qigong meditation into residential addiction treatment: A pilot study where gender makes a difference. *The Journal of Alternative and Complementary Medicine, 16*, 875–882.

CHIESA, A. (2009). Zen meditation: An integration of current evidence. *The Journal of Alternative and Complementary Medicine, 15*, 585–592.

CHIESA, A., & MALINOWSKI, P. (2011). Mindfulness-based approaches: Are they all the same? *Journal of Clinical Psychology, 67*, 404–424.

CHÖDRÖN, P. (2001) *Tonglen: Der tibetische Weg mit sich selbst und anderen Freundschaft zu schließen.* Freiburg: Arbor Verlag.

CLAXTON, G. (1986). Editor's introduction. In G. Claxton (Ed.). *Beyond therapy: The impact of Eastern religions on psychological theory and practice.* London: Wisdom Publications.

COLEMAN, J. W. (2001). *The new Buddhism: The western transformation of an ancient tradition.* Oxford: Oxford University Press.

COSTER, G. (1932). *Yoga and Western psychology: A comparison.* London: Oxford University Press.

DAHL, C. J., LUTZ, A., & DAVIDSON, R. J. (2015). Reconstructing and deconstructing the self: Cognitive mechanisms in meditation practice. *Trends in Cognitive Sciences, 19*, 515–523.

D'AQUILI, E. G., & NEWBERG, A. B. (1993). Mystical states and the experience of god: A model of the neuropsychological substrate. *Zygon: Journal of Religion and* Science, *28*, 177–200.

D'AQUILI, E. G., & NEWBERG, A. B. (1998). The neuropsychological basis of religion: Or why god won't go away. *Zygon: Journal of Religion and Science, 33*, 187–201.

D'AQUILI, E. G., & NEWBERG, A. B. (2000). The neuropsychology of aesthetic, spiritual, and mystical states. *Zygon: Journal of Religion and Science, 35*, 39–51.

DASGUPTA, S. (1997). *A history of Indian philosophy* (Vol. I). Delhi, India: Motilal Banarsidass. (Original work published 1922)

DAVIDSON, R. J., KABAT-ZINN, J., SCHUMACHER, J., ROSEN-KRANZ, M., MULLER, D. ..., & SHERIDAN, J. F. (2003). Alterations in brain and immune function produced by mindfulness meditation. *Psychosomatic Medicine, 65*, 564–570.

DEIKMAN, A. J. (1966a). Deautomatization and the mystic experience. *Psychiatry, 29*, 324–348.

DEIKMAN, A. J. (1966b). Implications of experimentally induced contemplative meditation. *Journal of Nervous and Mental Disease, 142*, 101–116.

DE MELLO, A. (1984). *Sadhana: A way to god*. New York: Doubleday.

DE SILVA, P. (1990). Buddhist psychology: A review of theory and practice. *Current Psychology, 9*, 236–254.

DE SILVA, P. (2005). *An introduction to Buddhist psychology* (4th ed.). Houndmills, England: Palgrave / Macmillan.

DONKIN, W. (2001). *The wayfarers: Meher Baba with the God-intoxicated*. Myrtle Beach, S. C.: Sheriar Foundation.

DUNNE, J. D. (2015). Buddhist styles of mindfulness: A heuristic approach. In B. D. Ostafin, M. D. Tobinson, & B. P. Meier (Eds). *Handbook of mindfulness and self-regulation* (S. 251–270). New York: Springer.

DWYER, G., & COLE, R. J. (2007). *The Hare Krishna movement: Forty years of chant and change.* London: I. B. Tauris & Co Ltd.

EASWARAN, E. (2013). *Meditation: Bringing the deep wisdom of the heart into your daily life.* Mumbai: JAICO.

EBERTH, J. (2016). *Wirkungen und Wirkmechanismen achtsamkeits-basierter Meditation: Entwicklung eines Modells über die durch bud-dhistische Meditation ausgelösten psychischen Veränderungen im Alltag.* Unveröffentlichte Dissertationsschrift. TU Chemnitz.

EBERTH, J., & SEDLMEIER, P. (2012). The effects of mindfulness meditation: A meta-analysis. *Mindfulness, 3, 174–189.*

EICKHOFF, S. B., LAIRD, A. R., GREFKES, C., WANG, L. E., ZILLES, K., & FOX, P. T. (2009). Coordinate-based activation likelihood estimation meta-analysis of neuroimaging data: A random-effects approach based on empirical estimates of spatial uncertainty. *Human Brain Mapping, 30, 2907–2926.*

ERNST, C. W. (2000). *The Shambhala guide to Sufism.* Boston: Shambhala South Asia Editions.

FEUERSTEIN, G. (2001). *The yoga tradition: Its history, literature, phi-losophy and practice.* Prescott, AZ: Hohm Press.

FEUERSTEIN, G. (2006). Yogic meditation. In J. Shear (2006) (Ed.). *The experience of meditation: Experts introduce major traditions.* (S. 87–117). St. Paul: Paragon House.

FLOOD, G. (2004). *An introduction to Hinduism.* New Delhi, India: Oxford University Press.

FOSSELLA, T. (2011). Human nature, Buddha nature. On spiritual bypassing, relationship, and the dharma. An interview with John Welwood by Tina Fossella. *Tricycle Magazine* [Internet: http:// tricycle.org / magazine / human-nature-buddha-nature/].

Fox, K. C. R., Dixon, M. L., Nijeboer, S., Girn, M., Floman, J. L., Lifshitz, M., Ellamil, M., Sedlmeier, P., & Christoff, K. (2016). Functional neuroanatomy of meditation: A review and meta-analysis of 78 functional neuroimaging investigations. *Neuroscience and Biobehavioral Reviews*, 65, 208–228.

Fox, K. C. R., Nijeboer, S., Dixon, M. L., Floman, J. L., Ellamil, M., Rumak, S. P., Sedlmeier, P., & Christoff, K. (2014). Is meditation associated with altered brain structure? A systematic review and meta-analysis of morphometric neuroimaging in meditation practitioners. *Neuroscience and Biobehavioral Reviews*, 43, 48–73.

Fox, K. C. R., Zakarauskas, P., Dixon, M., Ellamil, M., Thompson, E., & Christoff, K. (2012). Meditation experience predicts introspective accuracy. *PLoS ONE* 7(9), e45370. doi:10.1371 / journal.pone.0 045 370.

Franke, K., Ziegler, G., Klöppel, S., Gaser, C., & Alzheimer's Disease Neuroimaging Initiative (2010). Estimating the age of healthy subjects from T 1-weighted MRI scans using kernel methods: Exploring the influence of various parameters. *NeuroImage*, 50, 883–892.

Frawley, D. (2001). *The Rig Veda and the history of India.* New Delhi, India: Aditya Prakashan.

Galante, J., Galante, I., Bekkers, M. J., & Gallacher, J. (2014). Effect of kindness-based meditation on health and well-being: A systematic review and meta-analysis. *Journal of Consulting and Clinical Psychology*, 82, 1101–1114.

Galantino, M. L., Baime, M., Maguire, M., Szapary, P. O., & Farrar, J. T. (2005). Association of psychological and physiological measures of stress in health-care professionals during an 8-week mindfulness meditation program: Mindfulness in practice. *Stress and Health*, 21, 255–261.

GALLEGOS, A. M., HOERGER, M., TALBOT, N. L., KRASNER, M. S., KNIGHT, J. M., MOYNIHAN, J. A., & DUBERSTEIN, P. R. (2013). Toward identifying the effects of the specific components of mindfulness-based stress reduction on biologic and emotional outcomes among older adults. *The Journal of Alternative and Complementary Medicine, 19*, 787–792.

GARD, T., HÖLZEL, B. K., & LAZAR, S. W. (2014). The potential effects of meditation on age-related cognitive decline: a systematic review. *Annals of the New York Academy of Sciences, 1307*, 89–103.

GIGERENZER, G. (1991). From tools to theories: A heuristic of discovery in cognitive psychology. *Psychological Review, 98*, 254–267.

GOLEMAN, D. (1977). *The varieties of the meditative experience.* New York: E. P. Dutton.

GOSWAMI, H. D. (2015). *A comprehensive guide to Bhagavad-Gita with literal translation.* Torchlight Publishing.

GOTINK, R. A., CHU, P., BUSSCHBACH, J. J. V., BENSON, H., FRICCHIONE, G.,L., & HUNINK, M. G. M. (2015). Standardised mindfulness-based interventions in healthcare: An overview of systematic reviews and meta-analyses of RCTs. *PLoS ONE 10(4):* e0 124 344. doi:10.1371 / journal.pone.0 124 344.

GOYAL, M., SINGH, S., SIBINGA, E. M., GOULD, N. F., ROWLAND-SEYMOUR, A., SHARMA, R., ... & RANASINGHE, P. D. (2014). Meditation programs for psychological stress and well-being: A systematic review and meta-analysis. *JAMA Internal Medicine, 174*, 357–368.

GRABOVAC, A. D., LAU, M. A., & WILLETT, B. R. (2011). Mechanisms of mindfulness: A Buddhist psychological model. *Mindfulness, 2*, 154–166.

GROSSMAN, P., & VAN DAM, N. T. (2011). Mindfulness, by any other name ...: trials and tribulations of sati in western

psychology and science. *Contemporary Buddhism, 12*,
219–239.

GUNARATANA, BHANTE (2015). *Mindfulness in plain English.*
Somerville: Wisdom Publications.

GUNDERT, W. (1964). *Bi-Yän-Lu: Meister Yüan-wu's Niederschrift von
der Smaragdenen Felswand.* München: Carl Hanser Verlag.

HAIGH, E. A., MOORE, M. T., KASHDAN, T. B., & FRESCO, D. M.
(2011). Examination of the factor structure and concurrent validity of the Langer Mindfulness / Mindlessness Scale. *Assessment,
18*, 11–26.

HARVEY, P. (2004). *An introduction to Buddhism.* New Delhi, India:
Cambridge University Press.

HASENKAMP, W., WILSON-MENDENHALL, C. D., DUNCAN,
E., & BARSALOU, L. W. (2011). Mind wandering and attention
during focused meditation: A fine-grained temporal analysis of
fluctuating cognitive states. *NeuroImage, 59*, 750–760.

HAYES, S. C., STROSAHL, K. D., & WILSON, K. G. (2012). *Acceptance and Commitment Therapy: The process and practice of mindful
change* (2nd ed.). New York: Guilford Press.

HELL, W., FIEDLER, K., & GIGERENZER, G. (Hg.) (1993). *Kognitive
Täuschungen: Fehl-Leistungen und Mechanismen des Urteilens, Denkens und Erinnerns.* Heidelberg: Spektrum Akademischer Verlag.

HIRIYANNA, M. (2000). *Outlines of Indian philosophy.* Delhi, India:
Motilal Benarsidass. (Original work published 1932)

HJELLE, L. A. (1974). Transcendental meditation and psychological health. *Perceptual and Motor Skills, 39*, 623–628.

HÖLZEL, B. K., LAZAR, S. W., GARD, T., SCHUMAN-OLIVIER, Z.,
VAGO, D. R., & OTT, U. (2011). How does mindfulness meditation work? Proposing mechanisms of action from a conceptual
and neural perspective. *Perspectives on Psychological Science, 6*,
537–559.

HÖLZEL, B. K., OTT, U., GARD, T., HEMPEL, H., WEYGANDT, M., MORGEN, K., & VAITL, D. (2008). Investigation of mindfulness meditation practitioners with voxel-based morphometry. *Social Cognitive and Affective Neuroscience, 3,* 55–61.

HUNTER, J. E., & SCHMIDT, F. L. (2004). *Methods of meta-analysis: Correcting error and bias in research findings* (2nd ed.). Thousand Oaks, CA: Sage.

HUPPES, N. (2001). *Psychic education, a workbook.* New Delhi: Sri Aurobindo Education Society.

IVANOVSKI, B., & MALHI, G. S. (2007). The psychological and neurophysiological concomitants of mindfulness forms of meditation. *Acta Neuropsychiatrica, 19,* 76–91.

JACOBI, F., KLOSE, M., & WITTCHEN, H.-U. (2004). Psychische Störungen in der deutschen Allgemeinbevölkerung: Inanspruchnahme von Gesundheitsleistungen und Ausfalltage. *Bundesgesundheitsblatt – Gesundheitsforschung – Gesundheitsschutz, 47,* 736–744.

JAIN, S., SHAPIRO, S. L., SWANICK, S., ROESCH, S. C., MILLS, P. J., …,& SCHWARTZ, G. E. R. (2007). A randomized controlled trial of mindfulness meditation versus relaxation training: Effects on distress, positive states of mind, rumination, and distraction. *Annals of Behavioral Medicine, 33,* 11–21.

JAYATILLEKE, K. N. (1963). *Early Buddhist theory of knowledge.* London: George Allen and Unwin.

JITATMANANDA, SWAMI (2004). Spiritual experiences of Ramakrishna-Vivekananda. In K. Joshi & M. Cornelissen (Eds). *Consciousness, Indian psychology and Yoga* (S. 145–176). New Delhi, India: Centre for Studies in Civilizations.

JOHANNES VOM KREUZ (2015). *Die dunkle Nacht der Seele* (11. Auflage). Freiburg im Breisgau: Herder (Original 1579).

JUNG, C. G. (1943). *Zur Psychologie östlicher Meditation.* St. Gallen: Komm. H. Tschudy.

Kabat-Zinn, J. (2013). *Full catastrophe living* (revised and updated edition). New York: Bantam Books.

Kahneman, D., Slovic, P. & Tversky, A. (Eds) (1982). *Judgment under uncertainty: Heuristics and biases.* New York: Cambridge University Press.

Kalupahana, D. J. (1992). *The principles of Buddhist psychology.* Delhi, India: Sri Satguru Publications.

Kaplan, A. (1982). *Meditation and Kabbalah.* York Beach: Samuel Weiser.

Kapleau, P. (1989). *The three pillars of Zen.* New York, NY: Anchor Books.

Kapstein, M. T. (2014). *Tibetan Buddhism: A very short introduction.* Oxford: Oxford University Press.

Kennedy, R. B. (1976). Self-induced depersonalization syndrome. *American Journal of Psychiatry, 133,* 1326–1328.

Kernberg, O. F., & Hartmann, H.-P. (2006) (Hg.). *Narzissmus: Grundlagen – Störungsbilder – Therapie.* Stuttgart: Schattauer.

Kiechle, S. (2010). *Ignatius von Loyola: Leben–Werk–Spiritualität.* Würzburg: Echter-Verlag.

Killingsworth, M. A., and Gilbert, D. T. (2010). A wandering mind is an unhappy mind. *Science, 330,* 932.

Klostermaier, K. K. (2006). *Hinduism: A short history.* Oxford, England: Oneworld.

Kornfield J. (1979). Intensive insight meditation: A phenomenological study. *Journal of Transpersonal Psychology, 11,* 41–58.

Kornfield, J. (2008). *Das weise Herz: Die universellen Prinzipien buddhistischer Psychologie.* München: Arkana.

Kornfield, J. (2009). *Frag den Buddha – und geh den Weg des Herzens: Fernöstliche Lehren für den westlichen Alltag* (6. Aufl.). München: Kösel.

Kuijpers, H. J., van der Heijden, F. M., Tuinier, S., & Ver-

HOEVEN, W. M. (2007). Meditation-induced psychosis. *Psycho-pathology, 40*, 461–464.

LANERI, D., SCHUSTER, V., DIETSCHE, B., JANSEN, A., OTT, U., & SOMMER, J. (2016). Effects of long-term mindfulness meditation on brain's white matter microstructure and its aging. *Frontiers in Aging Neuroscience, 7*: 254. doi: 10.3389 / fnagi.2015.00254.

LAU, M. A., BISHOP, S. R., SEGAL, Z. V., BUIS, T., ANDERSON, N. D., CARLSON, L., ... & DEVINS, G. (2006). The Toronto mindfulness scale: Development and validation. *Journal of Clinical Psychology, 62*, 1445–1468.

LAZARUS, A. A. (1976). Psychiatric problems precipitated by Transcendental Meditation. *Psychological Reports, 39*, 601–602.

LEAHY, R., L. (2001). *Overcoming resistance in cognitive therapy.* London: The Guilford Press.

LEIGH, J., BOWEN, S., & MARLATT, G. A. (2005). Spirituality, mindfulness and substance abuse. *Addictive Behaviors, 30*, 1335–1341.

LEWIS, F. D. (2008). *Rumi – past and present, east and west: The life, teaching and poetry of Jalâl al-Din Rumi.* Oxford: Oneworld Publications.

LIANG, S.-Y., & WU, W.-C. (1997). *Quigong empowerment.* East Providence, RI: Way of the Dragon Publishing.

LIANG, S.-Y., & WU, W.-C. (2006). Taoist quigong. In J. Shear (2006). (Ed.). *The experience of meditation: Experts introduce major traditions* (S. 49–86). St. Paul: Paragon House.

LINGWOOD, D. (1985). *Das Buddha-Wort: Das Schatzhaus der «heiligen Schriften» des Buddhismus – eine Einführung in die kanonische Literatur.* Essen: Magnus Verlag.

LOMAS, T., CARTWRIGHT, T., EDGINTON, T., & RIDGE, D. (2015). A qualitative analysis of experiential challenges associated with meditation practice. *Mindfulness, 6*, 848–860.

LOMAS, T., IVTZAN, I., & FU, C. H. (2015). A systematic review of the neurophysiology of mindfulness on EEG oscillations. *Neuroscience & Biobehavioral Reviews*, 57, 401–410.

LUDERS, E., CHERBUIN, M., & GASER, C. (2016). Estimating brain age using high-resolution pattern recognition: Younger brains in long-term meditation practitioners. *NeuroImage*, 134, 508–513.

LUDERS, E., CHERBUIN, N., & KURTH, F. (2015). Forever young(er): Potential age-defying effects of long-term meditation on gray matter atrophy. *Frontiers in Psychology*, 5:1551. doi: 10.3389 / fpsyg.2014.01551.

LUDERS, E., CLARK, K., NARR, K. L., & TOGA, A. W. (2011). Enhanced brain connectivity in long-term meditation practitioners. *NeuroImage*, 57, 1308–1316.

LUKOFF, D. (1985). The diagnosis of mystical experiences with psychotic features. *Journal of Transpersonal Psychology*, 17, 155–181.

LUKOFF, D., LU, F., & TURNER, R. (1998). From spiritual emergency to spiritual problem: The transpersonal roots of the new DSM-IV category. *Journal of Humanistic Psychology*, 38, 21–50.

LUMMA, A. L., KOK, B. E., & SINGER, T. (2015). Is meditation always relaxing? Investigating heart rate, heart rate variability, experienced effort and likeability during training of three types of meditation. *International Journal of Psychophysiology*, 97, 38–45.

LUSTYK, M. K., CHAWLA, N., NOLAN, R. S., & MARLATT, G. A. (2009). Mindfulness meditation research: Issues of participant screening, safety procedures, and researcher training. *Advances in Mind-Body Medicine*, 24, 20–30.

LUTZ, A., DUNNE, J. D., DAVIDSON, R. J. (2007). Meditation and the neuroscience of consciousness: An introduction. In P. Zelazo, M. Moscovitch & E. Thompson E. (Eds). *Cambridge Handbook of Consciousness* (S. 497–549). Cambridge, England: Cambridge University Press.

Lutz, A., Jha, A. P., Dunne, J. D., & Saron, C. D. (2015). Investigating the phenomenological matrix of mindfulness-related practices from a neurocognitive perspective. *American Psychologist, 70,* 632–658.

Lutz, A., Slagter, H. A., Dunne, J. D., & Davidson, R. J. (2008). Attention regulation and monitoring in meditation. *Trends in Cognitive Science, 12,* 163–169.

MacDonald, P. (2014). Narcissism in the modern world. *Psychodynamic Practice, 20,* 144–153.

Masters, R. (2010). *Spiritual bypassing: When spirituality disconnects us from what really matters.* Berkeley: North Atlantic Books.

McCaffrey, R., & Fowler, N. L. (2003). Qigong practice: A pathway to health and healing. *Holistic Nursing Practice, 17,* 110–116.

Mental Health Foundation (2010). *Be mindful report (2010).* [Internet: www.mentalhealth.org.uk / publications / be-mindful-report]

Miller, A. (1979). The drama of the gifted child and the psychoanalyst's narcissistic disturbance. *International Journal of Psychology, 60,* 47–58.

Miller, C. K., Kristeller, J. L., Headings, A., Nagaraja, H., & Miser, W. F. (2012). Comparative effectiveness of a mindful eating intervention to a diabetes self-management intervention among adults with type 2 diabetes: A pilot study. *Journal of the Academy of Nutrition and Dietetics, 112,* 1835–1842.

Mikulas, W. L. (2007). Buddhism & Western psychology: Fundamentals of integration. *Journal of Consciousness Studies, 14,* 4–49.

Molleur, J. (2009). A Hindu monk's appreciation of eastern orthodoxy's Jesus prayer: The «inner senses» of hearing, seeing, and feeling in comparative perspective. *Religion, East & West, 9,* 67–76.

Mrazek, M. D., Franklin, M. S., Phillips, D. T., Baird, B., &

SCHOOLER, J. W. (2013). Mindfulness training improves working memory capacity and GRE performance while reducing mind wandering. *Psychological Science, 24, 776–781.*

MURPHY, M., DONOVAN, S., & TAYLOR, E. (1997). *The physical and psychological effects of meditation: A review of contemporary research with a comprehensive bibliography 1931–1996* (2nd ed.). Sausalito, CA: Institute of Noetic Sciences.

NASH J. D., NEWBERG, A. (2013). Toward a unifying taxonomy and definition for meditation. *Frontiers in Psychology,* 4:806. DOI:10.3389/fpsyg.2013.00806.

NEWBERG, A., ALAVI, A., BAIME, M., POURDEHNAD, M., SAN-TANNA, J., & D'AQUILI, E. (2001). The measurement of regional cerebral blood flow during the complex cognitive task of meditation: a preliminary SPECT study. *Psychiatry Research: Neuroimaging, 106, 113–122.*

NEWBERG, A. B., D'AQUILI, E. G., & RAUSE, V. (2002). *Why God won't go away: Brain science and the biology of belief.* New York: Ballantine Books.

NEWBERG, A., POURDEHNAD, M., ALAVI, A., & D'AQUILI, E. G. (2003). Cerebral blood flow during meditative prayer: Preliminary findings and methodological issues. *Perceptual and Motor Skills, 97, 625–630.*

NHAT HANH T., & ANH-HUONG, N. (2008). *Geh-Meditation.* München: Arkana.

OLENDZKI, A. (2010). *Unlimiting mind.* Somerville, MA: Wisdom Publications.

ORNSTEIN, R. E. (1972). *The psychology of consciousness.* San Francisco: W. H. Freeman & Co.

ORTNER, C. N., KILNER, S. J., & ZELAZO, P. D. (2007). Mindfulness meditation and reduced emotional interference on a cognitive task. *Motivation and Emotion, 31, 271–283.*

Osho (2008). *Das orangene Buch: Die Osho Meditationen für das 21. Jahrhundert.* Köln: Innenwelt Verlag.

Ospina, M. B., Bond, K., Karkhaneh, M., Buscemi, N., Dryden, D. M., Barnes, V., ... & Shannahoff-Khalsa, D. (2008). Clinical trials of meditation practices in health care: Characteristics and quality. *The Journal of Alternative and Complementary Medicine, 14,* 1199–1213.

Otis, L. S. (1984). Adverse effects of transcendental meditation. In D. H. Shapiro & R. N. Walsh (Eds). *Meditation: Classic and contemporary perspectives* (pp. 201–208). New York, NY: Aldine.

Ott, U. (2010). *Meditation für Skeptiker: Ein Neurowissenschaftler erklärt den Weg zum Selbst.* München: O. W. Barth.

Ott, U. (2013). *Yoga für Skeptiker: Ein Neurowissenschaftler erklärt die uralte Weisheitslehre.* München: O. W. Barth.

Paliwal, B. B. (2005). *Message of the Puranas.* New Delhi: Diamond Pocket Books.

Paracher, D. (2015). Guru-disciple relationship: An exploration into the process of spiritual growth. In K. R. Priya & A. K. Dalal (Eds). *Qualitative research on illness, well-being and self-growth: Contemporary Indian perspectives.* New Delhi: Routledge.

Paranjpe, A. C., & Rao, K. R. (2008). Psychology in the Advaita Vedānta. In K. R. Rao, A. C. Paranjpe & A. K. Dalal (Eds). *Handbook of Indian psychology.* Delhi: Cambridge University Press (S. 253–285).

Pennington, B. (2006). Centering prayer: An ancient Christian way of meditation. In J. Shear (Ed.). *The experience of meditation: Experts introduce major traditions* (S. 245–257). St. Paul: Paragon House.

Perez-De-Albeniz A., & Holmes J. (2000). Meditation: concepts, effects and uses in therapy. *International Journal of Psychotherapy, 5*, 49–59.

PHILLIPS, S. (2009). *Yoga, karma, and rebirth: A brief history and philosophy.* New York, NY: Columbia University Press.

PIATTELLI-PALMARINI, M. (1994). *Inevitable illusions: How mistakes of reason rule our minds.* New York: Wiley.

PREMASIRI, P. D. (2008). Varieties of cognition in early Buddhism. In K. R. Rao, A. C. Paranjpe & A. K. Dalal (Eds), *Handbook of Indian psychology* (S. 85–104). Delhi, India: Cambridge University Press.

PRITCHARD, S., & HOFFMANN, S. (2013). *Post-meditative stupor in Mahasi-style vipassana meditation: a case study.* Poster presented at Mind and Life Summer Research Institute, June 15–21, Garrison, NY.

PUTA, M. (2016). *Promoting health by Sattva-Guna.* Unpublished doctoral dissertation, Chemnitz University of Technology.

PUTA, M., & SEDLMEIER, P. (2014). The concept of tri-guna: A working model. In S. Schmidt & H. Walach (Eds). *Meditation: Neuroscientific approaches and philosophical implications* (S. 317–364). Berlin: Springer.

RAHULA, W. (1959). *What the Buddha taught.* New York, NY: Grove Press.

RAJU, P. T. (1985). *Structural depths of Indian thought.* New Delhi, India: South Asian.

RAMAKRISHNA DAS, S. (2003). *Nama-japa.* Cuttack, India: Matrubhaban, Sri Aurobindo Marg.

RANGANATHAN, S. (2008). *Patañjali's Yoga Sutrā.* Mumbai, India: Penguin Books India.

• RICARD, M. (2011). *The art of meditation.* London: Atlantic Books.

RITTER, K., & LAMMERS, C.-H. (2007). Narzissmus – Persönlichkeitsvariable und Persönlichkeitsstörung. *Psychotherapie, Psychosomatik, Medizinische Psychologie, 57*, 53–60.

Rumpf, K. P. (2016). *Meditation und Hirnalterung: Implikationen für die Demenz-Prävention.* Unveröffentlichte Dissertationsschrift: Justus-Liebig-Universität Gießen.

Salmon, D. (2006). The practice of meditation in the integral yoga of Sri Aurobindo and the Mother. In J. Shear (Ed.). *The experience of meditation: Experts introduce major traditions.* (S. 171–199). St. Paul: Paragon House.

Samy, AMA (2002). *Zen heart, Zen mind.* Thiruvanmiyur, Chennai, India: Cre-A.

Samy, AMA (2005). *Zen: Awakening to your original face.* Thiruvanmiyur, Chennai, India: Cre-A.

Sauer, S., Walach, H., Schmidt, S., Hinterberger, T., Lynch, S., Büssing, A., & Kohls, N. (2013). Assessment of mindfulness: Review on state of the art. *Mindfulness, 4,* 3–17.

Sauer-Zavala, S. E., Walsh, E. C., Eisenlohr-Moul, T. A., & Lykins, E. L. (2013). Comparing mindfulness-based intervention strategies: differential effects of sitting meditation, body scan, and mindful yoga. *Mindfulness, 4,* 383–388.

Sayadaw, Mahasi (1973). *The progress of insight through the stages of purification* (2nd ed.). Kandy: Budhhist Publication Society.

Sayadaw, Mahasi (1991). *Practical vipassana exercises.* Kandy: Buddhist Publication Society.

Salzberg, S. (1995). *Loving-kindness: The revolutionary art of happiness.* Boston: Shambhala.

Schimmel, A. (2003). *Rumi: Ich bin Wind und du bist Feuer: Leben und Werk des großen Mystikers.* München: Hugendubel.

Schimmel, A. (2014). *Sufismus: Eine Einführung in die islamische Mystik* (5. Aufl.). München: C. H. Beck.

● Schmidt, S. (2014). Opening up meditation for science: The development of a meditation classification system. In S. Schmidt &

H. Walach (Eds). *Meditation-Neuroscientific approaches and philosophical implications* (S. 137–152). New York: Springer.

Schmieke, M., & Swami, S. (2007). *Mantras: Das große Praxisbuch*. Emmendingen: H. Nitsch

Schmiem Kumar, S. (2010). *Bkakti – the yoga of love: Trans-rational approaches to Peace Studies*. Wien: LIT Verlag.

Schwartz, J. M., & Clark, B. (2006). Theravada Buddhist meditation. In J. Shear (Ed.). *The experience of meditation: Experts introduce major traditions* (S. 119–144). St. Paul, MN: Paragon Press.

Sedlmeier, P. (2014). Indian psychology and the scientific method. In R. M. M. Cornelissen, G. Misra & S. Varma (Eds). *Foundations and applications of Indian psychology* (S. 53–79). Delhi, India: Pearson.

Sedlmeier, P., Eberth, J., & Puta, M. (2016). Meditation: Future research and theory. In M. A. West (Ed.). *The Psychology of meditation:* Research *and practice* (2nd ed). (S. 285–310). Oxford: Oxford University Press.

Sedlmeier, P., Eberth, J., & Schwarz, M. (2014). Meta-analyses and other methodological issues in meditation research: Reply to Orme-Johnson and Dillbeck (2014). *Psychological Bulletin, 140*, 617–622.

Sedlmeier, P., Eberth, J., Schwarz, M., Zimmermann, D., Haarig, F., Jaeger, S., & Kunze, S. (2012). The psychological effects of meditation: A meta-analysis. *Psychological Bulletin, 138*, 1139–1171.

Sedlmeier, P., & Köhlers, D. (2001) *Wahrscheinlichkeiten im Alltag: Statistik ohne Formeln*. Braunschweig: Westermann (Schulbuch mit Tutorprogramm auf CD).

Sedlmeier, P., & Renkewitz, F. (2013). *Forschungsmethoden und Statistik: Ein Lehrbuch für Psychologen und Sozialwissenschaftler* (2. überarbeitete und erweiterte Auflage). München: Pearson.

SEDLMEIER, P., & SRINIVAS, K. (2016). How do theories of cognition and consciousness in ancient Indian thought systems relate to current Western theorizing and research? *Frontiers in Psychology, 7*: 343. doi: 10.3389 / fpsyg.2016.00343.

SEGAL, Z. V., WILLIAMS, J. M. G., &TEASDALE, J. D. (2002). *Mindfulness-based cognitive therapy for depression: A new approach to preventing relapse.* New York: Guilford Press.

SEKIDA,K. (2006). *Two Zen classics: The Gateless Gate and the Blue Cliff Records.* Boston & London: Shambala.

SHAPIRO, D. H. (1982). Overview: Clinical and physiological comparison of meditation with other self- control strategies. *American Journal of Psychiatry, 139,* 267–274.

SHAPIRO, D. H. (1992). Adverse effects of meditation: a preliminary investigation of long-term meditators. *International Journal of Psychosomatics, 39,* 62–67.

SHAPIRO, S. L., CARLSON, L. E., ASTIN, J. A., & FREEDMAN, B. (2006). Mechanisms of mindfulness. *Journal of Clinical Psychology, 62,* 373–386.

SHAW, S. (2006) *Buddhist meditation: An anthology of texts from the Pali canon.* London: Routledge.

SHARF, R. (2014). Mindfulness and mindlessness in early Chan. *Philosophy East & West, 64,* 933–964.

SHARMA, C. (2003). *A critical survey of Indian philosophy.* Delhi, India: Motilal Banarsidass. (Original work published 1960)

SHEAR, J. (2006) (Ed.). *The experience of meditation: Experts introduce major traditions.* St. Paul: Paragon House.

SHENG-YEN (2002). *Illuminating silence: The practice of Chinese Zen.* London: Watkins Publishing Limited.

SHONIN, E., VAN GORDON, W., & GRIFFITHS, M. D. (2013a). Mindfulness-based interventions: Towards mindful clinical integration. *Frontiers in Psychology,* 4:194. DOI: 10.3389 / fpsyg.2013.00194.

SHONIN E., VAN GORDON, W., & GRIFFITHS, M. D. (2013b). Meditation as medication: are attitudes changing? *British Journal of General Practice,* 63, 654.

SHONIN, E., VAN GORDON, W., & GRIFFITHS, M. D. (2014a). Do mindfulness-based therapies have a role in the treatment of psychosis? *Australian & New Zealand Journal of Psychiatry,* 48, 124–127.

SHONIN, E., VAN GORDON, W., & GRIFFITHS, M. D. (2014b). Cognitive behavioral therapy (CBT) and meditation awareness training (MAT) for the treatment of co-occurring schizophrenia and pathological gambling: a case study. *International Journal of Mental Health and Addiction,* 12, 181–196.

SHONIN, E., VAN GORDON, W., & GRIFFITHS, M. D. (2014c). The emerging role of Buddhism in clinical psychology: towards effective integration. *Psychology of Religion and Spirituality,* 6, 123–137.

SHONIN, E., VAN GORDON, W., & GRIFFITHS, M. D. (2014d). The top ten mistakes made by Buddhist meditation practitioners. *Buddhist Voice,* 5, 22–24.

SHONIN, E., VAN GORDON, W., & SINGH, N. N. (2015) (Eds) *Buddhist foundations of mindfulness.* Cham: Springer Verlag.

SIVANANDA, SWAMI (2000).*Tantra yoga, nada yoga and kriya yoga* (5. Aufl.). Shivanandanagar: Divine Life Society.

SMALLWOOD, J., FITZGERALD, A., MILES, L. K., & PHILLIPS, L. H. (2009). Shifting moods, wandering minds: Negative moods lead the mind to wander. *Emotion* 9, 271–276.

TANG, Y. Y., HÖLZEL, B. K., & POSNER, M. I. (2015). The neuroscience of mindfulness meditation. *Nature Reviews Neuroscience,* 16, 213–225.

TANNER, M. A., TRAVIS, F., GAYLORD-KING, C., HAAGA, D. A. F., GROSSWALD, S., & SCHNEIDER, R. H. (2009). The effects of the transcendental meditation program on mindfulness. *Journal of Clinical Psychology, 65,* 574–589.

THEUMER, J. (2016). *Warum meditieren Menschen?* Unveröffentlichte Masterarbeit. TU Chemnitz.

THURMAN, A. F., & GRAY, D. B. (2006). Tsonkhapa on the integration of quiescence and insight meditation. In J. Shear (2006) (Ed.). *The experience of meditation: Experts introduce major traditions* (S. 145–169). St. Paul: Paragon House.

TOMASINO, B., CHIESA, A., & FABBRO, F. (2014). Disentangling the neural mechanisms involved in Hinduism- and Buddhism-related meditations. *Brain and Cognition, 90,* 32–40.

TREMMEL, M. & OTT, U. (2016). Negative Wirkungen von Meditation. In L. Hofmann & P. Heise (Hg.). *Spiritualität und spirituelle Krisen. Handbuch zu Theorie, Forschung und Praxis* (S. 233–243). Stuttgart: Schattauer.

TRÖKES, A. (2004). *Yogameditation: Ein Handbuch.* Bielefeld: Theseus.

TRUNGPA, C. (1975). *Glimpses of Abhidharma: From a seminar on Buddhist psychology.* Boston, MA: Shambhala Publications.

TSONG-KHA-PA (2000). *The great treatise on the stages of the path to enlightenment. Volume 1* (Cutler, J., & Newland, G. [Eds]). New York: Snow Lion Publications.

TURKELTAUB, P. E., EDEN, G. F., JONES, K. M., & ZEFFIRO, T. A. (2002). Meta-analysis of the functional neuroanatomy of single-word reading: Method and validation. *NeuroImage, 16,* 765–780.

UPADHAYA, K. N. (1968). The impact of early Buddhism on Hindu thought (with special reference to the Bhagavadgita). *Philosophy East and West, 18,* 163–173.

UPATISSA, ARAHANT (1961). *The path of freedom (Vimuttimagga) of Arahand Upatissa* (translated from the Chinese by Rev. N. R. M. Ehara, Soma Thera, Kheminda Thera). Kandy, Ceylon: Buddhist Publication Society.

UTTERBACK, K. T. (2013). Teaching medieval Christian contemplation: An ethical dilemma? *Buddhist-Christian Studies, 33,* 53–61.

VAGO, D. R., & NAKAMURA, Y. (2011). Selective attentional bias towards pain-related threat in fibromyalgia: preliminary evidence for effects of mindfulness meditation training. *Cognitive Therapy and Research, 35,* 581–594.

(o) VAGO, D. R. & SILBERSWEIG, D. A. (2012) Self-awareness, self-regulation, and self-transcendence (S-ART): a framework for understanding the neurobiological mechanisms of mindfulness. *Frontiers in Human Neuroscience,* 6:296. doi: 10.3389 / fnhum.2012.00296.

VANDANA, SCHWESTER. (1992). *Nama Japa – Das Gebet des Namens in Hinduismus und Christentum. Praktische Anleitung, Ursprünge und Traditionen.* Mainz: Matthias-Grünewald-Verlag.

VAN GORDON, W., SHONIN, E., & GRIFFITHS, M. D. (2015). Towards a second generation of mindfulness-based interventions. *Autralian & New Zealand Journal of Psychiatry, 49,* 591–592.

VAN VUGT, M. K., HITCHCOCK, P., SHAHAR, B., & BRITTON, W. (2012). The effects of mindfulness-based cognitive therapy on affective memory recall dynamics in depression: A mechanistic model of rumination. *Frontiers in Human Neuroscience,* 6: 257. doi:10.3389 / fnhum.2012.00257.

VAUGHAN-LEE, L. (2006). The Sufi meditation of the heart. In J. Shear (2006) (Ed.). *The experience of meditation: Experts introduce major traditions* (S. 223–244). St. Paul: Paragon House.

VILLEMURE, C., ČEKO, M., COTTON, V. A., & BUSHNELL, M. C. (2015). Neuroprotective effects of yoga practice: age-, experience-, and frequency-dependent plasticity. *Frontiers in Human Neuroscience, 9: 281.* doi: 10.3389 / fnhum.2015.00281.

VIVEKANANDA, SWAMI (2007). *The Yoga Sutras of Patanjali.* London: Watkins Publishing.

VUL, E., HARRIS, C., WINKIELMAN, P., & PASHLER, H. (2009). Puzzlingly high correlations in fMRI studies of emotion, personality, and social cognition. *Perspectives on Psychological Science, 4,* 274–290.

VUL, E., & PASHLER, H. (2012). Voodoo and circularity errors. *NeuroImage, 62,* 945–948.

WALACH, H. (2008). Narcissism – The shadow of transpersonal psychology. *Transpersonal Psychology Review, 12,* 47–59.

WALLACE, B. A. (2006). *The attention revolution: Unlocking the power of the focused mind.* Somerville, MA: Wisdom Publications.

WALLACE, R. K., BENSON, H., & WILSON, A. F. (1971). A wakeful hypometabolic physiologic state. *American Journal of Physiology, 221,* 795–799.

WAYNE, P. M., WALSH, J. N., TAYLOR-PILIAE, R. E., WELLS, R. E., PAPP, K. V., DONOVAN, N. J., & YEH, G. Y. (2014). Effect of Tai Chi on cognitive performance in older adults: Systematic review and meta-analysis. *Journal of the American Geriatrics Society, 62,* 25–39.

WENG, H. Y., FOX, A. S., SHACKMAN, A. J., STODOLA, D. E., & CALDWELL, J. Z. K., OLSON, MC, ... DAVIDSON, RJ (2013). Compassion training alters altruism and neural responses to suffering. *Psychological Science, 24,* 1171–1180.

WENK-SORMAZ, H. (2005). Meditation can reduce habitual responding. *Advances in Mind-Body Medicine, 21,* 33–49.

WEST, M. A. (1980). Meditation and the EEG. *Psychological Medicine, 10,* 369–375.

WHITEMAN, J. H. M. (1993). *Aphorisms on spiritual method: The «Yoga Sutras of Patanjali» in the light of mystical experience*. Gerrards Cross, UK: Colin Smythe.

WILDEN, E. (2013). *Lieder von Hingabe und Staunen: Gedichte der frühen tamilischen Bhakti*. Berlin: Verlag der Weltreligionen.

WILSON, T. D., REINHARD, D. A., WESTGATE, E. C., GILBERT, D. T., ELLERBECK, N., HAHN, C., BROWN, C., & SHAKED, A. (2014). Just think: The challenges of the disengaged mind. *Science*, 345 (Issue 6192), 75–77.

WINK, P. (1991). Two faces of narcissism. *Journal of Personality & Social Psychology*, 61, 590–597.

WIRTH, M. (2006). *Von Gurus, Bollywood und heiligen Kühen*. München: Herbig.

WOLF, D. B. & ABELL, N. (2003). Examining the effects of meditation techniques on psychosocial functioning. *Research on Social Work Practice*, 13, 27–42

WOODS, J. H. (1998). *The Yoga-system of Patañjali*. Delhi, India: Motilal Banarsidass. (Original work published 1914)

YOGANANDA, PARAMAHAMSA (2001). *Autobiografie eines Yogi*. Los Angeles: Self Realization Fellowship.

ZAUTRA, A. J., DAVIS, M. C., REICH, J. W., NICASSARIO, P., TENNEN, H., FINAN, P., ... & IRWIN, M. R. (2008). Comparison of cognitive behavioral and mindfulness meditation interventions on adaptation to rheumatoid arthritis for patients with and without history of recurrent depression. *Journal of Consulting and Clinical Psychology*, 76, 408–421.

ZEIDAN, F., JOHNSON, S. K., DIAMOND, B. J., DAVID, Z., & GOOLKASIAN, P. (2010). Mindfulness meditation improves cognition: Evidence of brief mental training. *Consciousness and Cognition*, 19, 597–605.

ZEIDAN, F., MARTUCCI, K. T., KRAFT, R. A., GORDON, N. S.,

McHaffie, J. G., & Coghill, R. C. (2011). Brain mechanisms supporting the modulation of pain by mindfulness meditation. *The Journal of Neuroscience, 31,* 5540–5548.

Zeng, X., Chiu, C. P., Wang, R., Oei, T. P., & Leung, F. Y. (2015). The effect of loving-kindness meditation on positive emotions: A meta-analytic review. *Frontiers in Psychology, 6:*1693. doi: 10.3389 / fpsyg.2015.01693.

Zylowska, L., Ackerman, D. L., Yang, M. H., Futrell, J. L., Horton, N. L., Hale, T. S., ... & Smalley, S. L. (2008). Mindfulness meditation training in adults and adolescents with ADHD a feasibility study. *Journal of Attention Disorders, 11,* 737–746.

Jo Marchant
Heilung von innen
Die neue Medizin der Selbstheilungskräfte

Positives Denken macht schneller gesund. Wer an etwas glaubt, spürt weniger Leid. Meditation schützt vor Demenz. Unter Menschen zu gehen, verlängert das Leben. Diese und andere Weisheiten, bislang eher Domäne esoterischer Zirkel, werden jetzt von Neurologen, Medizinern, Biologen und Psychologen untersucht – und das meiste davon bestätigt sich. Jo Marchant hat weltweit Forscher, Heiler und Patienten befragt; sie nimmt uns mit auf die Reise in eine neue Welt der Medizin, in der erforscht wird, wie klassische und alternative Heilkunde zusammenarbeiten können, um Patienten besser zu helfen. Sie lotet das große Potenzial unserer Selbstheilungskräfte aus und zeigt, wie wir das neue Wissen auch im Alltag nutzen können.

416 Seiten

Sb 139/1

Weitere Informationen finden Sie unter www.rowohlt.de

Dong-Seon Chang
Mein Hirn hat seinen eigenen Kopf

Ständig haben wir es mit Menschen zu tun. Bei jeder Begegnung wollen wir wissen: Was denken sie, wie sind sie, was wollen sie von uns? In Sekundenbruchteilen ziehen wir unsere Schlüsse aus Gesicht, Kleidung, Körperhaltung und Bewegungen. Und urteilen, ob jemand sympathisch, kompetent oder vertrauenswürdig ist, ob wir etwa mit ihm zusammenarbeiten möchten. Doch wie zuverlässig sind solche Eindrücke? Was bestimmt unsere Wahrnehmung? Und was, wie wir uns selbst wahrnehmen? Der Neurowissenschaftler Dong-Seon Chang wirft einen frischen Blick in unsere Köpfe, darauf, wie wir uns ein Bild von der Welt machen, wie unsere Meinungen und Urteile zustande kommen und wie sehr wir diesen trauen können.

288 Seiten

Sb 131/1

Weitere Informationen finden Sie unter www.rowohlt.de

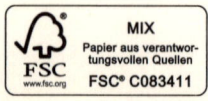